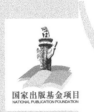

国家出版基金项目
NATIONAL PUBLICATION FOUNDATION

1949

1979

新中国
地方中草药
文献研究
（1949—1979年）

『十三五』国家重点出版物出版规划项目

国家出版基金资助项目

土单验方卷 7（上）

U0242864

张瑞贤　张　卫
刘更生　蒋力生

主编

SPM
南方出版传媒　广东科技出版社

北京科学技术出版社

图书在版编目（CIP）数据

新中国地方中草药文献研究：1949—1979年. 土单验方
卷. 7：全3册 / 张瑞贤等主编. —广州：广东科技出版社；
北京：北京科学技术出版社，2020.10
　　ISBN 978-7-5359-7367-2

　　Ⅰ. ①新… Ⅱ. ①张… Ⅲ. ①中草药—地方文献—研
究—中国—现代②土方—汇编③验方—汇编　Ⅳ. ①R28

　　中国版本图书馆CIP数据核字（2019）第240135号

新中国地方中草药文献研究（1949—1979年）· 土单验方卷7：全3册
Xinzhongguo Difang Zhongcaoyao Wenxian Yanjiu（1949—1979 Nian） Tudan Yanfang
Juan 7 Quan 3 Ce

出 版 人：朱文清
责任编辑：莫志坚　赵雅雅　侍　伟　尤竞爽
责任校对：贾　荣
责任印制：彭海波　张　良
封面设计：蒋宏工作室
出版发行：广东科技出版社　http://www.gdstp.com.cn
　　　　　（广州市环市东路水荫路11号　邮政编码：510075　电子信箱：gdkjzbb@gdstp.com.cn）
　　　　　北京科学技术出版社　http://www.bkydw.cn
　　　　　（北京市西直门南大街16号　邮政编码：100035　电子信箱：bjkj@bjkjpress.com）
销售热线：0086-10-66113227（发行部）　0086-10-66161952（发行部传真）
经　　销：新华书店
印　　刷：北京虎彩文化传播有限公司
　　　　　（河北省廊坊市固安县工业区南区通达道临7号　邮政编码：065500）
规　　格：787mm×1 092mm　1/16　印张124.25　字数994千
版　　次：2020年10月第1版
　　　　　2020年10月第1次印刷
定　　价：2670.00元（全3册）

如发现因印装质量问题影响阅读，请与广东科技出版社印制室联系调换（电话：020-37607272）。

目 录

中草药治疗皮肤病
资料选编

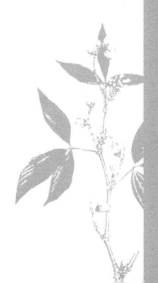

提　要

蚌埠市科技局编。

1972 年 2 月印刷。32 开本。共 13 页，其中前言 1 页，正文 12 页。纸质封面，平装本。

各地"赤脚医生"、医务人员在实践中发掘与创造了不少用中草药治疗皮肤病的验方，为了学习兄弟地区的先进经验，蚌埠市第三人民医院皮肤科的医务人员选编了其中一部分验方，汇成此书。

全书共收录治疗常见皮肤病的方法 52 种，以中草药治疗为主，亦有部分针灸治疗及西医疗法。本书简要说明处方的药物组成、煎煮或制备方法，针灸疗法具体用法等，便于临床使用；均注明各方法来源，便于广大医务人员查询。

中草药治疗皮肤病资料选编

（内部资料·注意保存）

蚌埠市 科技局

一九七二年二月

1.全蝎蜈蚣炒鸡蛋治疗淋巴腺结核：

制法： 全蝎一个，蜈蚣一个，焙或不焙研成细面，与一个鸡蛋搅拌，用香油或豆油炒着吃，不用铁锅，可用铝锅。

服法： 每晨吃一个，约30余个即可愈。甚至红肿明显近溃者，也能未溃而愈。

（吉林市科技简报1970年3期）

2.用毛披树根治疗血栓闭塞性脉管炎：

用草药毛披树根煲猪脚（或猪肉，猪骨）内服和煲水外洗，疗效很好。

（广东省科技简报1970年11期）

3.柳叶膏治疗疖肿：

嫩柳枝（带叶）5斤，丁香半斤，加水20斤、煎煮，滤过浓缩成膏，加百分之一琼脂即成。外敷一日2—3次，4—5次即愈。

（吉林市科技简报1970年3期）

4.烟梗拨毒膏治疗疖肿：

叶子烟梗3斤，切碎、大萝卜3个切片，煎煮，滤过，熬糊状，加入十个猪胆熬膏，摊纸上，贴患处，一周内消肿。

（吉林市科技简报1970年3期）

5.松香膏治疗皲裂：

松香一份，蜡一份，豆油零点八份，先将前两种药熔化，

1949
新中国
地方中草药
文献研究
(1949—1979年)
1979

加入豆油，混匀冷却成膏，外敷患处，五天后多数可愈。

（吉林市科技简报1970年第3期）

6. 辣椒碘酒治疗冻伤：

辣椒一个，放50毫升碘酒内浸泡一夜。滤过，外涂。

（吉林市科技简报，1970年3期）

7. "中药3号治疗外阴疾患：

生哈粉一钱，章丹一点四钱、冰片四分，研细粉，用液体石蜡合成药膏。先用一比一千新洁尔灭搅洗，再涂药膏，外复纱布，用于外阴炎、外阴湿疹、外阴溃疡。

（吉林市科技简报，1970年3期）

8. 头癣治疗：

优质明矾一斤半（火煅成枯矾后过筛）嫩松香三两，鲜板油（猪油）半斤。取松香研粉包入板油内，用松明柴点燃板油，滴下油液加枯矾粉调匀，外用。

（浙江省科技简报，1970年8月）

9. 红叶灰菜治疗牛皮癣

取红叶灰菜（即叶背红色的灰菜），取上药水煮，用手一拍，灰菜茎皮杆分离五度，取出药渣，药液浓缩成膏状，外敷。

（吉林市科技简报1970年3期）

10. 柳树性浸剂治疗神经性皮炎：

新鲜柳树叶（六月份以前采集）500克，小水压榨取液，

• 2 •

残清加百分之五十酒精500毫升，压榨取液，一直至两者为1000毫升为止，药膏为褐绿色带粘性液体。

（唐山市科技简报1970年3期）

11.云故纸治疗白癫风：

云故纸五钱，百分之九十五酒精五两，浸泡七天后，过滤，外用。

（吉林市科技简报，1970年3期）

12.治疗皮肤瘙痒症：

六通二两、地夫子一两，苦参五钱、蛇床子五钱、煎洗。

（哈尔滨市科技简报1971年5期）

13.治疗寻麻疹：

乌梅一两、甘草一两，银胡四钱，蜂蜜一两四钱、五味子四钱、水煎服。

（哈尔滨市科技简报1971年5期）

14.治疗湿疹：

双花三钱、连召三钱、苦参三钱、荆芥二钱、地夫子三钱、白芷三钱、生地三钱、蝉退三钱。防风三钱。水煎服。

（哈尔滨市科技简报1671年5期）

15.治疗血小板减少性紫癜：

犀角一钱、生地三钱、丹皮三钱、山丈三钱、元芩三钱、当归三钱、老节四钱、二蓟二两、阿胶二钱、地余炭五

1949

新 中 国
地 方 中 草 药
文 献 研 究
(1949—1979年)

1979

钱、柏叶炭五钱、生石膏五钱才胡二钱、水煎服。

（哈尔滨市科技简报1971年5期）

16.治疗疮疖

松香三两，乳香三钱，没药三钱、同录一钱半，大麻子仁一两，用铁锤砸成膏为度，用热水泡后摊在白布 上 贴 患处。

（哈尔滨市科技简报1971年5期）

17.冻伤一号：

辣椒浸液（百分之五十二甲基亚砜水溶液）50毫升，水扬酸甲脂纯二甲亚砜溶液，20毫升（含甲脂四克）、樟脑纯二甲亚砜溶液30毫升（含樟脑三克）混合外用。

（本溪市科技简报，1971年2期）

18．"苔綠素"的临床試用：

取阴湿墙上的青苔洗净泥土，蒸溜水漂洗三次， 挤 水 称重，百分之八十酒精浸泡48小时，滤过回收，加水至百分之百浓度，以百分之一吐温助溶。百分之二苯甲醇止痛，制成注射液，主治皮肤炎症，效佳。

（湖北孝感县科学实验1971年10期）

19.中草药治疗病毒性疣的疗效观察：

①扁手疣：灵磁石一两代赭石一两，白芍二钱，桑叶三钱银花三钱等组成复方煎剂内服。

②蹠疣：灵磁石、代赭石，生牡蛎各一两，地骨皮五钱、白芍三钱、黄柏一钱五分、红花二钱、桃仁三钱，怀牛

・4・

膝三钱、穿山甲二钱、山茨菇一钱五分等组成煎剂内服，

加减法：疼痛者加石决明六钱至一两，手部者，加金银花茎各三钱。

（上海一医华山医院皮肤科内部资料，70年10月）

20. 中草药治疗銀屑病的探討：

①乌梅一两、甘草二钱，煎服。

②乌梅五斤加水煎熬，去核，浓缩成一斤膏每日内服三次每次半汤匙（约三钱）加糖适量，和开水直接吞服。

③生煅牡蛎各一两五钱——二两，红花四钱，莪术三钱、白石英一两、水煎服。

④狼毒片内服（剂量从略）。

⑤石榴皮软膏：樟脑1.0、石炭酸1.0石榴皮粉15.0凡士林100.0外用。

⑥石榴皮油：石榴皮粉一份，麻油三份，调成稀糊状备用。

（上海一医华山医院皮肤科内部资科70年10月）

21. 用中西医结合的方法向红斑性狼疮开战：

①中医中药：多采用六味地黄丸，增液汤，二至丸，大补阳丸加减，特别加增液汤（生地一——三两，元参五钱至一两，麦冬五钱）

②皮质类固醇、氯奎、维生素B_{12}等配合应用。

（上海一医华山医院皮肤内部资料，70年10月）

22. 新药"920"治疗皮肤病：

目前有针剂、片剂、水剂及软膏剂，可治疗皮肤病多种，

1949

新 中 国
地 方 中 草 药
文 献 研 究
(1949—1979年)

1979

如：冻疮、斑秃硬皮病、神经性皮炎瘙痒症，各种癣，湿疹、寻麻疹，疮疖等。

（上海第三制药厂内部资科70年 6 月 5 日）

23. "920" 治疗皮肤病：

蚌埠三院治48种皮肤病，统计病例485例，初步认为对于手足皲裂症，掌蹠角化症、脱发症、甲泑炎、脐炎、毛囊炎、带状疱疹，黄褐斑、红斑性狼疮、冻疮、硬皮病、稻田皮炎等有一定疗效。

（蚌埠三院皮肤科1971年 6 月）

24. 治疗外阴瘙痒：

维生素B_{12}100微克和盐酸异丙嗪1.25毫克，长强穴（后正中线尾骨端下，五分处）穴封，隔日一次。

（新医学，1971年 3 期）

25. 皮炎灵：

白芨、斑蝥、半夏、白薇，各取等量研细，用醋调成糊状涂于患处，主治神经性皮炎。

（中国人民解放军七军医大教材1970年 8 月）

26. "920" 在皮肤科方面的应用：

对泛发性硬皮病，泛发性牛皮癣，圆形脱发，脂溢性皮炎疗效尚好。

（洛阳市科技资料，1971年 4 月）

· 6 ·

27. 黄柏红升散治疗黄水疮：

黄柏一两、石膏一两、红升丹二钱、枯矾四钱、共 为 细末、麻油调用、一日二次。

（中草药通讯、1970年3月）

28. 滴净沸腾片治疗阴道滴虫病：

主药为苦参、药片每片一克、有效率达百分之九十八

（新药学通讯，1971年2月）

29. 中草药徐长卿治疗皮肤病有显效：

用干品二——四钱，水煎、内服或外洗、可治疗牛皮癣、带状疱疹。

（银川市医院卫生资料选编1971年3月）

30. "稻田皮炎膏五号"防治稻田皮炎的疗效简结：

成份为黄柏、白屈菜、狼毒，贯众、草乌、大车油、松香熬膏、外用。

（辽宁医药1970年2期）

31. 治疗神经性皮炎：

肉桂研成粉、醋调糊状、用胶布保护四周皮肤、敷2小时后取下。

（中国人民解放军3308部队后勤卫生队资料）

32. 白斑病药膏：

密陀僧一两、硫黄五钱、斑蝥三——五个、轻粉三钱、水

1949

新 中 国
地方中草药
文 献 研 究
(1949—1979年)

1979

银三钱、江米面、冰片三钱、木香一钱、雄黄三钱、枯矾三钱、米蜡二斤、熬膏外用。

（辽宁省中草药新医疗法展览会1970年6月）

33、金錢草用燒酒浸封十天后、外用治疗带狀皰疹

（苏州市中草药、新医疗法展览会1970年7月）

34、疮疖消肿膏可治疗疮疖、丹毒、虫咬症等

（化工部新药介绍第二辑，1970年3月）

35．东方一号药膏可治疗下肢溃疡（俗称老烂脚）、冻疮溃疡等

（化工部新药介绍第二辑，1970年3月）

36．藍油烃油膏可治疗皮肤皲裂症、冻疮、皮肤溃疡等

（上海日用化学品二厂技术资料）

37．裂伤药膏治疗皮肤皲裂症

（天津采购站医药目录，1970年）

38．維生素B6软膏治疗痤疮、脂溢性湿疹、酒渣鼻、脱发、硬皮病等

（天津采购站医药目录，1970年）

39．蛤蟆一只蒼耳草三两、煎煮去渣、以麦

粉、蜂蜜等制丸、每日一料、分二至三次服下、治疗麻风病：

（江苏省中草药新医疗法展览会，1979年19月）

40. 斑蝥二钱、土槿皮二两、百分之九十五酒精五十毫升、浸泡一周外用、主治神经性皮炎

（江苏省中草药新医疗法展览会，1970年10年1日

41. 臭梧桐一两、野菊花一两、地夫子一两、明矾适量、熏洗，治疗慢性湿疹

（常州市中草药新医疗法展览会，1970年8日）

42. 用 2.5% 碘酒 0.3 — 1毫升、注入寻常疣根部、四天后自行脱落

（镇江工代会卫生系统联络站内部资料，1969年4月）

43. 针刺蛇眼穴（拇指屈曲时指关节两骨突处、即为此穴）主治带状蛇疹

（江苏省中草药新医疗法展览会，1970年10月）

44. 681治疗白癜风30例、采用百分之三 681 葡萄糖静注、一日一次、每次50—70毫升、其中一例痊愈、29例好转

（齐齐哈尔市第三医院内部资料）

1949
新 中 国
地方中草药
文 献 研 究
(1949—1979年)
1979

45. 硫酸镁、甘油、樟脑油各三分之一、将上药置乳钵中研至液化、塗患处、主治带状疱疹

（江苏省卫生局内部资料，1970年）

46. 蓖麻子用铁丝穿好、置火上燃烧、爆去外壳、快要滴油时即敷到鸡眼上、用胶布外贴、一般一二次即愈

（江苏省卫生局内部资料，1970年）

47. 治疗神经性皮炎

氮芥10毫克、蒸馏水40毫升、氢化考的松100毫克、混匀外用。

（新医学1971年4月）

48. 争光霉素治疗银屑病

可用15毫克加百分之五十葡萄糖20毫升、静注、一日或隔日一次、本品对牛皮癣有显著疗效。

（天津市人民制药厂说明书）

（蚌埠三院皮肤科资料）

49. 瘁苦乐民注射液

本品止痒作用比葡萄糖酸钙注射液强，多用于皮肤瘙痒症，对冬季瘙痒症尤佳。用法：五毫升一次，1——2次日，缓慢静注，重型瘙痒症可用十毫升。针剂：五毫升支（其中含氯化钙0.1克，溴化纳9.25克）。

（药物手册,1971）

• 10 •

50 红光抗霉胶囊临床应用

遵照伟大领袖毛主席"**中国医药学是一个伟大的宝库，应当努力发掘，加以提高**"的教导，我院检验科在工宣队正确领导下，对某些常见的霉菌感染所引起的疾病进行了中草药治疗的研究，取得了初步成效。

白色念珠菌是最常见的一种致病菌，对婴儿可形成鹅口疮，引起腹泻、对妇女可引起阴道炎等，其中尤为妇女阴道炎，对健康危害极大。我们对几个工厂女工进行了调查，发病率高达百分之二十五以上。从1970年9月以来，我们对400例霉菌性阴道炎应用红光抗菌素进行治疗效果良好。

一、药物成份及制作：

黄芩、黄柏以乙醇浸泡提练制成干粉74％，枯矾6％，土槿皮5％，细辛10％。

上述药物经研末混合以市购"〇"号胶囊灌注（每粒约为0.5克）

二、用法：将上述胶囊纳入患者阴道，每日一粒，10日为一疗程。一般经一至二疗程，以症状消失，霉菌培养结果阴性为治疗标准。

三、疗效观察：我科治疗有典型症状的400例。其中霉菌培养270例均为阳性（其他部分多在标本直接镜：检发现霉菌）经一个疗程治疗绝大部分症状消失或减轻。随访观察87例，其中70例经反复霉菌培养均为阴性结果。

四、小结：红光抗霉菌胶囊为中草药治疗霉菌感染疾病，摸索了新的途径，其药源丰富，制作生产简单，远较往常常用的西药易于获得，且价格低廉，易于满足广大工农兵需要。我们体会，红光抗霉胶囊至少对白色念珠菌有抑制作用。阴道感

1949
新　中　国
地方中草药
文　献　研　究
(1949—1979年)
1979

染的治疗近期疗效较好，部分病例较应有西药治疗之效果优越。由于时间尚短仅观察5例治愈后半年以上未见复发，远期疗效尚待观察，此外我们曾对上述药物成份及剂型进行了改进，试用于小儿腹泻，皮肤感染等不同的病例，也有一定疗效，因例数较少，尚待进一步摸索。

（武医一院检验科）

51. 中药治疗白癜风：

菊花四钱，虫退一两，寸冬六钱，花粉三钱，广木香一钱，明雄一钱，香附三钱，白吉利五钱，防风二钱，杏仁三钱，桔梗三钱，甘草一钱，煎服，连服14帖。

（蚌埠市三院皮肤科"皮肤科临床手册"1971年）

52. 中药治疗脂溢性脱发：

首乌六钱，生地五钱至一两，丹皮三钱，赤芍三钱，当归三钱，旱莲草一两，女贞子三钱，煎服、连服十四帖。

（蚌埠市三院皮肤科"皮肤科临床手册"1971年）

安徽单验方选集

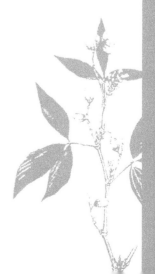

提　要

安徽省卫生局编。

1972 年 9 月第 1 版第 1 次印刷。32 开本。30 万字。定价 0.78 元。共 424 页，其中前言、编写说明、目录共 11 页，正文 348 页，附录（黑白绘图）62 页，索引 2 页，插页 1 页。药物黑白绘图 64 幅。纸质封面，平装本。

本选集以简、验、便、廉为原则，共收录分治 215 种疾病的 1039 个单方、验方，其中包括 1970 年全国中草药展览会上展出过的方药，大体上概括了安徽省广大中医药人员和群众的单方、验方经验，此外还收录了各地报送的部分新医疗法经验。

本选集所列疾病名称为中医、西医病名并用，以西医病名为主。药物名称一般采用常用名，少数依当地俗名。在参考时，应稍加注意，特别要注意含有毒性或易于混淆的药物。为帮助识别部分易混淆的药物或较罕见的药物，书后附载药物形态图 64 幅。

本书药物剂量，除另行注明者外，均以旧市制为准，即 1 斤等于 16 两，1 两为 10 钱，1 钱为 10 分。以胶囊计量者，是指市售常用空心胶囊。

中草药除注明用鲜品外，一律用干品；除注明用根、花、叶或果外，一般均用全草或通常的药用部位。药物制法除说明者外，其他均为中药房所用传统炮制的成品或生用品。

本选集各方的制剂和用法，来源不同，方法各异，除按原方记载外，还可参考中药制剂和用法常规。各方最后括号内为献方地区或单位名称，有少数是历来各地普遍沿用的验方，未注出处。个别单方、验方在逐级报送和整理过程中会有原献方单位名称失漏，无从查清，暂缺献方单位。

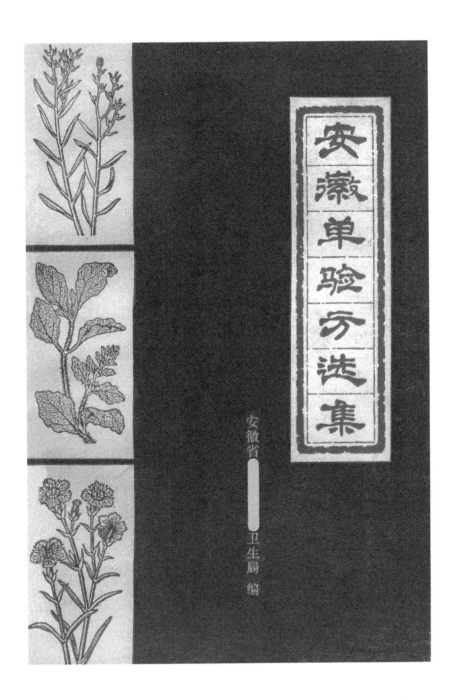

安徽单验方选集

安徽省●●卫生局 编

目　录

除害灭病

临床常见症状

传染科疾病

1949
新　中　国
地方中草药
文　献　研　究
(1949—1979年)

1979

2 目　录

内科疾病

皮肤科疾病

肿 瘤

新医疗法

附：部分药物形态图及名称索引

· 白 页 ·

除害灭病

1949

新　中　国
地方中草药
文　献　研　究
(1949—1979年)

1979

灭蛆、孑孓

【处方】 苦楝树叶一百斤，乌桕树叶五十斤，桃树叶五十斤。
用法：共捶烂，撒在蚊蝇幼虫繁殖的地方。

【处方】 闹羊花全草。
用法：投入粪坑或污水中，每100斤投入 1～2 斤。

【处方】 野菊花全草。
用法：投入粪坑或污水池中。

【处方】 博落回全草。
用法：切碎，大量投入粪坑或污水池中。

【处方】 生烟茎。
用法：上药 2～3 斤切碎，投入粪坑内。

【处方】 蓖麻叶、蕃茄叶、鲜毛茛。
用法：任选一种切碎，取 1 份加水15份，浸泡一天。将药汁喷洒厕所及污水池。

【处方】 核桃叶。
用法：投入粪坑中。

【处方】 鲜苦参。
用法：切碎，撒于厕所中。

【处方】　泽漆（猫眼睛草）。

用法：投入粪坑中。

【处方】　鲜龙葵（黑天天棵）、泽漆。

用法：任选一种，取 6 斤鲜草切碎捣烂，加水 2 倍，浸泡半天，投入约 1 立方米粪池中。

【处方】　*鲜狼毒。

用法：上药 2 斤捣烂，投入约 1 立方米粪池中。

【处方】　桃树叶、桦树叶。

用法：将桃树叶或桦树叶捣烂加水 2 倍，浸泡或煎煮。每立方米粪池或污水用浸煮出的液汁1000毫升。

【处方】　鲜泽漆、鲜曼陀罗叶（臭麻子、洋金花叶）、鲜苦楝树叶、鲜槐树叶。

用法：任选一种，每立方米污水用 3 斤鲜叶切碎捣烂，加水 2 倍浸泡约12小时左右，投入坑中。

【处方】　辣蓼全草。

用法：晒干研末。每担粪水投药 5 斤，经24小时可杀死蝇蛆。

【处方】　野花椒嫩叶。

用法：上药 1 斤，切碎捣烂，加水 1 斤，浸 1 小时，喷洒污水池沟。

1949

新 中 国
地 方 中 草 药
文 献 研 究
(1949—1979年)

1979

4 除害灭病

【处方】 烟草茎(或叶)5%，**雷公藤**7%，**杠板归**（刺犁头）4%，**马钱子**4%，清水80%。

用法：上药浸泡取汁过滤后，每斤原汁加水5斤以喷雾器喷洒，杀蛆或孑孓功效很大。

灭 蝇

【处方】 **藜芦**(小葱、棕色脚、翻天印、棕榈草)。
用法：晒干研末，放入饭内搅拌，蝇食之即死。

【处方】 **生天南星、生半夏**。
用法：任选一种，加入水和甜的食物配制成1：5的浓度，放置不易被人畜误吃而有蝇处，蝇食之即死。
注：上药有毒，切勿入口。

【处方】 **枫树枝**。
用法：晒干燃烧烟熏，可杀蝇。

【处方】 **辣蓼、干薯藤、青蒿**各等量。
用法：共烧烟熏。

灭 蚊

【处方】 **百部、艾叶**。
用法：共烧烟熏，可灭蚊。
【处方】 **桐子花**。
用法：放杂草内烧烟熏，能灭蚊。

【处方】 蟹壳、鳖鱼壳。

用法：置火上烧烟熏。

【处方】 鲜苦楝叶一斤，石灰半斤。

用法：加水 3 斤，煎后澄清，洒暗处墙壁上。

【处方】 青蒿、浮萍。

用法：混合后，在屋内、牲畜棚燃烧烟熏。

【处方】 马尾松。

用法：将松叶捣烂加水浸泡或煎成水，喷洒。

【处方】 干黄蒿、干野艾、干牡荆（黄荆条）。

用法：任选一种，切碎加适量杂草，烟熏。

【处方】 百部、泽漆、曼陀罗茎叶。

用法：任选一种，每斤捣烂加水 2 斤，浸泡 1～2 天，取药汁喷洒。

灭臭虫、蚤、虱

【处方】 浮萍。

用法：上药晒干，中间放一羊骨头，置床下燃烧烟熏，可灭臭虫。

【处方】 桃叶、苦楝树叶。

用法：铺撒床板上，可灭跳蚤、虱、臭虫。

1949
新 中 国
地方中草药
文 献 研 究
(1949—1979年)

1979

6　除害灭病

【处方】　苦楝树皮。
用法：煎水洗头，可灭头虱。

【处方】　满江红（红浮萍）、苦楝叶、辣椒。
用法：置床下燃烧烟熏，可灭臭虫。

【处方】　烟草茎。
用法：加糠燃烧烟熏，可灭跳蚤。

【处方】　闹羊花。
用法：铺在席下可杀灭臭虫。

【处方】　枫树子肉。
用法：捣烂水调外搽，可以灭虱。

【处方】　枫树子。
用法：燃烧烟熏，可灭跳蚤。

【处方】　龙葵。
用法：晒干研末，撒布床席、地面等处，可灭跳蚤。

【处方】　花椒。
用法：煎汤洗头，可灭虱、跳蚤。

【处方】　马齿苋。
用法：捣烂外敷，可灭阴虱。

【处方】　**大黄**三钱，**百部**四钱。
用法：煎汤加高粱酒 2 杯，洗搽，可灭虱。

【处方】　**臭椿根皮**。
用法：上药捣烂，加开水浸泡，待温后洗头，可灭头虱。

【处方】　**鲜木瓜**。
用法：切碎铺于席下，或用干药烧烟熏，可灭臭虫。

【处方】　**石菖蒲**80％，**荷叶**20％。
用法：洗净晒干铺于床板上，可灭臭虫。

【处方】　**凤眼草**。
用法：晒干研细，撒布床席下，可灭臭虫。

【处方】　**兰香**一两。
用法：研细末，撒在席下，可灭臭虫。

【处方】　**老辣椒**。
用法：将门窗密闭，点燃辣椒烟熏，可灭臭虫。

饮水消毒

【处方】　**九节菖蒲根**七个。
用法：洗净放饮水缸中。

【处方】　**明矾、石菖蒲**。

8 除害灭病

用法：先将石菖蒲用开水洗净，切碎，与明矾共装入纱布袋，放在大水缸内，每日更换一次。每10担水二药各用3钱。

【处方】 **贯众**二个，**菖蒲**四钱，**黑矾**一匙，**白矾**少许。
用法：用夏布包裹，放入缸中。

除 米 虫

【处方】 **螃蟹壳**及**大蒜头**各数枚。
用法：共置米桶中，可防蚂蚁和米虫。

除仓库害虫

【处方】 **辣椒**40％，**苍术**40％，**土硝**20％。
用法：共研细末，放火盆内点燃置仓库内，将仓库门窗关闭，熏烟灭虫。
注：注意安全。

临床常见症状

痛　晕　痰、咯血
头　头　瘫　血肿　尿痛　汗闭吐秘悸尿精
头　瘫　吐　黄水血腰盗尿呕便心遗遗

1949
新 中 国
地方中草药
文 献 研 究
(1949—1979年)
1979

头 痛

【处方】 虎杖二钱，*徐长卿三钱。

用法：每日一剂，两次煎服。

疗效：经治 8 例，均收到良好效果。

（芜湖县和平公社周桥大队）

【处方】 川芎三钱，蔓荆子三钱。

用法：共研细末，每日一剂，分 3 次服。

疗效：经治 7 例，痊愈 5 例，无效 2 例。

（阜南县袁集公社卫生院）

【处方】 荞麦面半斤，元醋适量。

用法：用元醋和面成饼，放在铁锅内烧熟，包在毛巾内，趁热包扎患处。

病例：袁××，女，18岁。患头痛，痛时呻吟不止。先用西药治疗无效，又服中药汤剂效果不大。用上方一次即止痛。

注：忌烟、酒。

（五河县武桥公社医院、阜南县丁集公社卫生院）

【处方】 *臭大青叶五钱至一两，青壳鸭蛋一个。

用法：用水一小碗，煮臭大青叶，取浓汁约半小碗，另将鸭蛋煮熟去壳，用针在蛋上穿几个洞，再入大青叶汁同煮，使药汁浸入蛋内。吃蛋饮汁，一天一个，连吃 5~7 天。

疗效：经治60余例，效果良好。

（安徽医学院）

【处方】　川芎三钱，**杭菊**四钱，**生石膏**一两，**知母**四钱，
　　　　　枸杞子四钱，**制半夏**四钱。

用法：每日一剂，两次煎服。

病例：张××，女，29岁。头项两侧疼痛，痛甚牵引后脑。用上方 2 剂即愈。

注：服药期间少食脂肪，防止恼怒。

（灵璧县杨町公社医院）

【处方】　*斑蝥一个。

用法：将斑蝥去头、脚、翅，研末，取少许（一粒米大小）放在小膏药上，贴在印堂穴；24小时后去掉膏药，将疱中浆液放去。

疗效：经治 8 例，均有效。

典型病例：风岭大队张××，男，38岁。患阵发性剧烈头痛，已 3 年。每逢气候改变或精神不振都发病。曾服中西药无效。用上方一次治愈。现已一年未复发。

注：放出的疱浆不可流到眼睛里。

（望江县石山公社医院）

【处方】　鲜茅莓根一两，白菊花二两，白鸡蛋六个。

用法：先将鸡蛋煮熟去壳，再与上药加水共煎，吃蛋喝汤，分 6 次服，每日 3 次。

疗效：经治50多例，均治好。

（庐江县北闸公社）

头　晕

【处方】　旋复花三钱，天麻三钱，五味子二钱。

用法：每日一剂，两次煎服。

疗效：治愈 4 例。

（金寨县████卫生局）

【处方】　泽泻一两，怀牛膝三钱，焦白术三钱。

用法：每日一剂，加水 2 斤煎，浓缩至200毫升，分两次服，每次100毫升。共服 8 天为一疗程。

疗效：经治 8 例，效果良好。

典型病例：李××，女，成年。患头晕病 4 年，用其他药品疗效不显。用上药 3 剂治愈。

注：一般可配合针灸治疗。

（马鞍山市第十七冶金公司医院）

瘫　痪

【处方】　防风二钱,钩藤二钱五分,天麻二钱，僵蚕二钱,　　　　石菖蒲二钱，升麻二钱五分。

用法：每日一剂，两次煎服，连服10剂以上。

疗效：经治脑溢血后之偏瘫 2 例，均愈。

（金寨县████卫生局）

【处方】　干地龙三钱，全蝎一钱，蜈蚣一钱。

用法：每日一剂，两次煎服。

疗效：经治 3 例，均愈。

（歙县黄山医院）

【处方】 当归二钱，白芍二钱，鸡血藤二钱，桑寄生三钱，炙
甘草一钱，菊花二钱，秦艽一钱五分，陈皮一钱五
分，杜仲三钱，续断一钱五分。

用法：每日一剂，两次煎服。

病例：鲍××，男，48岁。患中风症，先后住院 3 个多月，
均无显著好转。回到歙县家中右肢已呈偏废，终日卧床，不能自
行起坐，且腰痛、头昏，食欲不振。用上方 8 剂后，腰痛、头昏
俱减，食欲增加，且能自行支坐床上；续服 8 剂腰痛即除，并能
自己下床；再服10剂，右下肢能活动，扶杖可行数步，右手亦能
提笔写信；后以此方加入黄芪、党参、白术等药，再服10剂，行
动如常。

（歙县徽城镇医院）

吐血、咯血

【处方】 白茅根四两，土三七五钱。

用法：加红糖煎服。

疗效：经治13例，治愈12例，无效 1 例。

（阜南县袁集公社卫生院）

【处方】 大蓟、小蓟、侧柏叶、茜草、白茅根、栀子、大黄、
棕榈皮、荷叶、丹皮各等量。

用法：共炒炭存性，研为细末。每次 3 钱，用藕煎汤空腹送
服。

注：忌食辛辣、油脂等食物。

（五河县医院）

【处方】 *鲜土三七苗七棵。

用法：每日一剂，洗净新鲜嫩苗捣碎，用温开水分两次吞服。

疗效：经治300余例，均获显著效果。

（歙县石门公社石门大队合作医疗室）

【处方】 茅根、藕节、白芨各三钱，仙鹤草五钱。

用法：每日一剂，两次煎服。

疗效：经治5例，均愈。

（金寨县████卫生局）

【处方】 藕节四钱，*蚊母草四钱，柏子仁（去壳炒）三钱。

用法：每日一剂，两次煎服。

疗效：经治多例，效果良好。

（金寨县████卫生局）

黄　疸

【处方】 郁金二钱五分，茵陈三钱，姜黄二钱五分。

用法：共研细末，每日一剂，分两次冲服。

疗效：经治9例，效果显著。

典型病例：杨××，男，49岁。患黄疸病2年之久，多次打针服中药无效。用上方治愈，至今未发。

注：孕妇忌用。

（金寨县双河公社桐岗大队医疗室）

1949

新　中　国
地方中草药
文　献　研　究
（1949—1979年）

1979

水 肿

【处方】 薏苡仁三钱，冬瓜皮一两，鲜红茅草根一两。

用法：每日一剂，两次煎服。

疗效：经治 6 例，效果良好。

（金寨县　　　卫生局）

【处方】 制大戟二钱，炒二丑二钱，槟榔二钱，当归三钱，木
香一钱五分，大枣五个。

用法：每日一剂，两次煎服。连服 2～4 剂。

疗效：经治 4 例，效果显著。

（金寨县　　　卫生局）

【处方】 狗芽根（扒根草）半斤。

用法：熬汁去渣，炖猪瘦肉吃。

疗效：经治 6 例，均愈。

（阜南县袁集公社卫生院）

【处方】 乌鱼（黑鱼）适量，冬瓜皮二钱至一两。

用法：将乌鱼与冬瓜皮共煮，不放油盐，吃鱼喝汤。

病例：石××，女，成年。患肾盂肾炎两个月，全身浮肿。
经用抗菌素及利尿剂，未见消肿。用上方后即消肿。

（中国人民解放军安徽生产建设兵团十二团综合加工连）

【处方】 泽漆四两。

用法：每日一剂，两次煎服。

疗效：经治14例，效果显著。

（淮南矿工医院中医科、阜南县袁集公社卫生院）

血 尿

【处方】 **鲜竹叶**三至五斤。

用法：加水10斤，煎至3斤，当茶饮。

疗效：经治8例，效果显著。

典型病例：曹村公社赵××，男，成年。患血尿，用中西药治疗无效。用上方5剂后痊愈。

注：忌辛辣、油脂食物。

（宿县曹村公社医院）

【处方】 ***乌蔹莓**一两。

用法：每日一剂，两次煎服。

疗效：经治6例，治愈5例，无效1例。

（阜南县袁集公社卫生院）

【处方】 **旱莲草、鲜车前草**各等份。

用法：共捣烂滤汁，每日空腹服汁一茶杯。

病例：娄庄公社吴××，女，50岁。患血尿。用上方5剂即愈。

（灵璧县娄庄公社医院）

【处方】 **生地**一两，**木通**一钱五分，**甘草**四钱，**生山药**一两，
炮甲珠一钱。

用法：每日一剂，两次煎服。

病例：煤建职工张××，男，39岁。8年前患血尿，当时经某医院治愈，于1968年秋复发，尿出全是血水，伴有细小瘀血块和圆柱形血条，小腹胀闷疼痛，解时痛苦。用上方8剂痊愈，至今身体健康。

注：1.如是孕妇，木通、炮甲珠减半。2.原因不明的血尿，仅用炮甲珠一味即可。

（灵璧县杨疃公社医院）

腰　痛

【处方】　**复盆子根**五钱至一两，**杜仲**二钱至五钱。

用法：每日一剂，两次煎服。

疗效：经治数例，效果显著。

（安徽省▨▨卫生局中医药研究组）

【处方】　**丝瓜络**。

用法：将丝瓜络切碎焙焦黄研粉，每日一条分两次用酒少许冲服。

疗效：曾治愈4例。

（金寨县▨▨卫生局）

【处方】　**血竭**三钱，**三七**三钱，**红花**三钱。

用法：上药加白酒半斤浸泡一周，每日二次，每次饮一酒杯。

疗效：曾治愈3例。

（金寨县▨▨卫生局）

1949
新 中 国
地 方 中 草 药
文 献 研 究
(1949—1979年)
1979

18 临床常见症状

【处方】 **刀豆壳**七枚。

用法：将刀豆壳烧炭存性研末，拌糯米饭。每日一剂，分两次吃。

病例：邱××，男，60岁。患腰痛月余，经贴各种膏药及内服中西药未见好转。用上方一次即愈。

（中国人民解放军安徽生产建设兵团十二团综合加工连）

盗　汗

【处方】 **麦冬**三钱，**五味子**二钱，**党参**六钱。

用法：每日一剂，两次煎服。

疗效：经治5例，效果良好。

（金寨县████卫生局）

【处方】 **糯稻根**一把，**碧桃干**七个，**棉纱线**一小团。

用法：每日一剂，两次煎服。

疗效：经治数例，效果良好。

（金寨县████卫生局）

【处方】 **大枣**十枚，**乌梅**十枚。

用法：每日一剂，两次煎服，连服10天。

（五河县████卫生局）

【处方】 **龙骨**、**牡蛎**各三钱。

用法：每晚睡前煎服一剂，连服3～5剂。

疗效：经治4例，效果显著。

（金寨县████卫生局）

【处方】　红枣二两，乌梅十个，霜桑叶四钱，浮小麦五钱。

用法：每日一剂，两次煎服。

（五河县武桥公社）

尿　闭

【处方】　鲜车前草二两，鲜藕二两。

用法：两药共捣汁，一次服。

疗效：经治7例，显效6例，无效1例。

典型病例：潘××，男，56岁。小便不利，解时点滴，感觉热痛。用上方3剂痊愈。

（歙县许村区中心卫生院）

【处方】　*蝼蛄二至三个。

用法：焙干研末，用开水冲服。

疗效：经治3例，效果显著。

（凤台县███卫生局）

【处方】　*瞿麦三钱，车前子五钱，白鸡冠花三钱。

用法：每日一剂，两次煎服。

疗效：经治3例，效果显著。

（金寨县███卫生局）

【处方】　田螺五至七个。

用法：去壳，捣烂，外敷关元穴。

疗效：经治2例，效果显著。

注：适用于非阻塞性尿闭。

（金寨县███卫生局）

【处方】 连须葱白一斤。

用法：将葱白捣碎炒热，隔布敷在小腹处，冷了炒热再敷，直至腹内发响，小便即通。

疗效：经治10余例，效果显著。

注：适用于非阻塞性尿闭。

（宿县曹村公社医院、和县城北公社卫生院）

呕　　吐

【处方】 竹茹（姜汁炒）三钱，陈灶心土一两，炮姜三片。

用法：水煎频频饮服。

疗效：经治数例，效果良好。

（金寨县████卫生局）

【处方】 明矾五分，竹沥一小杯。

用法：明矾用黄泥调成泥团，烧红倒入开水中，放冷后取上层清液加竹沥，分两次喝。

疗效：经治5例，效果良好。

（金寨县████卫生局）

【处方】 灶心土如拳头大一块。

用法：化水煎开，澄清，每日3～4次，代茶饮。

疗效：经治7例，均愈。

典型病例：李×，男，30岁。呕吐不止，打针服药及针灸皆无效。用上方而愈。

注：有热者加竹茹一大团。

（五河县头铺公社冯井大队卫生室）

便 秘

【处方】 羊蹄根(土大黄)三至五钱。

用法：每日一剂，两次煎服。

疗效：经治 3 例，均愈。

典型病例：何××，男，成年。大便 4 天未解。用上方 2 剂，大便恢复正常。

（郎溪县十字公社李村大队卫生室）

【处方】 决明子七钱。

用法：水煎，当茶频饮。

病例：杨××，男，成年。大便燥结，解时困难，解出如羊屎。用上方 4 小时后即解出软便。

（含山县运漕公社医院）

【处方】 火麻仁一至二两。

用法：炒熟，捣碎，温开水送服。

疗效：经治数例，效果良好。

（金寨县███卫生局）

心 悸

【处方】 桂枝一钱五分，炙甘草二钱，龙骨五钱，牡蛎五钱，酸枣仁三钱，生姜三片，大枣三个。

用法：每日一剂，两次煎服。

（安徽省███卫生局中医药研究组）

【处方】 辰砂八分，枣仁二钱，猪心一个。

用法：上药灌入猪心内，放瓦罐内炖后，连猪心一齐吃，每日一剂。

疗效：经治数例，效果良好。

（金寨县████卫生局）

【处方】 太子参叶一把。

用法：炖肉吃，每日一次。

疗效：经治3例，效果显著。

（金寨县████卫生局）

遗　尿

【处方】 破故纸。

用法：上药用盐水炒，碾为细粉。日服1钱，开水送下。

疗效：经治数例，效果良好。

（五河县武桥公社）

【处方】 淮山药一两，桑螵蛸一两，益智仁五钱，芡实一两。

用法：每日一剂，两次煎服。

疗效：经治7例，效果显著。

（金寨县████卫生局）

【处方】 五味子五分，公鸡冠适量。

用法：将五味子研末与公鸡冠同煮吃。

疗效：经治数例，效果良好。

（金寨县████卫生局）

【处方】　菟丝子三钱，枸杞子二钱，金樱子三钱，五味子一
　　　　　钱五分，车前子一钱五分。

用法：每日一剂，两次煎服。

疗效：经治20余例，效果显著。

典型病例：王××，男，12岁。遗尿多年。用上方6剂即愈。

（六安县人民医院中医科）

【处方】　桑螵蛸七个，猪腰子一个。

用法：炖服，连猪腰子吃掉，每日一剂。

疗效：经治小儿遗尿3例，效果良好。

（金寨县████卫生局）

【处方】　金樱子（去刺及核）四至五个。

用法：煎煮，汤药一齐服下。

疗效：经治小儿遗尿多例，效果良好。

（金寨县████卫生局）

遗　精

【处方】　金樱子二两。

用法：捣碎，加水一斤熬汁。一日3次，每次一匙。

疗效：经治3例，均愈。

（金寨县████卫生局）

【处方】　刺猬皮一个。

用法：焙干研末，黄酒调，每日两次，空腹服，4日服完。

疗效：经治3例，效果良好。

（金寨县████卫生局）

1949
新　中　国
地 方 中 草 药
文 献 研 究
(1949—1979年)
1979

24　临床常见症状

【处方】　冷开水。

用法：水煮沸后使冷。临睡时取毛巾在冷开水中浸湿，敷会阴部，不时换之，使局部麻木，至半夜为止。

病例：大康大队杜××，一夜遗精两次，用上法治愈。

（灵璧县尤集公社尤集大队卫生室）

传染科疾病

1949

新 中 国
地 方 中 草 药
文 献 研 究
(1949—1979年)

1979

26 传染科疾病

〔传染病预防〕

预防流感

【处方】 贯众一斤，甘草二两。
用法：上药洗净切片，放大锅中加水20斤，煎煮1小时。每日一次，每次服100～200毫升，连服3天，小儿酌减。

（铜陵市█████卫生局）

【处方】 菊花、紫苏、葱白、桑叶、干姜各四两。
用法：加水25斤煎煮，当茶饮。

（中国人民解放军安徽生产建设兵团第八团后勤处）

【处方】 贯众。
用法：每日3次，每次1钱，水煎服。

（灵璧县尤集公社大张李大队卫生室）

【处方】 葱白一斤，大蒜头半斤。
用法：上药切碎加水4斤，煎煮。日服3次，每次1茶杯。

（六安地区█████卫生局）

预防麻疹

【处方】 葛根一两，茅根一两，芦根一两。
用法：每日一剂，两次煎服。

（金寨县█████卫生局）

【处方】　桂花树枝一两，荸荠八两。

用法：两药同煮，喝水吃荸荠，每日一次。

（泾县凤村公社卫生院）

【处方】　金针菜、荸荠各适量。

用法：煎水当茶饮。

（宁国县▒▒▒▒卫生局）

【处方】　苍术、侧柏叶。

用法：烧烟熏室内及小孩衣物。

（金寨县▒▒▒▒卫生局）

【处方】　紫草二钱，甘草一钱，绿豆适量。

用法：水煎服，连服一星期以上。

（金寨县▒▒▒▒卫生局）

预防百日咳

【处方】　*鲜石胡荽三至五钱，大蒜头适量。

用法：加糖水煎，每日一剂，两次分服。

（金寨县▒▒▒▒卫生局）

【处方】　积雪草。

用法：鲜全草捣烂取汁，加蜂蜜适量调服。1岁以下，每日1～3钱，早晚各一次。1～2岁，每日5～8钱，连服2日，以后隔日服一次。2～6岁，每日1～2两，连服3日，以后隔日服一次。6岁以上，每日2～3两，连服3日，以后隔日服一次。

（宁国县▒▒▒▒卫生局）

1949
新 中 国
地 方 中 草 药
文 献 研 究
(1949—1979年)
1979

28 传染科疾病

预防痢疾

【处方】 辣蓼一斤。

用法：上药加水10斤煎熬。一日 2 次，每次服100毫升。1969
年服用1800人次，无一例发病。

（中国人民解放军安徽生产建设兵团八团后勤处）

预防乙型脑炎

【处方】 山豆根一两，大青叶一两，板蓝根一两。

用法：每日一剂，水煎浓汁，一日内分 4 次服。流行期间连
服数天。

（宁国县 ████ 卫生局）

【处方】 藿香五斤，薄荷半斤。

用法：加水100斤，煎成50斤，供100人作一日量，当茶饮，
每周服 2 次。

（宁国县 ████ 卫生局）

预防流行性脑脊髓膜炎

【处方】 金银花三斤，板蓝根三斤。

用法：加水100斤，煎成 50 斤，供100人作一日量，当茶饮，
连服 3～5 天。

（宁国县 ████ 卫生局）

【处方】　**大蒜、温盐水。**

用法：大蒜(量不限)生吃，用温盐水漱口，每日 2 ～ 3 次。

(寿县██████卫生局)

【处方】　**大蒜头**二两，**野菊花**一两。

用法：煎浓汁含漱。流行期间每日数次。

(金寨县██████卫生局)

【处方】　**贯众**八斤，**甘草**二斤。

用法：加水100斤，煎成60斤，供100人作一日量，每日 2 次，连服 3 ～ 5 天。

(宁国县██████卫生局)

【处方】　**生大黄**半斤。

用法：将生大黄用沸水浸泡24小时后纱布过滤，每日 1 ～ 2 次滴鼻腔。

(六安卫校)

预防白喉

【处方】　**土牛膝、马兰头**各适量。

用法：共捣烂取汁，每次服一匙，每日两次。

(宁国县██████卫生局)

【处方】　**土牛膝**二两，**一枝黄花**二两。

用法：每日一剂，两次煎服。

(宁国县██████卫生局)

1949
新中国
地方中草药
文献研究
(1949—1979年)
1979

30 传染科疾病

〔传染病治疗〕

细菌性痢疾

【处方】 **马齿苋**五钱，**旱莲草**五钱，*地锦草**五钱。

用法：每日一剂，两次煎服。

疗效：经治 500 余人，疗效达95％以上。一般 1～2 天体温下降至正常，3～4 天大便化验恢复正常。

典型病例：夏××，男，2 岁。脓血便半天，发热嗜睡，体检：精神欠佳，唇微绀，体温 39.8℃，化验大便黑粘，脓球$^{+++}$，巨细胞$^{+}$。用上方第二天体温降至 37℃，泻缓；第四天化验大便正常。

（芜湖市郊区医院）

【处方】 **干姜**四钱，**罂粟壳**六钱，**甘草**六钱，**黄黑豆**一两，**地榆**六钱，**炒白芍**三钱。

用法：共研细末，加红、白糖冲服。每日 3 次，每次 2～3 钱。

疗效：经治 8 例，均愈。

注：适用于久痢不愈，急性菌痢不宜用。

（淮南市淮丰二社医院）

【处方】 **翻白草**一两，**马齿苋**一两，**茶叶**五钱。

用法：每日一剂，两次煎服。

疗效：经治80例，均愈。

注：治疗阿米巴痢疾应加百部。

（淮南市淮丰二社医院）

【处方】　辣蓼二斤，地锦草五斤，地榆一斤，马齿苋二斤。

用法：上药切碎加水(超过药面 3 ～ 4 寸)煎煮 2 小时过滤，药渣加水再煎，合并二次滤液，煮沸浓缩至5000～6000毫升，加入适量的防腐剂即成。每日 3 次，每次服10～20毫升。

疗效：治愈145例。绝大多数患者经服100毫升腹泻即止。

典型病例：王××，女，3 岁。腹泻，拉脓血便 4 天，曾服土霉素、合霉素等药物均无效。用上方次日即愈。

(当涂县人民医院)

【处方】　焦山楂二斤，大黄一斤，黄连五两，干姜一斤，甘草四两。

用法：上药研成细粉，冷开水调制成丸，如绿豆大，晒干后，每斤药丸用赭石一两五钱为衣，再用滑石摇匀即可。每日两次，每次服 1 ～ 2 钱。

疗效：经治233例，痊愈227例，6 例好转。

注：1.孕妇忌用。2.服药期间忌食油脂食物。3.本方对消化不良、便秘、腹胀痛也有疗效。

(濉溪县蔡里公社南庄大队)

【处方】　白头翁三钱，黄连二钱，秦皮三钱，黄柏三钱，黄芩三钱，姜厚朴三钱，焦山楂四钱，广木香一钱，槟榔三钱，焦内金三钱。

用法：每日一剂，两次煎服。

疗效：经治30多例，效果显著，对阿米巴痢疾也有效。

典型病例：何××，女，成年。患痢疾 3 年，经常拉脓血便，经服氯霉素白血球下降至4000左右。改用上方治愈。

(安纺职工医院)

1949

新 中 国
地 方 中 草 药
文 献 研 究
(1949—1979年)

1979

32 传染科疾病

【处方】 *鲜地锦草、*野老鹳草、墨旱莲各等量。

用法：水煎。每日两次，每次服50毫升，一周为一疗程。

疗效：经治50余例，效果显著。

典型病例：王××，男，5岁。腹泻3个多月，大便一日7～8次，屙红白色粘液便，查见红、白血球、脓球，经用多种抗菌素治疗无效。用上方一周痊愈。

(马钢医院)

【处方】 白头翁一份，地榆二份，*白蔹一至二份，*地锦草一份。

用法：上药共研细末，水调为丸。每日3次，每次服3钱。

疗效：经治43例，痊愈39例，显著好转3例，无效1例。治疗急性肠炎6例，5例痊愈，1例无效。

(铜陵县钟鸣公社红星大队)

【处方】 地榆五钱，翻白草五钱(鲜草加倍)。

用法：每日一剂，两次煎服。

疗效：经治200例，有效率达90%以上。

典型病例：赵××，女，47岁。发热，屙红白粘液便，一日10余次，服合霉素无效。用上方两剂痊愈。

(铜陵市三二一地质队卫生所)

【处方】 凤尾草五钱，鲜马齿苋一两，车前草五钱，*地锦草三钱。

用法：每日一剂，两次煎服。

疗效：经治30多例，疗效显著。

(歙县巨川公社巨联大队)

【处方】 仙鹤草根一两。

用法：每日一剂，两次煎服，连服 3 ~ 5 天。

疗效：经治20例，效果显著。

（铜陵市防治站）

【处方】 田螺。

用法：挑出螺肉，晒干，炒焦，水煎服。每日 3 次，每次 5 钱。

疗效：治愈10多例。

典型病例：童××，女，10岁。拉脓性大便，里急后重，腹痛。用上方 3 次即愈。

（和县绰庙公社中山大队）

【处方】 斑地锦、铁苋菜（均鲜品）各二两。

用法：每日一剂，两次煎服，连服 3 日。

疗效：治愈 6 例。

（郎溪县新医小分队）

【处方】 荠菜三两，青木香三钱，陈皮二钱。

用法：上药加水 3 斤，煎至一碗。每日一剂，分早晚服。

疗效：经治 3 例，均愈。

典型病例：童××，男，28岁。患菌痢入院，给予抗菌素、止痛剂等治疗 6 天，情况有所好转，但患者发热不退，右下腹疼痛。从第七天用上方，服 2 剂后，病人体温正常，腹痛减轻，后痊愈出院。

注：对肠炎亦有效。

（中国人民解放军安徽生产建设兵团十团卫生队）

【处方】 白头翁五钱。

用法：每日一剂，两次煎服，连服 3 日。

疗效：门诊治疗17例，14例痊愈。

（灵璧县尤集公社医院）

【处方】 *地锦草一两，马齿苋一两。

用法：每日一剂，两次煎服。

疗效：经治60余例，疗效显著。

典型病例：吕××，男，2岁。患痢疾，高热，一日屙脓血便30余次。经用多种抗菌素治疗无效。用上方 2 剂，第二天见效，第三天痊愈。

（宿县城郊公社医院）

【处方】 白头翁四钱，银花二钱，地榆二钱，翻白草四钱，
委陵菜四钱，山楂二钱，*火炭母二钱。

用法：将上药加工成粉，火炭母熬水，制成丸剂。每日 3 次，每次服 3 钱。

病例：工人王××，男，24岁。患腹痛，泻脓血便，一日10余次，里急后重，用合霉素、磺胺嘧啶治疗 3 天，症状加剧，屙脓血便一日达20～30次，体温升至40℃。用上方 2 天后，大便呈稀便，脓血少，热退；3 天后大便无脓血；5 天即痊愈。

注：对肠炎亦有效。

（中国人民解放军安徽生产建设兵团八团后勤处）

【处方】 *地锦草、铁苋菜、鸭跖草各一两。

用法：每日一剂，两次煎服。

疗效：经治 3 例，均在 5 天内痊愈。

典型病例：包××，男，成年。发热，腹痛，屙脓血便，10多分钟一次，里急后重。体检：急性病容，脱水，口唇樱红色，右下腹轻度压痛。用上方并补液（因脱水），第五天痊愈出院。

（祁门县医院）

【处方】　*地锦草（鲜品）二两。

用法：加水煮至20毫升，加适当调味剂即成。1岁以内小儿每次服5毫升，一日3次。两岁以下的小儿每次10毫升，一日3次。两岁以上的小儿每次15～20毫升，一日3次。

疗效：经治16例，有效13例，无效3例。

典型病例：王××，女，6岁。入院时，高热39℃，里急后重，一日大便10余次，为脓血便。经用地锦草液每次20毫升，一日3次，及补液治疗后，第二日体温降至37℃，大便一日5次，为脓性便；第三日大便成形，一日一次，体温正常，痊愈出院。

（淮南市第二矿工医院）

【处方】　蛇莓四两，马齿苋四两，野苋菜四两。

用法：每日一剂，两次煎服。

疗效：经治52例，痊愈50例，2例无效。

（阜南县袁集公社卫生院）

【处方】　细叶鼠曲草（鲜品）五钱至一两。

用法：每日一剂，两次煎服。

疗效：经治9例，均于2～3日内痊愈。

典型病例：周××，男，32岁。发热腹痛，里急后重，脓血便2日，大便频数。用上方3日痊愈。

（绩溪县荆州公社）

1949

新　中　国
地方中草药
文　献　研　究
(1949—1979年)

1979

36　传染科疾病

【处方】　鲜萹蓄草二两，鲜水辣蓼草二两。

用法：每日一剂，两次煎服。

疗效：经治10例，均在2～3日内痊愈。

典型病例：谢××，男，12岁。发热腹痛，先泻出深黄色溏便，后即下红白冻，里急后重。用上方按½量煎服，2日痊愈。

注：寒性泄泻不用。

（祁门县　　　卫生局）

【处方】　马齿苋一两，小辣蓼一两。

用法：每日一剂，两次煎服。

疗效：经治31例，痊愈27例，无效4例。

（阜南县　　　卫生局）

【处方】　鸭跖草一两，萹蓄草一两，马齿苋一两。

用法：每日一剂，两次煎服。

疗效：经治50例，效果显著。

典型病例：李槐棠大队胡××，男，11岁。患菌痢2天，经服合霉素、磺胺药等效果不佳。用上方3剂痊愈。

（歙县　　　卫生局中草药研究组）

【处方】　马鞭草、生大蒜头。

用法：将马鞭草炒炭存性，研末。成人每服8克，每两小时一次，连续4次。同时服生大蒜头。小儿量酌减。

病例：谢××，男，成年。患赤痢多日，曾服香连丸及汤剂无效。用上方次日痊愈。

（中国人民解放军安徽生产建
设兵团十五团十七连卫生班）

【处方】 干萝卜菜（越陈越好）三至四两。

用法：加水浓煎，当茶频饮。

病例：陈××，男，51岁。患痢疾，一日夜屙10余次脓血便。用上方未及一日症状减轻，3日痊愈。

（中国人民解放军安徽生产建设兵团十五团卫生队）

【处方】 白头翁三钱，墨旱莲二钱，黄芩三钱，仙鹤草三钱，地榆二钱，银花三钱。

用法：每日一剂，加水300毫升，浓煎至100毫升，分3次服。

疗效：经治200余例，有效率达80～90%。

（芜湖市郊区医院）

【处方】 鲜丝瓜两条。

用法：先将丝瓜切成3～4寸长，用竹笋叶或厚纸包裹，放红火灰里加热，取出后再用清洁布包之绞汁，加红、白糖适量。每日一剂，分两次冲服。

病例：冯××，女，45岁。泻脓血样大便一日5～6次，已20多天。经用合霉素、氯霉素、当归芍药汤等均无效。用上方3次即愈。

（金寨县双河公社卫生防治院科研组）

【处方】 鸡眼草、锦鸡香、仙鹤草各等量。

用法：共研细末过筛，将粗渣煎汁浓缩和细末，制成约0.5克重之片剂。一日3次，每次服6片。

疗效：经治菌痢、肠炎等600例，疗效显著。

（休宁县 卫生局）

1949
新中国
地方中草药
文献研究
(1949—1979年)
1979

38 传染科疾病

【处方】 *地锦草四两，辣蓼四两，马齿苋四两。

用法：上药洗净切碎，加水2000毫升煎至800毫升，加防腐剂备用。每日两次，每次服50毫升。

疗效：经治12例，均获较好效果。

典型病例：曹××，女，36岁。泻脓血样便，伴发热，体温38℃，大便化验：红血球$^{++}$，白血球$^{++}$。用上方每服50毫升，每日两次，3天痊愈出院。

注：有个别病人服药后皮肤充血潮红，以头颈部较明显。

(马鞍山市十七冶金医院)

【处方】 *地锦草、马齿苋各三两，小儿减半。

用法：每日一剂，两次煎服。

疗效：经治90多例，疗效达85%。

(含山县九连公社召关黄大队)

【处方】 地榆炭三钱，刺苋菜五钱，马齿苋一两。

用法：每日一剂，两次煎服。

疗效：经治23例，治愈21例，2例无效。

(含山县仙踪公社医院)

【处方】 猪胆十个，绿豆半斤。

用法：先将绿豆研成粉；在猪胆上口剪一小口，将绿豆粉装入猪胆内；然后放在干锅里文火焙焦，研成细末，装胶囊内。每次服2粒，一日3次，首次量加倍。

病例：程××，女。患痢疾，日屙红白冻10余次。用上方2天，次数显著减少；4天痊愈。

(含山县仙踪公社医院)

【处方】　凤尾草一两。

用法：每日一剂，两次煎服。

疗效：治愈30多例。

典型病例：陈××，男，19岁。发烧39.4℃，腹痛，里急后重，每日屙脓血便10多次。用上方2剂即愈。

（休宁县　　　卫生局）

【处方】　马齿苋半斤，辣蓼三两，*地锦草、石榴皮各二两。

用法：加水煎浓至300毫升，兑入单糖浆300毫升。每服100毫升，一日3次。

疗效：经治10余例，均痊愈。

典型病例：严保大队陈××，女，48岁。腹痛，一日夜屙脓血便20余次，体温39.9℃。用上方3次后，大便次数逐渐减少，腹痛好转；服两天后全部症状消失。

（含山县包山公社医院）

【处方】　黄蜡二两，黄丹四两，枯矾三两。

用法：将黄蜡熔化后加入黄丹、枯矾末做成梧桐子大丸药。每日两次，每次10粒（成人量）。

疗效：经治数例，一般1～2天即愈。

（含山县清溪公社医院）

阿米巴痢疾

【处方】　鸦胆子仁二十粒，桂元肉适量。

用法：将鸦胆子仁用桂元肉包裹，或装入胶囊内。每日一剂，分两次服。

（阜南县于集公社卫生院）

新中国
地方中草药
文献研究
(1949—1979年)

1949

1979

40 传染科疾病

【处方】 百部三钱，旱莲草一两。

用法：每日一剂，两次煎服。

疗效：经治12例，痊愈10例，无效2例。

（阜南县████卫生局）

肝　炎

【处方】 *紫金牛（平地木）一两， 一见喜一两，虎杖一两，
功劳一两，红枣一两。

用法：每日一剂，两次煎服。食欲不振伴有腹胀者，加砂仁
1钱；便秘加大黄1～2钱；肝区痛加青皮、郁金各2钱。

病例：新成大队贫农沈××，男，42岁。经西医确诊为无黄
疸型肝炎。用上方治疗两周后，症状明显好转。继续服药 1 月
后，症状完全消失，肝功能检查基本正常。2 月后恢复健康，参
加体力劳动。

（无为县人民医院中医科）

【处方】 当归三钱，白芍三钱，茯苓三钱，丹参二钱，穿山
甲二钱，三棱三钱，桃仁三钱，大黄二钱，枳壳三
钱，乳香二钱，没药二钱，郁金三钱。

用法：上药共研细末，每日两次，每次服 3 钱。

疗效：经治近 100 例，对一般肝脾肿大，效果良好。

典型病例：运输工人何××，男，成年。患慢性肝炎，肝肿
大，肝区疼痛，食欲欠佳；超声波检查：肝肋下 2 厘米，较密微
波，波型活跃；肝功能检查正常范围之内。用上方一个月后，自
觉症状消失。复查肝大缩小至肋下 1 厘米，波型正常。

（马钢医院）

【处方】　˙木半夏根白皮(干品)一两,白茅根(干品)五钱至一两。

用法：将木半夏根白皮刮去外面粗皮，抽去木心，只用白皮和白茅根同煎。每日一剂，两次煎服。

疗效：经治急性肝炎 100 多例，均愈。

典型病例：胡××，女，8 岁。发热、黄染、尿黄一周，肝区痛，食欲减退。诊断：急性黄疸型肝炎。用上方一周后，黄疸退尽，症状消失。

注：1.本方对肝硬化亦有疗效。2.木半夏又名多花胡枝子，当地名棠苔树。

（绩溪县瀛洲公社）

【处方】　青黛五钱，明矾二两。

用法：上药研末，米糊为丸。一日两次，每次服 3 钱。

疗效：经治20余例，对硫酸锌浊度、麝香草酚浊度有降低作用。

典型病例：杜塘公社高××，男，成年。食欲欠佳，四肢无力，上腹部痛，眼黄；肝功能检查：麝浊10单位，锌浊15单位，诊断为急性传染性肝炎。用上方20天后，肝功能：麝浊2单位，锌浊7单位，痊愈。

（马鞍山市████卫生局）

【处方】　山栀根一两，鸡蛋两个。

用法：药与鸡蛋同煮，待水开蛋熟，滤去渣，饮汤吃蛋。每日一剂，分两次服，连服 2～3 天。

疗效：经治3例，均愈。

（歙县杞梓里卫生院）

1949
新中国
地方中草药
文献研究
(1949—1979年)
1979

【处方】 酢浆草一两，连钱草一两，茵陈蒿一至二两，凤尾草一两，板蓝根五钱。

用法：每日一剂，两次煎服。

疗效：经治70余例，效果显著，一般服药 3 ～ 5 天后尿量较多；一周后黄疸明显减退，腹胀减轻；20天后肝功能明显进步；30天后肝功能检查恢复正常。

典型病例：任××，男，7 岁。患急性黄疸型肝炎。肝功能化验：黄疸指数 110 单位，脑絮 +++，转氨酶 390 单位。经服上药 18 剂后，肝功能化验为：黄疸指数 50 单位，麝浊 5 单位，脑絮 +，转氨酶 40 单位。续服 15 剂后，肝功能恢复正常，身体健康，至今未复发。

（无为县人民医院中医科）

【处方】 白茅根、乌韭、凹叶景天、车前草（均鲜品）各一两。

用法：每日一剂，两次煎服。

疗效：经治 11 例均愈。疗程 3 ～ 20 天，黄疸等症状一般经 2 ～ 5 天减轻或消失。

典型病例：胡××，男，6 岁。食欲减退，巩膜黄染，肝肿肋下 2.5 厘米，压痛明显。用上方剂量减半治疗，2 日后黄疸渐消，食欲增加；连服 5 日黄疸消失，肝缩小，病愈。

注：黄疸消失较慢者，加虎杖根、马鞭草。

（绩溪县荆州公社）

【处方】 六月雪根二两，茅草根二两。

用法：煎水当茶频饮。

疗效：经治16例，均愈。

（歙县████卫生局）

【处方】 丹参三钱，佛手片三钱，广郁金三钱，炒黄芩三钱，醋柴胡三钱，青皮三钱，赤芍三钱，白术三钱，炙内金三钱，炒扁豆三钱，炒枳实二钱，云苓五钱，延胡索三钱，潞党参四钱，生甘草一钱，白茅根一两。

用法：每日一剂，两次煎服。

疗效：经治30多例，效果良好。

典型病例：刘××，男，成年。肝区痛14年，血小板62,000，血色素10克。服药后肝区疼痛缓解，食欲增加，血小板升至104,000，血色素增至12克。

（中国人民解放军一〇五医院）

【处方】 针砂二两，煅青矾四两，茵陈半斤，焦山楂二两，陈皮二两，红枣适量。

用法：上药除红枣外，各焙存性，共研末。红枣煮熟去核，拌药末和匀做成丸，如绿豆大。每日3次，每次服30～50粒。

病例：汪××，男，24岁。患黄疸型肝炎，历治3年，缠绵不愈。用上方一料而愈。

（望江县红旗公社医院）

【处方】 茵陈一两，连翘五钱，山栀三钱，甘草三钱，柴胡三钱。

用法：每日一剂，两次煎服。

疗效：经治10余例，退黄疸效果明显。

典型病例：周××，患急性黄疸型肝炎，巩膜黄染++。用上方5天后退黄；连用10余剂后，精神、饮食基本恢复正常。

（铜陵市三二一地质队卫生所）

1949

新　中　国
地　方　中　草　药
文　献　研　究

(1949—1979年)

1979

44 传染科疾病

【处方】　美人蕉根（鲜品）二至四两，最大量不超过半斤。

用法：每日一剂，两次煎服。2两加水3倍，4两加水6倍，5两加水7倍。20天为一疗程。

疗效：经治63例，有效率达92%。

典型病例：黄山公社朱××，男，18岁。全身乏力，不想吃，尿黄赤，两目发黄，想吐。检查：巩膜深度黄染，肝大肋下2.5厘米，剑突下4厘米，肝功能检查有严重损坏，确诊为急性黄疸型肝炎。共服美人蕉根8斤，每日4两。服药3天尿转清，眼黄渐退，食欲开始好转，第五天后，肝区痛消失，全身无不适感，肝肋下0.5厘米，剑突下0.2厘米，肝功能恢复正常。

注：服药期间忌食辛辣、荤油等食物。

（当涂县人民医院）

【处方】　茵陈二两，紫参一两，车前草一两。

用法：加水200毫升，煎至100毫升。每日一剂，一日两次，每次服50毫升。

疗效：经治100余例，有效率达95%。一般1～2周可退黄疸，半月复查肝功能好转，一月后恢复正常，未见复发。

（铜陵市人民医院）

【处方】　*鲜破铜钱（翳子草、天胡荽）四两。

用法：每日一剂，两次煎服，连服5～8剂。

疗效：经治20余例，19例痊愈。

典型病例：怀宁县红星公社张××，女，38岁。患急性黄疸型肝炎，发热不退，经治疗月余，无明显效果。用上方13天，热退，黄疸指数恢复正常。

（安庆中医院下放医务人员）

【处方】 *抱石莲八钱至一两，干品量酌减。

用法：每日一剂，两次煎，空腹服。1～2岁患儿每日量2～4钱，煎服。

疗效：经治70例，有效率达80％以上。

典型病例：刘××，男，8个月。于1965年6月因黄疸逐渐加重，门诊检查为急性黄疸型肝炎，经多方治疗无效。至7月12日，患儿高热达40℃，嗜睡，肝肋下5指，用上方每日5～6钱煎服，外用鲜芙蓉叶捣烂敷肝肿处，2日后，病状改善，肝缩小至肋下3指，但仍有低热。连服20多天，症状消除，肝肋下仅1指，一月后痊愈。追访6年未见复发。

注：此方对小儿腹胀、腮腺炎、腹腔手术后腹胀等亦有疗效。

(太湖县████卫生局)

【处方】 *紫金牛三两。

用法：每日一剂，两次煎服，连服3～5天。

疗效：经治5例，治愈4例。

(铜陵市郊区公社)

【处方】 乌韭一两，过路黄一两，六月雪一两。

用法：每日一剂，两次煎服。

疗效：经治5例，均愈。

(歙县长潭公社)

【处方】 六月雪一两，茵陈蒿一两，白茅根一两。

用法：每日一剂，两次煎服。

疗效：经治24例，治愈20例。

(歙县黄山医院)

【处方】 阴行草五钱，土大黄三钱，焦山栀三钱，土茯苓三钱，白茅根四钱，青木香三钱，车前草七钱，金铃子二钱五分。

用法：每日一剂，两次煎服。

疗效：经治40例，均愈。

（歙县石门公社卫生院）

【处方】 摩来卷柏八钱，鸡眼草四钱，酢浆草五钱，马兰根四钱，山楂根五钱。

用法：每日一剂，两次煎服。一般用10～15剂。

疗效：经治20例，痊愈16例。

（歙县巨川公社巨联大队）

【处方】 六月雪鲜根五钱，红枣九个，白茅根适量。

用法：上药与鲜猪肉同煮，待水沸肉烂，去药渣，食肉饮汤。每日一剂，10日为一疗程。

疗效：经治30余例，痊愈28例。

注：忌酒、辣椒等食物。

（歙县 卫生局）

【处方】 柴胡二钱，白芍二钱，青皮二钱，香附二钱，郁金三钱，甘草一钱五分。

用法：每日一剂，两次煎服。

病例：杨××，男，34岁。患慢性肝炎，肝肿大5厘米，压痛明显。用上方20剂后，肝肿大明显缩小，压痛消失，食欲增加，精神好转。后改服平地木5钱（单味）半个月，基本恢复健康。

（无为县人民医院中医科）

【处方】　鲜白茅根、鲜金银花根各半斤至一斤。

用法：每日一剂，水煎当茶频频饮之。

疗效：经治21例，疗效显著。

（繁昌县孙村公社红旗大队）

【处方】　茵陈四两，丹参二两。

用法：每日一剂，两次煎服。

疗效：经治23例，均愈。

典型病例：丁××，男，成年。患急性黄疸型肝炎。病后第三天开始用上方，6剂后，黄疸退尽，自觉症状完全消除。

（五河县头铺公社四庄大队卫生室）

【处方】　小蓟二两，马兰三两，茜草五钱。

用法：每日一剂，两次煎服，连服10剂。

疗效：经治17例，痊愈15例，无效2例。

（阜南县袁集公社卫生院）

【处方】　茵陈五钱，郁金三钱，甘草五钱，红枣五个。

用法：每日一剂，两次煎服。

疗效：经治19例，均愈。

（阜南县袁集公社卫生院）

【处方】田字草二两，金银花藤二两，浮萍一两，均用鲜品。

用法：每日一剂，两次煎服。儿童酌减至半量或更少。

疗效：经治30例，效果良好。

（六安地区卫生防治院）

1949

新 中 国
地 方 中 草 药
文 献 研 究
(1949—1979年)

1979

48 传染科疾病

【处方】 茵陈一两，板蓝根六钱，红枣五至十个。

用法：每日一剂，两次煎服。儿童剂量酌减。

疗效：经治 36 例，均愈。

典型病例：陈××，男，5 岁。经检查确诊为急性传染性肝炎，用上方剂量减半，每日一剂，连服 7 日后黄疸消退；继续服药半个月痊愈。

(嘉山县医院)

【处方】 乌药五钱，绵茵陈一两。

用法：每日一剂，两次煎服。

疗效：经治 5 例，均愈。

典型病例：江××，男，28 岁。患急性黄疸型肝炎。用上方约 20 剂痊愈。

(祁门县大坦公社卫生院)

感 冒

【处方】 鲜茶叶五钱，生姜五片，鲜枇杷叶三张。

用法：每日一剂，两次煎服。

疗效：经治 56 例，均愈。

(歙县黄山医院)

【处方】 鸭跖草一两，鱼腥草五钱，银花一两。

用法：每日一剂，两次煎服。

疗效：经治 8 例，均愈。

(歙县长潭公社)

【处方】　竹叶三钱，石膏二钱。

用法：每日一剂，两次煎服。

疗效：经治 46 例，均愈。对高热、全身痛疗效更佳。

（灵璧县尤集公社大张李大队卫生室）

【处方】　炒米（微黄）一盅半，豆豉一盅，葱头三个，竹叶
　　　　　二钱。

用法：每日一剂，两次煎服。

疗效：经治 80 例，均愈。

典型病例：沈××，女，14 岁。患头痛，恶寒，发热。用上方一剂即愈。

注：头痛甚者，加煅石膏 3 钱。

（五河县头铺公社冯井大队卫生室）

【处方】　野菊花、桑叶、青蒿、贯众、连翘、柴胡、桔梗各
　　　　　等量。

用法：晒干或烘干研成细末，做成片剂。每日 3 次，每次服 4～6 钱。儿童量酌减。

病例：黄××，成年。患头痛，发热，鼻塞，全身关节痛。用上方 3 次后治愈。

（中国人民解放军安徽生产建设兵团二师医院）

【处方】　鸭跖草一斤，酢浆草一斤，柴胡半斤，车前草半斤。

用法：加水 6 斤煎煮，浓缩为2～3斤，放适量防腐剂和糖精。小儿每次服30毫升，一日 3 次。成人每次50～100毫升，一日 3 次。

疗效：经治数十例，效果良好。

（含山县骆集公社制药厂）

1949

新 中 国
地 方 中 草 药
文 献 研 究
(1949—1979年)

1979

50 传染科疾病

【处方】 小米二两，白茅根一两，生姜三片。

用法：每日一剂，两次煎服。

疗效：经治 20 例，效果显著。

（灵璧县尤集公社张桥大队卫生室）

【处方】 紫苏二钱，生姜三片，大葱头一个。

用法：每日一剂，两次煎服，服后盖被发汗。

疗效：经治 140 例，痊愈 122 例，好转 18 例。

（阜南县袁集公社卫生院）

麻 疹

【处方】 升麻七分，葛根三钱，前胡一钱五分，桔梗一钱五
分，黄芩一钱五分，防风一钱五分，淡竹叶二钱五
分，荆芥二钱，甘草一钱，薄荷一钱。

用法：每日一剂，两次煎服。

疗效：经治疹出不畅小儿 4 例，效果良好。

（宁国县████卫生局、金寨县████卫生局）

【处方】 升麻一至二钱，葛根三钱，甘草二钱，二花二钱。

用法：每日一剂，两次煎服。

疗效：经治 10 多例，效果良好。

（金寨县████卫生局）

【处方】 蛇蜕一钱五分，粉葛根二钱，炒牛子三钱，连翘三
钱，西河柳三钱，苏薄荷一钱。热甚加生石膏八钱。

用法：每日一剂，水煎分 3 次服。

（庐江县泥河区医院）

麻疹并发肺炎

【处方】　**麻黄**一钱，**杏仁**二钱，**生石膏**三钱，**桑皮**三钱，**银花**二钱，**甘草**一钱。

用法：每日一剂，两次煎服。

疗效：经治 2 例，效果良好。可缩短病程，使体温下降，促进肺部炎症吸收。

典型病例：董××，女，5 岁。患麻疹并发肺炎，病情严重。用上方配合西药、输血、给氧等治疗。第二天体温降至 40 ℃以下，第三天 38 ℃以下，症状逐渐好转，肺部啰音减少；6 天后肺部啰音消失，恢复健康。

(中国人民解放军安徽生产建设兵团一师医院)

白　　喉

【处方】　**地榆**(干品)。预防量：三至五钱；治疗量：五钱至一两。

用法：每日一剂，水煎当茶频饮。连服 5～7 天。

(望江县茶安公社医院)

【处方】　**巴豆、朱砂粉。**

用法：巴豆去壳研成粉末，与朱砂粉各取 0.3 克，置于一般膏药中，贴于两眉之间，经 8 小时即可除去，局部皮肤即发现红而带紫，伴有小疱，越日成大疱，将疱刺破，放出其中液体，涂以 1％龙胆紫，不几日伤面即干枯自愈。90％的病例咽部假膜范围在 24 小时左右有不同程度的缩小，48～96 小时消失。

注：适应于咽白喉及无呼吸困难者。

(蚌埠市传染病医院)

新 中 国
地方中草药
文 献 研 究
(1949—1979年)

1949

1979

52 传染科疾病

百 日 咳

【处方】 猪胆粉。

用法：将猪胆刺破取汁，放铁锅中文火炼 4 小时，取出研末即成。1 岁以下 0.5 克，1～2 岁 1.5 克，均加炒熟的面粉适量，分成14包，早晚各服一包，7 日服完。2 岁以上用量酌情增加。

疗效：经治 95 例，疗效显著。一般百日咳一个疗程痊愈，重者两个疗程痊愈。

（铜陵市防治站）

【处方】 百部三钱，白前二钱，贝母二钱，半夏二钱，冬花二钱，桑皮二钱，核桃一个（去壳）。

用法：每日一剂，将两次煎汁分 3～4 次服。服 3～7 剂即可。

疗效：经治 20 例，治愈 15 例，好转 3 例，无效 2 例。

典型病例：城关镇魏××，男，6 岁。患咳嗽月余，夜间阵发性剧咳，甚则伴有呕吐，眼睑浮肿，不发热，饮食尚好。血象：白细胞 18,700，中性 48%，淋巴 52%。用上方两剂后咳渐减轻，续服 3 剂痊愈。

注：勿受风寒，禁忌生冷食物。

（五河县头铺公社医院）

【处方】 百部三钱；紫苑三钱，大蒜三小瓣（捣烂），糖适量。

用法：每日一剂，两次煎服。

注：周岁以内婴儿尤为适用。

（五河县 卫生局）

【处方】　鲜爵糖根白皮一两。

用法：上药加水 100 毫升，煎至 40～50 毫升，过滤制成糖浆（每 10 毫升含生药 2 钱）。 1 岁一日量 10～15 毫升，分 4 次服；每大一岁增加 5 毫升。

疗效：经治 10 余例，疗效显著。

典型病例：张××，男，6 岁。患百日咳，服用多种止咳药无效。用上方 3 天即愈。

（全椒县医院）

【处方】　板蓝根一两，法半夏、秋桔梗、杏仁各二钱，石胡荽五钱。

用法：每日一剂，两次煎服。

疗效：经治 5 例，均愈。

（泾县昌桥公社汪店大队合作医疗室）

【处方】　茄子种、红糖各适量。

用法：茄子种煎水，加红糖拌和，每日 1～3 次，每服一小碗。

疗效：经治数十例，治愈率达 95％以上。

注：茄子种要去籽。

（怀宁县石镜公社前进大队）

【处方】　旋复花、嫩青蒿、焦山楂、葶苈子、苏子、牛蒡子、贝母各按常用剂量。

用法：每日一剂，两次煎服。必要时配合针刺合谷、商丘、曲池。

疗效：一般服用当时即能止咳，3～4 天痊愈。

（安徽省　　　　卫生局中医药研究组）

1949

新 中 国
地 方 中 草 药
文 献 研 究
(1949—1979年)

1979

54 传染科疾病

【处方】 百部三钱，苦杏仁二钱，冰糖五钱。

用法：每日一剂，煎水当茶频饮，连服 5～10 剂。

疗效：经治 47 例，效果显著。

典型病例：康××，男，小儿。患百日咳，经中西药治疗效果不大。用上方 5 剂，症状减轻，10 剂痊愈。

注：未满周岁小儿量酌减。

（祁门县横联公社卫生院）

流行性腮腺炎

【处方】 板蓝根五钱，薄荷一钱，柴胡二钱，连翘三钱，甘
草一钱五分。

用法：上药共研细过筛备用。每日 3 次，每次服 2～3 钱。

（金寨县医院新医学研究组）

【处方】 白楝子粉。

用法：将白楝子加工研成粉，用凡士林配成50％膏剂。局部外敷。

疗效：经治40余例，疗效显著。

典型病例：彭××，女，51岁。患腮腺炎，体温38℃以上，局部红肿疼痛。用上方连敷 3 次即愈。

（中国人民解放军安徽生产建设兵团八团）

【处方】 金银花四钱，连翘四钱，薄荷三钱，桔梗一钱五分，
牛蒡子三钱，人中黄三钱，炮甲一钱五分。

用法：每日一剂，两次煎服。

（宿县城郊公社）

【处方】 金银花一两，板蓝根一两，薄荷一钱五分。

用法：每日一剂，两次煎服。

（宿县曹村公社医院）

【处方】 蚯蚓五至六条，白糖适量。

用法：将蚯蚓除去内泥后（勿用水洗），置碗中加糖搅拌，半小时成糊液。将蚯蚓浸出液蘸纱布上贴敷患处，约3～4小时换药一次。换药前用水清洗患处。

疗效：九顶公社地区患此病约300例，均用上方治愈。一般经第一次治疗后，肿胀疼痛明显减轻。轻者一天可愈，重者3天可愈。

（灵璧县九顶公社医院）

【处方】 蓖麻子、白胡椒、杏仁、阿魏、樟脑各等量。

用法：将上药研粉放膏药上，外贴患处。

（淮南市赖山公社医院）

【处方】 鲜板蓝根一两。

用法：每日一剂，煎水当茶频饮。

疗效：经治11例，均有效。

（歙县竹铺公社医院）

【处方】 鸭跖草、蒲公英、金银花、半边莲、车前草各一两。

用法：每日一剂，两次煎服。另取以上鲜药若干捣烂取汁，外涂患处。

疗效：经治3例，均愈。

（歙县霞坑公社防治院）

1949
新　中　国
地方中草药
文　献　研　究
(1949—1979年)
1979

【处方】　苍耳子一两。

用法：每日一剂，两次煎服。小儿量酌减。

疗效：经治15例，效果显著。

典型病例：苏××，男，成年。患急性腮腺炎，用上方5剂痊愈。

注：根据《南方有毒药物》介绍：此药用量不能超过3钱。但我们在实践中用1两，尚未见毒性反应。

（铜陵市三二一地质队卫生所）

【处方】　车前草二两，夏枯草二两，白茅根一两。

用法：每日一剂，两次煎服。

疗效：经治40余例，均愈。

（太平县　　　卫生局）

【处方】　板蓝根、大青叶各七钱，银花三钱，黄芩二钱，甘草一钱。

用法：每日一剂，两次煎服。

疗效：经治30例，一般服药2剂就可退热。

典型病例：吴××，小儿。发热，腮腺肿大。用上方2剂后，体温正常，肿消痊愈。

注：其中个别病例曾加用紫金锭醋调外敷。

（泾县医院茂林分院）

【处方】　雄黄、龙衣(蛇皮)。

用法：用龙衣卷雄黄粉，塞患侧的外耳道。

疗效：经治10例，效果良好。

（合肥市模型厂医务室）

【处方】 夏枯草五钱。

用法：每日一剂，两次煎服。

疗效：经治5例，效果显著。

典型病例：袁××，男，成年。患两侧腮腺炎，肿胀疼痛，用青霉素治疗无效。用上方3剂即愈。

（铜陵市防治站）

【处方】 ˙梓树根皮。

用法：鲜梓树根数斤，洗净去表皮及木质部分，将白皮砸烂用布包裹拧取汁，放入铁勺或锅内，文火熬至粘稠膏状备用。将膏摊在布上，敷患部，每日换一次，连敷3～5日即愈。

疗效：经治110例，效果显著。

注：桐树根皮亦有此效，制法应用相同。

（临泉县杨集公社卫生院）

【处方】 鲜元宝草一两。

用法：上药加桐油适量，捣烂成饼，贴敷患处。每日换一次。

疗效：经治20余例，效果显著。

典型病例：龙××，女，8岁。患腮腺炎3天，经用西药内服和肌注抗菌素无效。用上方3日痊愈。

（望江县翠岭公社东升大队医疗室）

【处方】 ˙苦蕺(灯笼草)。

用法：小儿每日用全草1两，成人2两，煎服。

疗效：经治20例，疗效满意。大多数病例3天症状减退。此药还有预防作用。

（安徽省人民医院）

【处方】 雄黄、明矾各等份。

用法：共研细粉，醋调外搽。

疗效：经治50例，37例痊愈，13例好转。

（淮南市工农公社医院）

【处方】 板蓝根三钱，紫草三钱，银花一钱五分，甘草三钱。

用法：每日一剂，两次煎服。小儿量酌减。

病例：占××，男，7岁。两耳下及腮部肿胀至胸部，不红隐痛，因肿胀较剧，压迫气管，出现呼吸不畅。用上方一剂见效，两剂痊愈。

注：忌食腥、辣食物。

（中国人民解放军安徽生产建设兵团十五团三营卫生所）

【处方】 筋骨草（白毛夏枯草）六钱，板蓝根六钱，元参三钱，山豆根三钱，桔梗三钱。

用法：每日一剂，两次煎服。

疗效：经治100多例，未用其他中西药，服此方2天退热消肿。

典型病例：汪××，男，8岁。体温41.5℃，头痛，呕吐，面部两侧肿大，不能饮食，用上方2剂即愈。

注：禁食荤油面食。

（怀宁县温桥公社硖石大队）

乙型脑炎

【处方】 大青叶五钱，板蓝根一两，金银花五钱，连翘五钱，生石膏二两，紫草四钱，黄芩二钱，生地五钱。

用法：将上药加水500毫升，浓煎成200毫升，分4次服，每日一剂。或用大剂量煎后装瓶,高压消毒备用。惊厥者,加钩藤4钱、生石决明1两。痰多者,加天竺黄1.5钱。昏迷者加石菖蒲1.5钱,元参4钱,丹皮1钱,焦山栀2钱;或用牛黄清心丸1～2粒,分4次服,或用安宫牛黄丸1粒分次服。

疗效:经治171例,治愈162例。

典型病例:李××,男,2岁。发热3天,昏迷,体温37.5～40.5℃,阵发性抽搐。经鼻饲上药液及配合西药治疗,第五天体温降至正常,抽搐停止,神志清醒;住院13天痊愈出院。

注:1.服用上方越快越好。2.应配合西医治疗和护理。3.通过实践,昏迷病人插鼻饲管喂药,对引起呕吐、窒息影响不大。4.幼儿剂量酌减。

(芜湖市第二人民医院内、儿科)

【处方】 生石膏四两,瓜蒌根一两,山药一两,生甘草四两。

用法:先将生石膏煎数沸,后加上药同煮。每日一剂,两次煎服。

(五河县武桥公社)

【处方】 大青叶一两,板蓝根一两,银花五钱,连翘三钱;热高加生石膏二至四两。

用法:每日一剂,两次煎服。

疗效:经治20例,效果良好。

注:可配合适量补液。

(含山县医院内科)

乙脑后遗症

【处方】 明天麻二钱,天竺根二钱,防风二钱,蒙荆二钱,钩藤三钱,全蝎七条,蜈蚣二条,远志二钱,枣仁三钱,茯神四钱,胆南星一钱五分,僵虫二钱,川连一钱五分,龙齿三钱,石决明三钱,橘络二钱,黄芪二钱,地龙二钱,白芍三钱,辰砂一钱。

用法：上药共研细末，调白蜜为丸，米粒大小，辰砂为衣，备用。每日3次，每次服1～2钱。

疗效：经治3例，均愈。疗程在两周以内。

注：忌食虾、蒜。

（郎溪县⬛⬛⬛卫生局）

肠 伤 寒

【处方】 生栀子仁三钱，黄柏三钱，广陈皮二钱，生甘草二钱。

用法：每日一剂，两次煎服。连服10～15剂。

疗效：经治13例，均愈。

典型病例：郑××，女，14岁。患肠伤寒，治疗一个多月，仍然高热不退。用上方5剂热退，10剂痊愈。

又 黄××，女，45岁。患肠伤寒，多方医治病情未见好转。用上方5剂，热退痊愈。

（祁门县横联公社卫生院）

疟　疾

【处方】　旱莲草若干。

用法：于发疟前 2 小时将鲜草揉烂（见汁液流出 时）塞 鼻 孔内，4 小时后取出。

疗效：经治500余例，均愈。

典型病例：城郊公社王××，女，5 岁。3 岁起就患疟疾，经常复发。用上方一次症状控制。

（宿县城郊公社医院、和县绰庙公社）

【处方】　大蒜头一小瓣。

用法：将大蒜头捣碎，于发疟前 2 小时，将上药敷手脉处。敷前手脉处先涂菜油，敷至皮肤发红即去掉，防止起疱。

疗效：治愈数十例。

（肥西县启明大队医疗室）

【处方】　算盘珠根半斤，地杨梅四两，旱莲草半斤，水蜈蚣四两。

用法：鲜品煎水，于发作前 2 小时服用。

疗效：经治19例，痊愈17例。

（淮南市新庄孜矿医院）

【处方】　常山四钱，柴胡四钱。

用法：水煎，每日一剂。在发作前 2 小时服。

疗效：经治26例，24例痊愈。

（灵璧县尤集公社医院）

【处方】 柴胡八钱，常山三钱，丹皮三钱，黄芩三钱，法半夏三钱。

用法：每日一剂，水煎服。

疗效：经治32例，均愈。

（安庆市中草药调研组）

【处方】 百草霜（锅脐灰）。

用法：在锅底的中央部刮下锅脐灰，于发疟前3小时服下，每次约一汤匙。

疗效：经治10多例，疗效显著。

典型病例：董××，女，成年。在发疟疾前3小时用温开水送服一汤匙百草霜即愈，后未复发。

注：1.不要刮下铁块。2.烧煤的锅忌用。

（和县绰庙公社中山大队）

【处方】 *菝葜根二两，鸡蛋两个。

用法：将鸡蛋与菝葜根同煎沸，以药汁煮出为度，饮汤食蛋。每日一次，连服3日。

疗效：经治15例，均愈。

（歙县杞梓里卫生院）

【处方】 绿矾三分。

用法：将绿矾研成粉，用纱布卷成条状，在疟疾发作前2小时塞入鼻孔，左右鼻交替塞，半日后取出。

疗效：经治60余例，大都一次治愈。

注：绿矾又名皂矾，即硫酸亚铁。

（蚌埠市第三人民医院）

疟　疾　63

【处方】　马鞭草一两（鲜草二两），小儿酌减。

用法：水煎成一小碗，于发病前 2～3 小时服下。

疗效：经治190例，效果显著。

注：孕妇慎用。

（巢县秀芙公社医院，歙县、望江、祁门等地亦有报道）

【处方】　马鞭草一两，稀莶草一两，柴胡三钱。

用法：每日一剂，两次煎服，连服 3 日。

疗效：经治50余例，效果显著。

注：孕妇慎用。

（铜陵市狮子山矿卫生所）

【处方】　乌梅八个，巴豆（去油）十六个，胡椒四十八个，莱菔子三钱，丁香二钱，木香二钱。

用法：上药磨制成粉，用醋调面糊为丸，如绿豆大，备用。成人每次服 7 粒，小儿每次服 3 粒，在发病前服下。

疗效：经治120例，均愈。

典型病例：刘××，女，成年。发疟 8 次，用上方 2 次痊愈。

（五河县头铺公社西陵大队卫生室）

【处方】　鬼针草七棵。

用法：取上药放锅内，加大半碗水，煮沸多次后，于发作前一次服下。

病例：潘××，女，成年。多次在夜间发病，发冷、发热、出汗。用上方后症状即被控制，以后未复发。

注：愈后须连服几次，以防复发。

（中国人民解放军安徽生产建设兵团十二团综合加工连）

1949

新 中 国
地 方 中 草 药
文 献 研 究
(1949—1979年)

1979

64 传染科疾病

【处方】 桃树叶。

用法：将桃树叶水煮，放冷却，用纱布包裹挤出汁，再将挤出汁液熬成膏，不老不嫩。用此膏摊在布上，于发病前2小时贴于肚脐上。

病例：姚××，女，成年。发疟疾4次，用上方一次贴愈。

（五河县头铺公社西陵大队卫生室）

【处方】 青蒿。

用法：将青蒿叶揉碎，于发病前1～2小时塞鼻腔。可两鼻孔交替塞，直至不发作为止。

疗效：经治80例，控制症状效果显著。

典型病例：金××，女，成年。患疟疾连发3次，未经任何药物治疗。于第四日用上方一次即止。

（中国人民解放军安徽生产建设兵团十团三连卫生室）

【处方】 辣椒花七个，葱管一段。

用法：将辣椒花装入葱管内，于发疟前2小时吞服，大人可嚼下。每日一次，连服1～3日。

疗效：经治10例，均愈。

典型病例：许××，男，14岁。患疟疾，隔日一次，连发数次。用上方一次症状减轻，3次痊愈。

（嘉山县三界公社小路大队斗山生产队）

【处方】 胡椒、明雄各等份。

用法：上药共研细末，于疟疾发作前2～3小时，分别在大椎、神门二穴上放药粉，用膏药或胶布盖贴。

（中国人民解放军安徽生产建设兵团十五团卫生队）

【处方】 *石胡荽四两，旱莲草四两，常山六两，甘草二两。

用法：将上药共研细末，于发疟前 1～2 小时服。每日一次，每次 5 钱，以糖水调服。

疗效：经治75例，治愈71例，无效 4 例。

（阜南县柳沟公社卫生院）

【处方】 甘遂、甘草各等份。

用法：将上药晒干研末，在发疟前 2 小时，用药末 3 分放于膏药或胶布上，外贴大椎穴，敷贴时间不限。

病例：汪××，女，4 岁。患疟疾，曾服抗疟药无效。病程较长，以致面黄肌瘦，不思饮食，精神欠佳。用上方两次即愈。

（中国人民解放军安徽生产建设兵团十五团一、三营卫生所）

【处方】 薄荷。

用法：将鲜全草捣烂，于发疟前 2 小时，敷内关穴。

疗效：经治数例，均能控制发作。

典型病例：白果大队卜××，女，5 岁。患疟疾，用上药在发疟前 2 小时，捣烂敷内关穴，经两个多月观察，未见复发。

（和县城北公社卫生院）

【处方】 爵床（小青草）一两。

用法：成人每日 1 两，小孩酌减，煎汤在发作前 6 小时及 3 小时各服一次。孕妇不忌。

疗效：经治100多例，有效率达95％以上。

典型病例：程××，孕妇。患疟疾，先服马鞭草无效。用上药 2 两水煎服，当天即愈。

（祁门县胥岭公社六都大队医疗室）

新中国
地方中草药
文献研究
(1949—1979年)

1949

1979

66　传染科疾病

【处方】　鳖甲三钱，常山二钱，草果二钱，巴戟天二钱，
乌梅二钱，甜茶二钱。

用法：每日一剂，水煎，于疟疾发作前 2 小时服，连服两天。

疗效：经治 127 例，均愈。

（淮南市上窑公社医院）

【处方】　璧钱(土名墙上蜘蛛)五个，小儿减半。

用法：用鸡蛋一个打碎，放锅内油煎微黄，在中间刺一小
孔，将蜘蛛塞入孔内后，把蛋翻过来煎。发疟前一天晚间服一次，
第二天疟发前 2 小时再服一次，禁食两餐。

疗效：经治22例，19例痊愈，3 例无效。

典型病例：八熊大队孙××，女，11岁。患间日疟疾，发作
4 次。用上方 2 次痊愈。

（含山县仙踪公社医院）

【处方】　婆婆纳一两。

用法：成人在疟发前 2 小时煎水服。小儿用鸡蛋一个，戳破
一头放入几根婆婆纳煮熟，在疟发前 2 小时将蛋吃下。

疗效：治愈50余例。一般服 1～2 次即愈。

（含山县姚庙医院）

蛔 虫 病

【处方】　苦楝根皮一两，石榴皮一两，糖适量。

用法：每日一剂，水煎，早晨空腹服，连服两天。小儿酌减。

疗效：经治25例，驱出蛔虫19例，无效 6 例。

（阜南县袁集公社卫生院）

【处方】 雷丸一两，槟榔一两，川楝子一两，茯苓一两。

用法：共研细粉，加细麦面 4 两，制成片蒸熟，每片约 5 分重。每周岁服半片，每日一次，连服 3 日。

注：忌食油。

（五河县⬤⬤卫生局）

【处方】 苦楝子五钱，槟榔五钱。

用法：每日一剂，两次煎服。

疗效：经治12例，有10例驱出蛔虫，2 例无效。

典型病例：城关镇王××，男，6 岁。时常脐周围及腹部疼痛，食欲不好，面色萎黄。粪检：蛔虫卵[++]。用上方驱下蛔虫数十条。

（五河县头铺公社医院）

【处方】 生菜油一两。

用法：一次内服。

疗效：经治蛔虫性腹痛 2 例，均愈。

注：此方可止蛔虫性腹痛，对驱蛔虫疗效不显。

（歙县小洲公社卫生院）

【处方】 苦楝子。

用法：苦楝子 1 斤，加水 4 斤，煮沸两小时。将药液浓缩，过滤去渣，澄清后得净药液约半斤。加入红糖适量，再煮沸数分钟即成糖浆。成人每次20毫升，早晚各空腹服一次。小儿酌减。

病例：四土墩生产队陈××，女，6 岁。患蛔虫病，经常腹痛。用上方每次服10毫升，早晚空腹各一次，连服两天驱虫而愈。

（枞阳县铁铜公社医院）

新中国
地方中草药
文献研究
(1949—1979年)

1949
1979

68 传染科疾病

【处方】 陈棕绳一、二尺。

用法：绳放碗内烧存性，开水冲服。

疗效：经治30例，均愈。

典型病例：周××，女，10岁。脐周腹痛，间歇发作一天，服阿托品无效。用上方一次痛止。

注：上方对驱蛔虫无效，适用于蛔虫性腹痛。

（原载《绩溪县中草药单验方选编》）

钩 虫 病

【处方】 炒三棱三钱，炒莪术三钱，滑石三钱，血竭花三钱，炒黑砜一两，飞罗面三两，红枣四两。

用法：上药除红枣外，共研成细末，红枣去皮、核，蒸飞罗面，用枣肉调和成丸，每丸3钱重。日服两次，每次1丸，用糖水送下。

疗效：上方沿用20余年，效果良好，治愈人数未记载。

（濉溪县 卫生局）

蛲 虫 病

【处方】 雷丸、二丑各一两，大黄五钱。

用法：将上药研成细粉。成人每次5分至1钱，用冷开水吞服，每周一次。小儿酌减。

（五河县 卫生局）

血丝虫病

【处方】 十大功劳鲜根（枸骨根）二两，白茅根一两，白糖五钱。

用法：每日一剂，两次煎服。

疗效：经治3例，近期效果满意。

注：对丝虫性淋巴管炎有疗效。

（郎溪县████卫生局）

【处方】 威灵仙一两，白酒二两。

用法：威灵仙加水1斤，煎至4两，再加入白酒2两混匀。每日一剂，早、晚两次分服。

疗效：经治5例，均愈。

典型病例：松××，男，成年。右腿腹股沟至足内踝常发淋巴管炎，偶发高烧、身疼。用上方两剂，肿消痊愈。至今已年余未见复发。

（望江县翠岭公社新华大队）

【处方】 棉籽四至五斤，食盐一两。

用法：将棉籽捣碎炒热，洒以盐开水。取一半，布包好，捏平，乘热敷在红肿处（须防烫伤皮肤），冷了再换，一日数次。

病例：吴××，男，38岁。患严重的丝虫性淋巴管炎，卧床不起。用上方一次症状消失，至今未复发。

注：忌食刺激性食物及发物。

（中国人民解放军安徽生产建设兵团十五团卫生队）

1949

新 中 国
地 方 中 草 药
文 献 研 究
(1949—1979年)

1979

70 传染科疾病

【处方】 内服：山豆根一两，马鞭草一钱，苦参五钱，甜酒
适量。

外用：狗尾草、马鞭草、白芷、白胡椒、闹羊花根
各适量。

用法：将内服药煎汤，在发作时服，每日一剂，服后使之发
汗。外用药煎水熏洗患肢，每日一次。

(郎溪县■■■■卫生局)

【处方】 嫩桑枝二两，贯众三钱。

用法：每日一剂，水煎，晚间睡前服之，连服 7 日为一疗程。

疗效：经治 9 例，一个疗程后复查，仅有 1 名血检阳性，其
余 8 名未查出丝虫。

(五河县头铺公社医院)

【处方】 苍术三钱，黄柏四钱，牛膝四钱，威灵仙三钱，木
瓜三钱，防己三钱，百部三钱，花槟榔三钱。

用法：每日一剂，两次煎服。

疗效：经治33例，痊愈 4 例；近期总有效率为 38.48%；3～
6 个月后追访有效率上升为66%。

(安徽省卫生防疫所、怀远县保健站河溜四病防治组)

【处方】 赤豆一两，黄泥土适量。

用法：赤豆研粉，黄泥加水搅拌，倒去最上层清水，取上层
细泥糊，和入赤豆粉为糊状。局部外敷，每日一换。

疗效：经治50多例，一般 2～3 日炎症消退。

典型病例：老中医程××，男。以前每年下肢发流火，伴有
发热。用上方 2 次即愈，至今 10 年未发。

(原载《绩溪县中草药单验方选编》)

【处方】 刘寄奴八钱，川牛膝三钱，川木瓜三钱，红花二钱，
　　　　　赤芍二钱，桂枝一钱，寄生四钱，薏苡仁五钱。

用法：每日一剂，两次煎服。

疗效：经治愈丝虫性淋巴腺管炎10余例，观察2年未复发。

（六安县新安公社卫生院）

【处方】 芫花根皮二两，酒一斤。

用法：浸泡一个月，每晚睡前服一次，每次15～20毫升，300
毫升为一疗程。

疗效：经治4807例，效果良好。

注：1.本药有毒，不可多服。2.服药后副作用以眩晕、恶心、
呕吐、腹胀较多见，少数人需要休息与对症处理。

（宿松县防保站、宿松县五·七大学　　　）

肺 结 核

【处方】 生百合五钱，炙紫菀四钱，炒栀子五钱，粉丹皮三
　　　　　钱，生地炭四钱，北沙参三钱，炙杷叶三钱，秋桔
　　　　　梗二钱，荆芥炭三钱，生白芨三钱，炙远志三钱，
　　　　　生黄芪四钱，参三七三钱（研末）。

用法：每日一剂，两次煎服。参三七末分两次冲服。

疗效：上方对肺结核大咯血，效果显著。

典型病例：职工××，患空洞性肺结核，常年大咯血，一次
出血 300～500 毫升。经用脑垂体后叶素注射液等各种止血剂无
效。用上方3剂，大咯血即止。

（合肥市无线电二厂医务室）

1949
新中国
地方中草药
文献研究
(1949—1979年)
1979

72 传染科疾病

【处方】 *狼毒一斤，红枣二斤。

用法：将狼毒放在瓦罐或砂锅内（忌铁锅）加水适量，上放一个竹匾或蒸笼，将红枣放在竹匾或蒸笼内，熏蒸6～8小时，取下备用。第一天食红枣4枚，第二天食5枚，逐日依次增加1枚，直至增到20枚，以后每天保持食红枣20枚，从第一天算起吃一个月至一个半月为一疗程。停药一个星期，用同上方法，再服第二疗程。

疗效：经治47例，治愈27例，症状有明显改善者20例。

注：1.服药期间禁食辛辣等刺激性食物。2.狼毒有毒，注意严格掌握用量。3.对其他结核病亦有疗效。

(淮北市矿工医院)

【处方】 肺形草三钱，功劳叶三钱，鱼腥草三钱，炒旱莲草三钱，野菊炭三钱。

用法：每日一剂，两次煎服。

疗效：经治肺结核咯血5例，均愈。

(歙县巨川公社巨联大队合作医疗站)

【处方】 百部二两。

用法：每日一剂，两次煎服，服时加白糖少许。一星期为一疗程，间隔3天，再服下一疗程，共服5个疗程。

疗效：此方从1962年使用至今，经治愈100余例,其中有明确诊断和胸透单、X光片可查者3例。

典型病例：杜××，男，成年。1969年11月12日透视检查：左上肺见斑点状模糊阴影，密度中度，边缘不清，两肺纹理增粗增深。用上方连续治疗，至1970年7月13日复查,左肺结核病灶已硬结钙化。

(淮北市████卫生局)

【处方】 *紫金牛八钱，羊乳八钱，功劳叶八钱，南天竺子三
钱，小石韦二钱，白芨五钱，肺形草八钱，鱼腥草
一两，*筋骨草六钱，百部六钱。

用法：每日一剂，两次煎服。

病例：东岸萧××，女，20岁。发热、咳嗽、不思饮食，胸
透为肺结核。用上方30余剂后，症状消失，经透视复查痊愈。

注：对支气管炎亦有疗效。

（宁国县███卫生局）

【处方】 枇杷叶五钱，百部三钱， 筋骨草三钱，十大功劳根
三钱，夏枯草三钱，白芨五钱，羊乳三钱，天冬三
钱。

用法：每日一剂，两次煎服。

疗效：经治5例，均愈。

典型病例：常村谢××，女，成年。胸透诊断：肺结核伴有
空洞。用上方20剂后，胸透复查已不见病灶。

（祁门县凫丰公社卫生院）

【处方】 十大功劳根五钱，六月雪根八钱，蒸百部三钱，*紫
金牛五钱，大蓟根四钱。

用法：每日一剂，两次煎服。

疗效：经治9例，均愈。

典型病例：采伐队工人巩××，男，46岁。胸透肺部有4个
空洞，经常吐血，服中西药均无显效。用上方40多剂，经复查空
洞已愈合3个。

（祁门县沥口公社医院）

74 传染科疾病

【处方】 鲜泽泻（全草）适量，冰糖、豆腐少许。

用法：鲜根水煎，去渣留液加冰糖服。鲜茎叶加豆腐少许共煮吃。每日一剂，连服1～2月。

疗效：经治2例，1例全愈，1例显效。

典型病例：全椒酒厂高××，男，成年。患肺结核，咯血。用上方6～7次，咯血停止，症状显著好转。

（全椒县　　　卫生局）

【处方】 煎剂：百部一两，白芨一两，黄芩一两，黄精一两。

丸剂：百部、白芨各三斤半，黄芩、黄精各二斤半。

用法：煎剂，每日一剂，两次煎服。丸剂，先取四味药各2.5斤，分别熬煎3次，滤液合并浓缩，再加白芨、百部粉各1斤收膏，烘干装胶囊内。每日3次，每次服3粒。

病例：王××，男，成年。右上肺空洞，直径3厘米。用上方16天后，拍片复查：空洞明显缩小至1厘米左右，一月后加用人工气胸，又经一个半月，空洞完全闭合。

又 黄××，大咳血后病灶广泛扩散。用上方两个月后，病灶吸收70～80%左右。随访6个月已基本治愈。

×××，肺结核厚壁空洞，经用卡那霉素等治疗无效。用上方两个月左右复查，空洞闭合。

×××，女。肺结核合并妇科结核，有反复蒿热。用上方后症状明显减轻，体温恢复正常。

（安徽医学院附属医院）

【处方】 白边万年青叶三片，大红枣七枚。

用法：每日一剂，两次煎服，连服2～3日。

疗效：经治6例，效果显著。

典型病例：城关镇饶××，女，68岁。每至下午手足心发热，颜面潮红，口干，干咳，心跳，走路稍急即咯血数口，入夜盗汗。后服上药，症状逐渐消失；治愈后30余年没有发过。

注：1.服药期间忌食辛、荤食物。2.停止性生活半年以上。

（祁门县████卫生局）

骨、关节结核

【处方】 *萝藦（青小布）干根一至一两五钱。

用法：加水1000毫升，文火煎6～8小时，浓缩至300毫升，去渣，加酒适量一次服。同日，药渣再用上法煎服一次。每日一剂，每3个月为一疗程。可连服2～3个疗程。小儿酌减。

疗效：经治15例，随访结果：经摄片明确诊断，痊愈12例，好转3例。其中包括颈、胸、腰椎结核，髋、骶髂关节结核。

典型病例：崔××，女，10岁。患11、12胸椎结核伴瘘管。活动度"0"。拾物试验＋，扣击痛＋，瘘管流脓。用上方治疗后：活动度良好，瘘管闭合，拾物试验－，扣击痛－，可上山打柴。

注：服药一周左右，由瘘管排出大量脓液及干酪样坏死组织，有时有死骨及瘘管壁排出，继续服药脓液逐渐变稀薄，病人饮食改善，体重增加。无瘘管的寒性脓疡，服药后增大，主诉症状略有加重，可切开排脓，人工形成瘘管（如寒性脓疡不大，可以不切开），服药后3～6个月瘘管均能闭合。

（铜陵市医院、霍山县████卫生局）

【处方】 **子午虫**七条（过小则增加若干条）。

用法：将小麦面做成水饺皮，每个饺皮包一条子午虫，放在微火上烘干，至饺皮黄脆为度。每晚睡前捣碎 1 条，以炖热的白糯米甜酒 1 两冲服。

疗效：经治 7 例，效果良好。

注：1.子午虫即*云实树（豆科）内所生之虫。2.本方对肺结核亦有效。

（安徽医学院）

【处方】 内服：**白茯苓**二两，**白芨**二两，**绿豆粉**八两，**白龙骨**三钱，**香白芷**三钱，**鸡内金**四钱，**蔓荆子**二两，**梅片**一钱五分。

外用：瘘管溃口有胬肉者用**大熟地炭**一两，**乌梅**五钱（去核烧炭），共研细末；瘘管溃口无胬肉者用**熟石膏**一两，**白蜡**三钱，**铅粉**五钱，共研细末。

用法：将内服药物共研细末，每日两次，每次 1 钱，早晚用开水吞服，连服100日以上。同时选择敷用外用药。

疗效：经治19例，均愈。

（歙县岩寺公社防治院）

【处方】 **乳香**五钱，**没药**五钱，**冰片**三钱，**消炎粉**二钱，**凡士林**适量。

用法：上药共研细末，以凡士林调和涂患处，每日一次。

疗效：经治 4 例，治愈 3 例，好转 1 例。

（淮南市新庄孜矿医院）

【处方】　泽兰五钱，三白草三钱，白茅根五至十五根。

用法：每日一剂，两次煎服。

疗效：共治愈 4 例。

注：用上方无效时，可加白蔹 3 钱，丹参 3 钱，二花藤 4钱，天花粉 2 钱。如仍无效可加土茯苓 3 钱，天南星 2 钱，大蓟3 钱。

（怀宁县江镇公社余冲大队）

淋巴结核

【处方】　泽漆（猫儿眼草）一钱至三钱，鸡蛋二只。

用法：鸡蛋煮熟去壳，将猫儿眼草截成寸许长，插入蛋内，再煮沸后去除猫儿眼草。每日早晚各服鸡蛋 1 只，连服7天为一疗程。

疗效：经治30例，有效25例，无效5例。

典型病例：潼西刘××，男，8岁。颈右侧淋巴结肿大（如枣大数枚），外观不红，压之有痰感，不痛。用上方连服两个疗程（中间隔 7 天），愈后未复发。

（五河县头铺公社医院、阜南县袁集公社卫生院）

【处方】　二丑一两至二两，壁钱若干个（一岁一个，成人二十　　　　　　个），糯米一斤。

用法：糯米炒黄，壁钱、二丑在米炒烫时放入，等米冷后，一同加工成粉，每次用粉 1 两煮糊吃，每日二次，服完上药为一疗程。

疗效：经治30余例。轻者一个疗程可治愈，重者两个疗程即可，对应用链霉素无效者，此方即有满意疗效。

（枞阳县吴桥公社卫生院）

【处方】 皂矾、明矾、白硝、食盐各五钱，水银二钱五分。

用法：上药放在白瓷碗内，文火熬化至水干，上盖瓷碗，用泥封闭。再以炭火猛烧 2 小时，冷却后将碗揭开，取下碗上的白降丹，再用米饭或面粉拌和做成小药片备用。用时将小药片放在膏药中，贴于淋巴结核上，每 5 天换一次，一般 5～10 天结核即随膏药一同脱落。脱落后，敷生肌散（即九一丹：用煅石膏 9 份，升丹 1 份，研粉拌匀即成）， 3 ～ 4 天可愈合。

疗效：此方沿用40余年，每年平均治愈 100 余人，一般15天痊愈。

（南陵县烟墩公社医院）

【处方】 活猫一只（黑色者较好）。

用法：宰杀去净毛杂，洗清。清炖，连汤及肉分次食完。

疗效：经治数例，效果显著。重症 3 ～ 4 只，轻症 1 ～ 2 只。

典型病例：吴山铺村汪××， 女， 6 岁。1955年颈项部患瘰疬，成粒成串，渐即潮热食减，神疲体瘦。经中西医抗结核治疗效果不显，延至 4 年。1958年夏季用上方共食 2 只，颈部瘰疬全部消失，恢复正常。

（歙县徽城公社医院）

【处方】 朱砂二钱，明雄黄二钱，水银一两，皂矾一两五钱，火硝二两，月石五钱，白矾、青盐各一两五钱。

用法：明雄黄、皂矾、白矾、青盐、火硝五味混合研碎，加入朱砂、水银、月石混合再研，至水银珠不见时为止。将药装入泥瓦罐内，放在炭火上熬化，再以文火将药液熬干，以倒不下来为度。后在黄泥地上挖一个约 1 尺深的灶洞，灶口坐入一只装满清水的小瓦罐，罐口上放一只空小碗，然后将药罐口倒置，盖在碗口上，用牛皮纸将衔接处密封后，加黄泥封严，在瓦罐底下堆放 7 斤木炭烧，烧尽为止。不使冷却，取出碗内白色块状物，放乳钵内研碎，再放入米饭内揉和，做成细条状，放在阴凉通风处晾干，即成白降丹。取白降丹约米粒长，放在淋巴结核处，加贴普通膏药，外敷 4 层纱布，胶布固定，防止露风。体质好的每次取两个淋巴结核，差者取一个。化脓性的 3 天取出；不化脓的 7 天取出。每次间隔 7 ～10天，再取其余的淋巴结核。取出后，患处敷九一丹，每日换药一次，至愈为止。

疗效：经治淋巴结核124例，均愈。

注：九一丹：熟石膏 9 份，升丹 1 份，共研细末，外用。亦有加入冰片少许的。

（桐城县▨▨▨卫生局）

【处方】 秋石30克，明矾30克，皂矾30克，水银30克，硝酸钾30克。

用法：将上药升炼成丹药（方法见上方）备用。以丹药加少量普鲁卡因粉敷置淋巴结中心处，外用普通膏药密封固定，一周左右核可自动脱出。核脱出后配生肌散（即九一丹）换药，两周左右可痊愈。

疗效：经治各种淋巴结核56例，各种瘘管 8 例，均愈。

典型病例：工人郑××，男，成年。1969年初患颈部淋巴结核，局部数个淋巴结肿大，全身发烧，用异烟肼、链霉素等治疗无效。 5 月份用上方脱核治疗，从一个洞脱出10个患病淋巴结，经病理切片鉴定为淋巴结核。

又 农民杨××，男，成年。腋下淋巴结核，破溃成瘘管，一年不愈。用上方脱管后，再经一周愈合。

（马钢医院）

新 中 国
地 方 中 草 药
文 献 研 究
(1949—1979年)

1949
1979

【处方】 **松香**一两，**杏仁**(带皮)七个，**麻油**一钱。

用法：松香、杏仁砸成糊状，用麻油调匀，连同盛药物的器皿置于井水中，冷却成膏备用。用时敷贴患处。

疗效：经治35例，均愈。未化脓的可自行消散，已化脓的可收口愈合。

(砀山县陇海公社医院)

【处方】 **小老鼠**(未长毛的)六至八只。

用法：放在瓦片上用炭火焙干(不煅焦)，研细末加炒米粉1两混和，分成10小包。每日早晚各服1包，温开水送服，治愈为止。

疗效：用此方治愈10多例。

(安庆市膏药厂)

【处方】 **猫爪草**一两。

用法：水煎服，每日一剂，连服3剂，隔5天再服3剂。小儿酌减，5～8岁用3钱。

疗效：经治5例，治愈2例，3例好转。

注：猫爪草系毛茛科植物小毛茛。

(安徽省人民医院)

【处方】 **'天葵鲜根**二两，**黄酒**少许，**猪蹄**一个。

用法：除去鲜根外皮，与猪蹄、黄酒共煮，喝汤吃肉。每日一剂，连服6～7剂。

病例：全椒县医院高××，女，13岁。颈两侧各有淋巴结5～6个。服用此方4～5次，即痊愈。

(全椒县酒厂　　)

【处方】　**瘰疬根**五钱至一两，**指甲草**适量。

用法：瘰疬根煎水内服，每日一剂，连服数剂。指甲草浓煎成膏状，外敷患处。

疗效：经治20余例，效果显著。

注：1.瘰疬根系石竹科植物野蚊子草。2.指甲草即凤仙花。3.不可多服，过量有口干舌麻现象。

（金寨县白大公社余店大队医疗室）

【处方】　°**天葵子**四十粒，**鸡蛋**二个。

用法：豆油烧热，将药与鸡蛋放入共炒。每日一剂，连吃数日。

疗效：治愈4例。

（金寨县████卫生局新医药研究组）

【处方】　**狗尾巴草**数斤。

用法：加水熬，去渣过滤，熬成膏剂。将膏涂布纱布上敷贴患处，每日换一次。

疗效：经治6例，痊愈5例。

（阜南县袁集公社卫生院）

狂 犬 病

【处方】　°**斑蝥**。

用法：将斑蝥加糯米炒至微黄，研粉，每日一次，每次服药内含斑蝥5分，用温开水冲服。病人身体虚弱者，加服适量滑石粉。10岁以上服5分，10岁以下服1～5分。

病例：永丰大队廖××，男，17岁。被狂犬咬后，第七天出现畏寒畏热，打颤。用上方治疗后，症状解除。

注：服药前给病人吃适量生黄豆，如不感到腥味，说明病人要发狂犬病，即可服此药。

（望江县华阳公社医院）

血吸虫病

【处方】 **烧酒曲**一斤，**砂糖**半斤。

用法：将酒曲炒微黄，研细末，与砂糖拌匀，泛丸。每日2～3次，每次服4钱，15～20天为一疗程。

疗效：经治100多例，有效率达80％以上。

典型病例：王村汪××，男，36岁。高度腹水，腹围98厘米，经注射汞撒利，服双氢克尿塞，腹水消后很快又上升。用上方连服5天，小便逐渐增加，腹部渐软，腹围缩小至82厘米。连服10天，腹水基本消失，腹围共缩小23厘米。后因劳动过度复发一次，仍用上方治愈，随访未再复发。

注：1.本方适用于血吸虫病肝硬化腹水。2.忌食盐及不消化和刺激性食物。

（歙县血防站中医组）

【处方】 **牡荆子**一斤，**赤砂糖**半斤。

用法：将牡荆子炒黄（不要炒焦）研细末，与赤砂糖拌匀，每日2～3次，每次服2～4钱，10～20天为一疗程。

疗效：经治100多例，有效率达85％以上。

典型病例：胡××，女，54岁。高度腹水，腹围96厘米，不能触及肝脾，小便短少，经多方治疗无效。用上方后，小便显著增多。经3个疗程腹水消除。再以香砂六君子汤加减调理，一年

1949
新 中 国
地 方 中 草 药
文 献 研 究
(1949—1979年)
1979

后随访未发。后又接受锑剂治疗痊愈。

注：上方适用于血吸虫病肝硬化腹水。

（歙县血防站中医组）

【处方】 **新鲜枫杨树叶**半斤（干品三两）。

用法：上药加水500毫升，煎沸半小时去渣，约得药液300毫升。一日 3 次，每次 100 毫升，在早、中、晚饭前一小时服。10天为一疗程，总剂量为鲜叶5～7斤。小儿酌减。

疗效：经治18,000例。临床症状的改变：一般体温较高的病人，服药 2～3 天后体温下降至正常，停药后无反复现象。服药一周后，病人自觉症状改善，胃痛消失，食欲增进，面色红润，体重增加。有腹水的晚期患者服药后，腹水明显减退。绝大部分病人肝、脾可缩小 2 厘米左右。

粪便复查虫卵的变化：慢性早期血吸虫病病人服上方 3～6个月后，对639例进行了粪便复查，阴转率为90％以上。

典型病例：许岭公社黄××，男，成年。患慢性早期血吸虫病，大便经常带浓血，自觉腹胀，腹泻，体质差，曾用锑剂治疗未好转，粪检仍为阳性。1970年冬服上药一个疗程，症状完全消失，1971年 3 月粪检复查为阴性。

又 许岭公社王××，男，23岁。患慢性早期血吸虫病，面黄，消瘦，四肢无力。于1970年冬服上药一个疗程后，情况好转，食欲增进，体重增加，1971年 3 月粪检复查为阴性。

又 高岭公社查××，男，40岁。为晚期血吸虫病腹水型，一般情况差，腹部膨隆，腹壁静脉怒张，脾在肋下10.5厘米，肝质硬、肿大，腹围104厘米，体重100市斤。经服上药 4 天后，腹水明显消退，腹围下降至72厘米。

注：1.孕妇忌服。2.一般服药后 4～5 小时有腹痛、腹泻

（90%左右），少数人有呕吐、恶心、轻微头痛、头晕、乏力。多在服药后 4～5 天内出现，以后逐渐消失。绝大多数人食欲增进，但个别人食欲减退。以上反应均为轻型，不需特殊处理，停药后即自行消失。

（中共宿松县委血防办公室）

钩端螺旋体病

【处方】 土茯苓二两，甘草三钱。

用法：上药放砂锅或瓦罐内，加水煎服。每日一剂，两次服完，3～5 天为一疗程。

疗效：一般服后 2～3 小时体温平均下降0.5～0.6℃，自觉症状减轻，尿多，出汗，无其他不良反应。

典型病例：×××，女，成年。畏寒，发热，全身肌肉痠痛，眼球结合膜充血，体温39℃，小便黄少，舌苔白腻且厚，肝脾未触及，无压痛，下肢触痛以腓肠肌为重，诊断为钩端螺旋体病。用上方治疗，2 小时后体温下降 0.6 ℃。连服 3 天体温正常，恢复家务劳动，无其他不适反应。

（嘉山县防保站）

内科疾病

〔呼吸系统疾病〕

支气管炎

【处方】 *筋骨草（白毛夏枯草）一两（鲜草用二两），冰糖八钱（或红糖适量）。

用法：每日一剂，2～3次煎服，10日为一疗程。

疗效：经治545例，痊愈29例，显效104例，好转323例，无效89例，有效率达83.7%。其特点是见效快，毒性小，有止咳、祛痰、消炎、平喘作用。省、市白毛夏枯草协作组将此药的酒精提取物制成糖衣片，经治1135例，有效率达82.7%。

（合肥市▇▇▇▇卫生局）

【处方】 猪胆一个，杏仁六钱，瓜蒌皮三两，冰糖一两。

用法：猪胆去胆囊取汁15毫升，与上药同加水500毫升，煎至150毫升。日服3次，每次20毫升，10天为一疗程。

疗效：经治166例，痊愈8例，显效44例，好转63例，有效率为75.3%。

（合肥市▇▇▇▇卫生局）

【处方】 鼠曲草（佛耳草）一斤，五味子三两。

用法：加水1000毫升，煎8小时，过滤，浓缩成300毫升，加入防腐剂。每日3次，每次10毫升，连服10日为一疗程。

疗效：经治124例，显效78例，好转32例，无效14例（其中并发肺气肿4例，肺结核7例，心脏病3例）。

（怀宁县温桥公社卫生所）

【处方】　*野百合（吼子草）一至二两（鲜草二至四两）。

用法：每日一剂，加水 1000 毫升，煎 20 分钟，去渣取汁，文火浓缩成 400 毫升，加糖适量，分 3～4 次服。7 天为一疗程。

疗效：经治 195 例，显效 73 例，好转 85 例，无效 37 例，有效率为 81%。

典型病例：苏埠镇罗××，男，53 岁。咳喘 20 年，胸闷，吐血色粘痰，四季均发，冬季加剧。用上方 7 天，咳喘减轻，胸闷消失。

（六安县青山公社、江淮公社）

【处方】　*筋骨草二两，鼠曲草二两，车前草一两，均为鲜草量。

用法：每日一剂，水煎浓缩至 60 毫升，分 3 次服。

疗效：经治 60 例，痊愈 15 例，显效 18 例，好转 18 例，无效 9 例，有效率为 80.5%。

（铜陵市　　　卫生局）

【处方】　香风茶根提取物 40%，淀粉 20%，糖 40%。

用法：将上药研粉混匀，制成颗粒，烘干，40 克装一包。每日 1 包，分 3 次饭后开水冲服。

疗效：经治 116 例，其中单纯型 90 例：显效 11 例，好转 62 例，无效 17 例；喘息型 26 例：显效 5 例，好转 15 例，无效 6 例。总有效率为 80.1%。

注：1.香风茶为腊梅科植物亮叶腊梅。2.部分病人服后有恶心或上腹不适感。

（徽州地区　　　卫生局）

【处方】 *杠板归一斤，蒲公英半斤，胡颓子叶半斤。以上为
干品剂量。

用法：加水煎煮 4 小时，滤汁后，药渣再加水煎煮，合并二
次所得滤汁浓缩，加糖和防腐剂制成 500 毫升糖浆。每日两次，
每次 50 毫升，早晚空腹服，连服 10 日为一疗程。

疗效：经治 241 例，其中单纯型 155 例：治愈 24 例，明显好
转 57 例，好转 64 例，无效 10 例；喘息型 86 例：痊愈 16 例，明
显好转 19 例，好转 35 例，无效 16 例。

注：少数患者服药半小时后感觉喉干，皮肤灼热，不需处理
可自行消失。

（芜湖市镜湖区医院　　　　）

【处方】 猪胆粉一两，干地龙一两，半夏一两，桔梗一两。

用法：共研细末，制成胶囊。每日 3 次，每次 2 粒，10 天为
一疗程。

疗效：经治 403 例，其中单纯型慢性气管炎 221 例，喘息型
气管炎 182 例。近期疗效：治愈 83 例，显效 181 例，好转 117
例，无效 22 例，近期有效率为 94.4%。

（阜阳地区气管炎科研小组）

【处方】 白芨一斤，小远志一斤，鼠曲草一斤，甘草四两。

用法：加水 12 斤煎煮两次，滤液合并浓缩 4000 毫升备用。
每日 2～3 次，每次服 100～200 毫升。

疗效：经治 61 例，好转 54 例，无效 7 例。

典型病例：郑×，男，62 岁。咳嗽多痰，哮喘 10 多年。用
上方两星期症状消失。

（铜陵市防治院）

【处方】　棉根皮糖浆。

用法：取棉花根皮 1 斤洗净，加水 4000 毫升，煮 沸 20～30 分钟，去渣取汁，文火煎至 500 毫升，加糖精适量。每次服 10 毫升，一日 3 次。

疗效：经治 569 例，治愈 58 例，显效 95 例，好转 285 例，无效 110 例，恶化 21 例，有效率为 87%。

注：服药后有轻微腹痛，口干，但 10 分钟后自行消失。

（泗县大庄公社卫生所）

【处方】　吉祥草一至二两。

用法：鲜全草洗净切碎，煎煮 3 次，把 3 次药汁混匀，加白糖或蜜少许。每日一剂，分 3 次服。

疗效：经治 100 例，其中单纯型 29 例：痊愈 2 例，显效 2 例，好转 21 例，无效 4 例；喘息型 71 例：痊愈 5 例，显效 9 例，好转 51 例，无效 6 例。总有效率为 90%。

注：吉祥草为百合科植物。

（歙县　　　卫生局中草药研究小组）

【处方】　野艾糖浆。

用法：取干野艾 1 斤或鲜野艾 2 斤洗净 切碎，加 4000 毫升水浸泡 4～6 小时，文火煎煮过滤，得液 1000 毫升左右，加适量调味剂及防腐剂。日服 3 次，每次 30～60 毫升，10 天为一疗程。

疗效：经治 861 例，痊愈 72 例，显效 227 例，好转 369 例，无效 193 例，有效率为 77%。

注：野艾为菊科植物，又名驴蒿、艾蒿、五月艾。

（淮北市　　　卫生局）

新 中 国
地方中草药
文 献 研 究
(1949—1979年)

1949

1979

90 内科疾病

【处方】 臭蒲膏：**臭蒲根粉**四两，**干姜粉**四钱，**松香**十两，**樟脑**三两。

桃杏膏：**生石膏、生桃仁、生杏仁**各等份。

用法：臭蒲膏：将松香熔化，依次加樟脑、臭蒲根粉及干姜粉，搅拌均匀制成膏药，贴于前心、后心（即鸠尾至中脘，双侧肝俞至胃俞）。贴前先把穴位皮肤用生姜擦红，夜贴昼揭，每晚换贴膏药后，在前后心的膏药上热敷一次，以加速药物的渗透吸收。10次为一疗程。

桃杏膏：上药研粉，加鸡旦清适量制成药膏，配合臭蒲膏使用，以增强臭蒲膏的平喘、消炎、镇咳作用。在臭蒲膏贴前后心的同时，用桃杏膏敷一侧脚心和手心，两侧交替敷用。贴法同前。

疗效：经治 670 例，有效率为 90.1%。

注：1.个别病例出现局部皮疹、轻度腹痛、头晕等副作用，停药后症状即自行消失。2.臭蒲系天南星科植物，又名白菖蒲、泥蒲、水菖蒲。

（临泉县 ▨▨▨ 卫生局新医药科研所）

【处方】 **鸡蛋**三个，**麻油**一两，**醋**二两。

用法：每次鸡蛋 3 个去壳和麻油同炒，蛋熟后加醋煮。每日早晚各一次。

疗效：经治 20 余例，效果良好。

典型病例：闵××，男，成年。患慢性支气管炎 12 年，服过中西药物均无效。用上方 7 天，症状消失。

注：禁用酒、烟。

（宿县曹村公社医院）

【处方】　海螺蛸(去壳焙黄)五钱，胡颓子叶三钱，红糖适量。

用法：将上药研成细末，加红糖，每剂分早晚两次服。

疗效：经治30余例（其中有14例老年患者），近期疗效显著。

典型病例：六都大队方××，女，66岁。得病已36年，咳嗽气喘很严重，食欲不振，过去靠麻黄素维持。用上方后，各方面症状好转，食量增加，能参加一般劳动。

注：1.肺结核、肺气肿、肺脓疡、支气管扩张和心脏病忌用上方。2.个别病人服药后胸腹有烧灼感，继续使用1～2天，就可适应。3.如胸前出现痒疹，可加人参一钱研末同服。4.如气喘严重和多痰，加外治法。外治法：白芥子、白芷、轻粉各三钱，共研细末，用蜜调成药饼。临用时将药饼烘热，敷于背部第三胸椎骨间，用胶布固定，可保持6天。敷前先用姜汁揉擦敷处。

（祁门县胥岭公社卫生院）

【处方】　干地龙二两，皂荚六两，白芨八钱。

用法：将上药共研细末，蜜调为丸如绿豆大，备用。每日两次，每次服8分至1钱。

疗效：经治45例，效果显著。

（歙县▉▉▉卫生局中草药研究小组）

【处方】　苏叶二钱，天冬二钱，枇杷叶二钱，桑皮二钱，陈皮二钱。

用法：每日一剂，两次煎服。

疗效：经治急性支气管炎31例，痊愈27例。

（阜南县袁集公社卫生院）

1949

新 中 国
地 方 中 草 药
文 献 研 究
(1949—1979年)

1979

92 内科疾病

【处方】 泽泻(牛耳朵棵)全草干品一两。

用法：每日一剂，3次煎服，10天为一疗程。

疗效：经治384例，显效116例，好转226例。

(滁县地区████卫生局)

【处方】 黄鼠狼。

用法：将黄鼠狼剥皮去内脏及生殖器(肺、肝可用)煮熟，不放盐。每只分早晚两次，连肉带汤吃下。

疗效：经治12例，其中10例患支气管炎已2～3年，均治愈，随访未再发。

典型病例：党×，男，14岁。咳嗽发吼，连续3年，反复发作，均由感冒引起。用上方共吃8只黄鼠狼后，咳喘停止，至今未发。

(临泉县吕寨公社医院)

【处方】 前胡、桑叶、菊花、沙参、桔梗、*半边莲、紫苏、
射干各等量。

用法：煎汁浓缩，加防腐剂及糖精，制成糖浆备用。每日3次，每次服10毫升。

病例：姚××，男，30岁。咳嗽咯痰20余天，服土霉素、四环素无效。用上方服至第三天，症状好转，第四天痊愈。

(中国人民解放军安徽生产建设兵团后勤处)

【处方】 枇杷叶五钱，百部三钱，*筋骨草三钱，十大功劳三
钱。

用法：每日一剂，两次煎服。

疗效：经治10例，均愈。

(祁门县凫丰公社卫生院)

支气管哮喘

【处方】　白芥子、元胡、细辛、甘遂各一钱，鲜姜汁三钱。

用法：上药共研极细末，以姜汁调和如稠面糊状。在背部选用心、肺、膈俞（取双穴）诸穴，先用酒精消毒，取药糊一团（2～3岁儿童取绿豆大一团，4～5岁儿童加倍，17岁为成人量，约如杏核大一团）压扁，贴于穴位上，盖以单层纱布块，外用胶布固定，待局部有麻木烧灼感后，再经2～5小时取下。局部起疱最好不要擦破，如擦破要用消炎膏防止感染。上药每隔10天贴一次，3次为一疗程，在夏季伏天治疗最好。

疗效：经治哮喘3126人次，效果显著。

注：药物随用随配，以免变质及损伤皮肤。

（萧县医院中医科）

【处方】　干地龙、甘草各等量。

用法：上药研细末，每日3次，每次服3钱。

疗效：经治50余例，效果显著。

典型病例：工人王××，男，成年。患哮喘、气急10余年，听诊有哮鸣音。用上方两次后，症状明显减轻；继续服用即控制未发。

（马钢医院、望江县████卫生局）

【处方】　梧桐树根皮五钱，冰糖一两。

用法：每日一剂，水煎服。

疗效：经治22例，治愈19例，无效3例。

（阜南县袁集公社卫生院）

1949

新 中 国
地 方 中 草 药
文 献 研 究
(1949—1979年)

1979

94 内科疾病

【处方】 葶苈子一两，牵牛子一两，椒目三钱，红枣一斤，蜜适量。

用法：将前三昧药研成粉，红枣煮熟去皮核，将枣肉与药粉和蜜为丸。每日两次，每次服 2 钱。

疗效：经治 37 例，痊愈 28 例。

典型病例：高××，男，53 岁。患哮喘 10 余年。用上方服丸药半斤而愈，3 年未复发。

（五河县头铺公社）

【处方】 桃仁二钱，杏仁二钱，生糯米六粒，白胡椒二钱。

用法：上药共研细末，鸡蛋清调匀，外敷双脚心及双手心。

病例：康××，男，成年。患慢性喘息型支气管炎数年，入院前因受凉，气喘、咳嗽加剧，听诊可闻哮鸣音及干性啰音。经服中药煎剂效果不显。用上方外敷，当晚哮喘明显好转，症状缓解，能入睡，第三天症状消失出院。

（中国人民解放军安徽生产建设兵团一师医院）

【处方】 天冬三钱，鬼针草五钱，百部三钱，枇杷叶三钱，陈皮三钱，杏仁三钱。

用法：每日一剂，两次煎服。

疗效：经治 32 例，显著好转 30 例，无效 2 例。

（阜南县袁集公社卫生院）

【处方】 蝙蝠一只，香油半斤。

用法：将蝙蝠在油内炸焦后，去渣。油分 3 天服完。

疗效：经治20 例，显效18 例。

（萧县淮海公社）

肺　炎

【处方】　夏枯草、白茅根各二两。

用法：每日一剂，两次煎服。

疗效：经治 10 例，治愈 9 例。

典型病例：城关镇汪××，男，成年。畏寒发热，全身不适，咳嗽痰多。听诊右上肺闻及水泡音；透视：右上肺炎。用青霉素过敏。用上方一周后，症状、体征消失，血象和胸透检查均恢复正常。

（祁门县医院）

【处方】　芦根一至二两，薏仁米一两，桃仁三钱，冬瓜子三钱，麻黄一钱，杏仁三钱，甘草三钱，鱼腥草一两，银花三钱，黄芩三钱，石膏二两，大青叶一两，板蓝根一两。

用法：上药水煎，浓缩成 200 毫升。每日两次，每次服 50 毫升。

疗效：经治大叶性肺炎 5 例，一般 10～15 天病灶完全吸收。

典型病例：当涂县大桥公社红星大队钱××，男，37 岁。发热，咳嗽，胸痛 8 天，咯多量黄色粘痰。体检：呻吟，呼吸促，左下肺呼吸音降低，叩浊音，语颤增强。胸透：左下肺炎性病变。血象：白血球 21,000，中性 85%。用上方并补 5% 葡萄糖 1000 毫升，用甘草片镇咳，氨茶碱解痉，15 天后，胸透复查，左下肺炎性病变完全吸收。

注：此方对肺脓疡、慢性支气管炎亦有疗效。

（芜湖市郊区医院）

【处方】 千里光一两，白英一两，白茅根二两。

用法：每日一剂，两次煎服。

疗效：经治 12 例，显效 10 例。

（歙县石潭公社卫生院）

【处方】 鱼腥草二两，银花一两，*筋骨草一两。

用法：晒干共研粉水泛为丸，如绿豆大小。每日 3 次，每次服 3 钱。小儿酌减。

疗效：经治 200 余例，效果显著。

注：本方对肺脓疡亦有疗效。

（六安县红旗公社胜利大队医疗室）

【处方】 鱼腥草三钱，芦根三钱，鸭跖草三钱。

用法：每日一剂，两次煎服。小儿酌减。

疗效：经治 109 例，治愈 92 例，有效率达 85.3%。

典型病例：胡××，男，4 岁。发热一天，体温40.1℃，呼吸急促，鼻翼扇动，两肺满布湿啰音。用上方一次，体温恢复正常。

（原载《绩溪县中草药单验方选编》）

肺 脓 疡

【处方】 鱼腥草一两(鲜品)，鲜薏苡仁根一两，芦根一两，
冬瓜仁一两。

用法：每日一剂，两次煎服。

疗效：经治 36 例，均愈。

（歙县黄山医院）

【处方】　鱼腥草一两，板蓝根一两，地骨皮一两。

用法：每日一剂，两次煎服。

疗效：经治4例，疗效显著。

典型病例：宇××，男，27岁。发热咳嗽，吐脓痰10余天，摄片检查为右肺中叶脓疡。用上方20剂后复查，病灶全部吸收，临床症状消失。

（合肥市人民医院）

【处方】　*筋骨草、鲜鱼腥草各四两。

用法：煎水当茶饮，每日一剂。

病例：吴桥大队王××，男，43岁。原患肺结核，后咯脓血，气臭，注射链霉素无效，卧床不起，水食不进。用上方10天后起床，食欲增进，病情好转，体质逐渐恢复。

（枞阳县吴松公社吴桥大队合作医疗室）

【处方】　生石膏四两，知母一两。

用法：每日一剂，两次煎服。

病例：张桥大队张××，女，28岁。患肺脓疡。用上方两剂，高热即退，后按此方减半，服药7天痊愈。

（灵璧县尤集公社张桥大队卫生室）

胸腔积液

【处方】　葶苈子三至五钱，红枣十枚。

用法：每日一剂，两次煎服，连服10剂以上。

疗效：经治胸透、胸穿抽液确诊为胸腔积液2例，均愈。

（金寨县████卫生局）

【处方】 蜜炙麻黄二钱，去皮尖杏仁三钱，炒葶苈仁三钱，炒牛蒡子三钱，红枣五枚。

用法：每日一剂，两次煎服。

病例：城关张××，女，成年。患胸水。用上方3剂病愈。

（灵璧县医院）

【处方】 甘草一至一两五钱。

用法：每日一剂，两次煎服。

疗效：经治3例，均愈。

典型病例：胡××，男，5岁。患胸疼，咳嗽，低热，食欲减退已半月。经胸透为渗出性胸膜炎。用上方治疗5天，体温下降，胸疼及咳嗽减轻；半月后体温正常，胸透复查，胸水吸收。

（中国人民解放军安徽生产建设兵团四团卫生队）

〔消化系统疾病〕

胃、十二指肠溃疡

【处方】 海螵蛸(去壳)三钱，大贝母一钱五分，阿胶三钱，藕节三钱，广陈皮三钱，沉香一钱五分，山药三钱，云苓三钱，鸡内金三钱，清半夏二钱。

用法：每日一剂，两次煎服。

疗效：经治13例，10例痊愈，3例好转。

注：如有出血，加党参4钱，当归3钱，黄芪及枣仁各2钱。

（合肥市模型厂医务室）

【处方】 当归三钱，延胡索三钱，乌贼骨五钱，川连一钱，
　　　　　白芨三钱，炙内金三钱，淡吴萸三钱，川楝子三钱，
　　　　　川贝母二钱，粉甘草二钱。

用法：水煎，早晚空腹时服。每日一剂。

疗效：经治4例，均显著好转。

（合肥市模型厂医务室）

【处方】 甘草一两，海螵蛸一两，白芨五钱。

用法：共研细粉，每日3次，每次1钱，冲服。

疗效：经治数例，效果显著。

（淮南市第一人民防治院）

【处方】 厚质蚌壳。

用法：火煅，研末。每日3次，每次3钱，连服15天为一疗程。

疗效：经治2例，均在一周后症状减轻，半月后症状消失。

典型病例：王××，男，成年。心窝疼痛10余年，经常屙黑便，诊断为胃溃疡。曾服用胃舒平、阿托品等药均无效。用上方一周左右疼痛逐渐减轻；半月后，胃痛和黑便全部消失，现已10年，没有复发。

（滁县皇甫公社、沙河公社）

【处方】 马兰头100克，蒲公英100克，鸡蛋壳100克，干姜30克，苏打30克。

用法：共研极细末。每日3次，每次服3克。

疗效：经治12例，效果显著。

（芜湖市郊区医院）

1949

新 中 国
地 方 中 草 药
文 献 研 究
(1949—1979年)

1979

100 内科疾病

【处方】 白芨、甘草各一两。

用法：浓煎，每日一剂，分4次服。

疗效：经治10余例，效果显著。

（郎溪县白茅岭农场医院）

【处方】 海螵蛸三两，枯矾四两，延胡索一两，蜂蜜六两。

用法：上药共研细末，蜜调为丸。每日4次，每次服3钱。

疗效：经治13例，效果显著。

（淮南市第二人民防治院）

【处方】 白芷一两，甘草三钱，乌贼骨五钱，地榆炭二钱，
延胡索三钱，白芨四钱，高良姜二钱。

用法：将白芷浓煎取汁，其余药研成细末，以白芷汁和药末加炼蜜为丸。日服两次，每次2～4钱。

疗效：经治43例，近期效果良好，1～2日止痛止血，一周内症状消失，粪检隐血由强阳性转为阴性。

典型病例：周××，男，成年。上腹疼痛4～5年，后因大量柏油样黑便入院。用上方2天后，情况迅速好转，黑便停止，转为黄色；经治一周，症状基本消失，多次粪检隐血均为阴性；23天后，恢复健康。

注：上方亦可作煎剂服用。

（铜陵市工人医院）

【处方】 猪肚子一个，生姜半斤。

用法：生姜切碎放猪肚中，文火炖，喝汤吃肉。连吃3个。

疗效：经治4例，效果良好。

（蚌埠市▇▇▇卫生局）

【处方】　参三七一两，海螵蛸一两，大贝母一两，制乳香六钱。

用法：共研极细末。早晚各服 3 钱，用蜜和水冲服。

疗效：经治54例，均获良好效果。

（蚌埠市　　　　卫生局）

【处方】　鸡蛋壳三钱，延胡索一钱。

用法：共研极细末。每日两次，每次服 1 钱。

疗效：经治多例，效果显著。

（灵璧县杨町公社）

【处方】　鸡蛋壳一斤，陈皮半斤，青木香二两。

用法：上药共研细末过筛备用。每日 4 次，每次服 1.5 克。

疗效：经治10多例，效果良好。

注：本方对溃疡性胃痛效果好。

（中国人民解放军安徽生产建设兵团十团卫生队）

【处方】　煅蚌壳十份，青木香三份，香附四份。

用法：共研末，每日两次，每次服 2～3 钱。

疗效：经治50余例，一般服 2 天疼止。

（含山县姚庙公社医院）

【处方】　乌龟肉半斤，猪肚子一个。

用法：将龟肉放在猪肚子内，共炖熟，吃肉喝汤，分次吃完，可经常吃。

疗效：可改善嗳酸、胃痛等症状。

（民间验方）

急、慢性胃炎

【处方】 *徐长卿、及己、*杜衡(马蹄香)各等量。

用法：上药共研末，水泛为丸。每日3次，每次服3～5钱。

疗效：经治37例，治愈25例，好转9例，无效3例。

注：上方对胃溃疡亦有效。

(滁县乌衣公社新华大队卫生所)

【处方】 苍术40%，*楤木40%，*徐长卿20%。

用法：上药共研末，制成片剂。每日3次，每次服3钱。

疗效：经治胃炎79例，42例痊愈，28例显著好转。治胃溃疡52例，15例痊愈，37例显著好转。

注：如不能制片剂，改制粉剂内服亦可。

(池州地区████卫生局)

【处方】 蒲公英五钱，甜酒酿一匙。

用法：共水煎，滤汁后，渣再煎，两次药汁混合，分早、中、晚3次，饭后服。

病例：黄山管理处刘××，男，成年。患慢性胃炎10多年，经常发作，近年增剧，经多处治疗无效。用上方7天后，胃痛即止，观察8个月未复发。

(原安徽中医学院第十三教改小分队)

【处方】 生石膏一酒杯，白糖两酒杯。

用法：每日一剂，上药混合用开水冲化，炖热，澄清去渣，取上面清液，一次开水冲服。

病例：陈××，男，成年。患慢性胃炎数月。用上方5日后收效。

注：虚寒性胃痛忌用。

（中国人民解放军安徽生产建设兵团十五团十七连卫生班）

胃　痛

【处方】　延胡索三钱，陈皮三钱，乌药二钱，甘草二钱，木香二钱，白芍二钱，法半夏二钱。

用法：每日一剂，两次煎服。

疗效：经治2100人次，有效率达80％以上。

（马鞍山市人民医院）

【处方】　络石藤三至五钱。

用法：每日一剂，两次煎服。亦可研粉水泛为丸。日服2～4钱，分两次服。

疗效：经治100余例，效果良好。

（淮南市淮丰公社医院）

【处方】　红木香根（南五味子根）二两五钱，延胡索二两五钱，曼陀罗二钱五分。

用法：上药研成粗末，用40％酒精浸泡1～2周后过滤，每服5毫升，必要时可连续服用。

疗效：经治10例，均在服药后3～5分钟止痛。

（歙县　　　卫生局中草药研究小组）

1949
新 中 国
地方中草药
文 献 研 究
(1949—1979年)
1979

104 内科疾病

【处方】 焦山楂二斤，大黄一斤，干姜一斤，黄连半斤，甘草四两。

用法：共研细末和匀，冷开水泛丸如赤豆大，晒干。每斤干药丸用代赭石1两5钱为衣，再加滑石粉5钱和匀晒干。每日两次，每服1～2钱，小儿酌减。

疗效：经治胃痛、消化不良、痢疾、便秘等217例，有效率达98%。

（濉溪县蔡里公社南庄大队卫生室）

【处方】 丝瓜络三至五寸，明矾一钱。

用法：每日一剂，两次煎服。

病例：杜××、吴××，均患胃痛多年，多方治疗无效。用上方3剂，胃痛消失。

（望江县新坝公社医院）

【处方】 青木香二钱，*徐长卿一钱。

用法：每日一剂，两次煎服。

疗效：经治多例，效果良好。

典型病例：费××，饭后常感胃痛，逐渐加重，想吐。用上方后疼痛即止，饮食正常。

（广德县化古公社东冲大队）

【处方】 蚌壳七两，蛋壳三两，青木香、香附各一两。

用法：蚌壳(煅)、蛋壳(焙)、青木香(炒)、香附(炒)，共研细末混匀。每日3次，每次1钱，温开水送服。

疗效：经治10例，效果显著。

（望江县翠岭公社东升大队医务室）

【处方】 *锦鸡儿（土黄芪）根一两，泡酒二斤。

用法：每日 3 次，每次20毫升，饭前服。

疗效：经治20例，除 1 例外，临床症状均消失，随访半年至一年，未见复发。

典型病例：窦××，男，40岁。反复胃痛有 2 年，摄片提示为胃下垂，久治无效。用上方连服药酒 2 斤，胃痛消失，已一年半未复发。

（安庆市中医院）

【处方】 孵鸡蛋壳二两，红糖四两。

用法：将蛋壳焙黄研细末，加红糖拌匀。每日 3 次，每次 3 钱，温开水送服。

疗效：经治 2 例，均愈。

典型病例：朱××，女，56岁。胃痛数年，吐酸水，饭后疼痛加剧，一连数日不能进食。服用上药 3 ～ 4 日后痛止。连服一周，饮食增加，随访 3 年未复发。

（郎溪县城南公社卫生院）

【处方】 *滴水珠一颗，鸡蛋壳粉二分。

用法：上药共研细末，装胶囊内。每 4 ～ 6 小时服 1 粒。

疗效：经治30余例，效果显著。

（皖南民间验方）

【处方】 大蓟根二钱，砂糖一两。

用法：水煎服。

疗效：经治数十例，疗效显著。

（芜湖县和平公社周桥大队）

【处方】 干姜九钱，高良姜九钱，肉桂九钱，炮姜一两二钱，甘草一钱。

用法：上药共泡酒（越陈越好）2斤。每日3次，每次1小杯，饭后服。

疗效：经治10例，效果良好。

注：适用于寒性胃痛。

（合肥市模型厂医务室）

【处方】 红木香根（南五味子根）二钱，乌药二钱，白花蛇舌草一两。

用法：每日一剂，两次煎服。

疗效：经治50余例，效果显著。

典型病例：周××，男，28岁。患胃痛6～7年，每逢受寒就发病，经多方治疗无效。用上方5天痊愈。

注：白花蛇舌草要阴干，否则影响疗效。

（祁门县沥口公社医院）

【处方】 八月札（木通果实）二两，枳壳一两，苍术一两，山楂一两。

用法：上药共研细末，水泛为丸。每日3次，每服1～3钱。

病例：工人刘××，男，40岁。患慢性胃痛4年余，经服多种西药无效，反复发作。用上方一两即愈，已半年未复发。

（中国人民解放军安徽生产建设兵团八团后勤处）

【处方】　山东大红枣七枚（枣小酌加），红糖四两，生姜二至
　　　　　四两（冬季用四两、夏季用二两）。

用法：上药同煎，吃枣肉喝汤。每日一剂，两次煎服，连服
3剂。

疗效：经治6例，均愈。

（五河县头铺公社西陵大队卫生室）

【处方】　青木香50克，橙皮、甘草各适量。

用法：上药用40％酒精浸泡7～10天过滤即成。成人每服
2～4毫升，一日3次，小儿酌减。

疗效：经治因使用锑剂273引起的胃肠道反应50例及慢性胃
痛多例，均获显著效果。

（青阳县酉华血防组）

【处方】　高良姜、香附、制首乌、青木香各等份。

用法：共研细末，水泛为丸。每日3次，每次服1钱。

疗效：经治100多例，效果显著。

（含山县谢集公社医院）

【处方】　东风菜根。

用法：研细末。每日1～1.5钱，分2次开水送服。

疗效：经治20多例，均愈。

典型病例：张××，男，成年。胃脘痛已12年，经常复发。
1969年服上药约1～2两而愈，至今未复发，体重增加。

注：服药后再饮少许白酒更好。

（祁门县▒▒▒▒工业局）

1949

新中国
地方中草药
文献研究
(1949—1979年)

1979

【处方】 红萝卜籽。

用法：将上药炒熟，研细末。一日3次，每服2钱；或痛时服。

疗效：经治数例，效果显著。

典型病例：戴××，男，成年。患胃痛10余年，曾多次到外地治疗无效。用上方后痊愈，观察数月未发病。

(和县城北公社十里大队合作医疗室)

肠 胃 炎

【处方】 木香三钱，白术三钱，淡吴萸一钱，黄连一钱。

用法：每日一剂，两次煎服。

疗效：治愈7例。

(金寨县 卫生局)

【处方】 鬼针草一两，野苋菜一两，金银花藤五钱，土藿香五钱。

用法：每日一剂，两次煎服。

疗效：经治30例，治愈29例，无效1例。

(阜南县袁集公社卫生院)

【处方】 辣蓼四两，野蔷薇根二两。

用法：加水1000毫升，煎成400毫升，分两次服。

疗效：经治数例，有消炎、收敛、止痛效果。

典型病例：万××，突然呕吐，泻水样便，腹痛。用上方后腹痛立止，呕吐、腹泻缓解，次日痊愈。

(中国人民解放军安徽生产建设兵团三团八、九连卫生室)

【处方】 鲜马齿苋二至四两。

用法：加水两碗，熬成 1 碗，当茶饮。

疗效：经治10余例，效果显著。

典型病例：张××，男，20岁。大便一日10多次，为水样便，腹痛。用上方 3 剂痊愈。

（中国人民解放军安徽生产建设兵团十团卫
生队、和县城北公社十里大队合作医疗室）

【处方】 痢疾草(多花筋骨草)，成人十二棵，小儿七棵。

用法：加水浓煎，用棉花或布蘸药液擦洗膝关节以下部位。一日 2 ～ 3 次。

疗效：经治14例，效果显著。

典型病例：范呈生产队小儿吴××，腹泻约10天，每天10多次，呈水样黄绿色，伴有腹痛。用上方外擦一次即愈。

又 范河大队社员汪××，女，成年。患肠胃炎两天。用上方一次即愈。

（嘉山县嘉山公社范河大队合作医疗室）

消化道出血

【处方】 红参、党参、阿胶、白芨、当归炭、黄芪、白芍炭、熟地炭、炙甘草炭、陈皮炭各按常用量。如吐血加代赭石，便血加地榆炭。

用法：每日一剂，两次煎服。

疗效：经治 6 例，均愈。

典型病例：江××，男，72岁。大便泻黑污色稀粪，一日 7 ～ 8 次，面色苍白，呼吸急促，额汗淋漓，肢端发冷，大便匿血试验$^{+++}$，红血球112万，血色素20％，白血球10,950。用上方加熟附块、炮姜炭。翌日复诊，四肢复温，额汗、便泻均止，呼吸平静。后用上方随症加减，3日后化验，血色素33％，红血球185万，白血球5600，大便匿血试验弱阳性。出院时化验，大便匿血试验阴性，血色素37％，红血球205万。

（歙县医院）

肝硬化腹水

【处方】 *独角蜣螂四个，*地鳖虫四钱，穿山甲六钱，五灵脂六钱，桃仁六钱，当归六钱，延胡索六钱。

用法：上药共研细末。每日3次，每次1钱，空腹服下。

疗效：经治4例，已有2人基本治愈，余在治疗中。

（砀山县红旗公社前进大队卫生室）

【处方】 石斛四两，黑芝麻四两，兔肝胆四两，黄鸡一只。

用法：将前三味共捣烂，用纱布包好，塞入鸡肚内，连同洗净的鸡内脏，隔水共蒸7小时。分次连药渣吃下，一剂不限一日服完，共服3～4剂。

病例：学生陈×，经外省医院确诊为肝硬化。用上方3剂，症状基本消失。

（全椒县　　卫生局）

【处方】 阿魏三钱，硼砂二钱，蓖麻子(去皮)一两二钱，松香一两二钱，皮硝六钱。

用法：将上药研末熬膏约15分钟，加姜黄散5钱调匀，放油纸上贴于肝俞及右前肋缘下肝部；脾脏肿大者可同时贴在脾上；

腹水者贴水分穴（脐上 1 寸处）。

病例：高峰大队占××，男，44 岁。于 1969 年 3 月发病，1970 年腹部渐渐肿大，至 12 月初发生昏迷。12 月 8 日送至我院，经抢救 3 天 3 夜后，病人清醒。30 日又出现两次昏迷，经抢救后又清醒，这时患者腹围 94 厘米，卧床不起。1971 年 1 月 14 日用上方在肝俞上贴药后，患者自觉症状好转；19 日又在右前肋缘下肝区贴药，5 天后肝区出现很大的凹陷；24 日出院时精神很好，但腹水未消，又在脐上 1 寸处水分穴上贴药；1 月 30 日腹围缩小至 87 厘米，2 月 11 日腹围缩小至 83.5 厘米，22 日缩小至 83 厘米。后因膏药未贴，3 月 24 日腹围又增加 3 厘米。27 日又贴了两张，腹围迅速缩小至 83 厘米。患者现已能参加插秧等农活。

注：姜黄散是用干姜、雄黄两味配制的，有毒，不可内服。

（广德县誓节公社医院）

【处方】　猪胆四个，绿豆面一斤。

用法：用猪胆汁调绿豆面为丸如绿豆大。每日 3 次，每次 2～3 钱，服完为止。

病例：张××，男，成年。肝硬化腹水 3 年，用上方症状基本消失。

（五河县头铺公社东台大队卫生室）

【处方】 *山豆花根（野茅茶根）一至二两，老母鸡一只。

用法：上药洗净后用石块捶扁，塞入老母鸡肚内，将鸡放入沙锅内（沙锅内不放水），再将沙锅放入铁锅内（铁锅放水）在炉火上隔水清蒸 8 小时（沙锅去盖，铁锅须加盖）。将含药的鸡汁口服，每剂分上下午两次服完。隔一周重服 1 剂，一般服 2～4 剂，亦可视病情需要而增加。

疗效：经治晚期肝硬化和亚急性肝坏死腹水各2例，症状显著改善，尿量增加，腹水渐消。

典型病例：袁××，男，62岁。晚期肝硬化腹水。用上方前，腹围为89厘米；肝功能检查：黄疸指数为50单位，麝浊度14单位，锌浊度26单位，白/球为2.48/4.92。用上方3剂后，尿量增加，腹水消失。肝功能因患者拒检而未复查。

又 吴××，男，32岁。用上方前，腹围84.5厘米；肝功能检查：黄疸指数80单位，麝浊度12单位，锌浊度18单位，GPT108单位，白/球为2.88/4.94。用上方2剂后，尿量明显增加，腹水渐消。出院时腹围较前缩小10厘米，腹水消失；复查肝功能：黄疸指数8单位，麝浊度18单位，锌浊度16单位，GPT52单位，白/球为4.00/3.88。

注：1.服药期间忌食红糖。2.对黄疸很深、精神萎靡或有肝昏迷前驱症状的患者，不宜应用。

（安徽医学院附属医院）

【处方】*半边莲一两，萹蓄六钱，商陆三钱。

用法：加水500毫升，煎成200毫升。上下午分服。

病例：黄××，患慢性肝炎腹水，不能饮食。用上方20剂，腹水消失，饮食正常。

（怀宁县温桥公社碳石大队）

【处方】 黑鱼一条（斤重以上），皮硝四钱。

用法：皮硝从黑鱼嘴装入肚内，放锅里煮熟，吃肉喝汤。每日一剂，连用3天。

疗效：经治7例，均有显效。

（灵璧县尤集公社邱楼卫生室）

〔心脏血管系统疾病〕

风湿性心脏病

【处方】 葳蕤(玉竹)五钱。

用法：每日一剂，两次煎服。

病例：李场大队尤××、田××，患风湿性心脏病。用上方20剂，症状基本消失。

（灵璧县尤集公社医院）

【处方】 荔枝草五钱，金松节五钱，灯芯草三钱，石膏一两。

用法：加水文火煎，每日一剂，连服5～10剂。

病例：王××，男，19岁。患病6年，开始头昏，继之全身浮肿，面黑，喜冷，唇紫，饮食不佳，不能参加体力劳动，病情逐渐加重，心跳剧烈，卧床不起，经县医院诊断为风湿性心脏病。用上方10剂后，症状显著好转，已参加劳动。

注：忌食辣椒。

（当涂县青山公社郑家大队）

冠状动脉硬化性心脏病、心绞痛

【处方】 紫丹参二两，泽兰一两，丹皮一两，郁金一两，桃仁八钱，红花一两，血竭五钱，鸡血藤一两，王不留行一两，制乳没各四钱，琥珀四钱，丝瓜络八钱，当归一两。

用法：上药加水2斤煎浓至400毫升，加防腐剂备用。每日3

次，每次服20毫升。

疗效：经治30例，效果良好。用药后病人一般疼痛发作次数减少，症状减轻，无副作用。

注：本方对房室传导阻滞及高血压瘫痪亦有疗效。

（中国人民解放军一〇五医院）

高血压

【处方】 ①白蒺藜四钱，炒木瓜三钱，制首乌二钱，枸杞子四钱，云茯苓三钱，川续断四钱，黄芪四钱，炒牛膝三钱，红枣五个，生苡仁三钱。

②炒潞党参四钱，枸杞子四钱，川续断三钱，木瓜二钱，黄芪四钱，制狗脊三钱，当归三钱，活磁石三钱，制首乌三钱，怀牛膝三钱。

用法：均用水煎服。①方可服25～30剂，服药期间要按期测定血压，当血压下降至正常或显著下降后，改服②方30剂，以巩固疗效。

疗效：经治年老高血压20例，收到满意效果。

注：忌食鸡、肥肉。

（合肥市无线电二厂医务室）

【处方】 鲜萝卜汁。

用法：一日两次，每次服一小酒杯。

病例：县直陈×，患高血压，头晕。用上方一星期后，头晕消失，血压降至正常。

注：服后矢气多，不可多服。

（含山县医院中医科）

【处方】 地骨皮二钱，*臭梧桐四钱，夏枯草四钱，*豨莶草三钱，**杜仲**三钱，**决明子**五钱。

用法：每日一剂，两次煎服。

疗效：经治1800人次，效果良好。

（马鞍山市人民医院）

【处方】 **马兜铃**三钱。

用法：水煎服。每日早、晚各服一剂，服至患者感到四肢无力时停药，休息7天，再服第二疗程。

疗效：治愈6例，半年来未复发。

注：用上方期间注意观察血压，如血压降得太快，可改为每日服一次。

（马鞍山市第十七冶金医院）

【处方】 **车前草**五钱，**荠菜**五钱。

用法：将上药切碎煎服。

疗效：经治数例，效果显著。

（郎溪县白茅岭农场医院）

【处方】 **刺蒺藜**五钱，**钩藤**五钱，**川牛膝**五钱。

用法：每日一剂，两次煎服。

疗效：经治5例，连服10剂收效。

（灵璧县东风公社北关诊所）

【处方】 **滁菊**一两，**杜仲**一两，**怀牛膝**一两。

用法：每日一剂，两次煎服，连服一周。一般5剂即能见效。

（蚌埠市　　　卫生局）

1949

新 中 国
地 方 中 草 药
文 献 研 究
(1949—1979年)

1979

116 内科疾病

【处方】 三白草根五钱至一两，夏枯草二两。

用法：水煎服，每日一剂，5天为一疗程。

疗效：经治5例，治前血压均在200/100毫米汞柱。一般2～3个疗程即降至正常。

（金寨县白大公社中心大队）

【处方】 地骨皮一两，桑白皮一两，马兜铃五钱。

用法：每日一剂，两次煎服。

疗效：经治10多例，效果良好。

（含山县医院内科）

【处方】 吴茱萸一两，醋少许。

用法：上药研末，用醋调敷双侧涌泉穴。

病例：张××，高血压伴心房纤颤，血压180/120毫米汞柱。用上方两次后，近期血压稳定在130/80毫米汞柱左右。

（含山县医院内科）

期外收缩

【处方】 甘草三钱，党参三钱，桂枝三钱，生地三钱，麦冬三钱，枣仁二钱，麻仁二钱。

用法：每日一剂，两次煎服。

疗效：经治数例，一般3剂见效。

（含山县清溪公社医院）

〔泌尿系统疾病〕

肾 炎

【处方】 白术五钱，猪苓四钱，赤苓四钱，车前子五钱，冬瓜皮一两，五加皮五钱，泽泻五钱，制附子二钱，桂枝二钱。

用法：每日一剂，两次煎服。

疗效：经治600多人次，有效率达80%以上。

（马鞍山市人民医院）

【处方】 玉米须四两，益母草四两，马鞭草四两。

用法：每日一剂，两次煎服。

疗效：经治12例，痊愈8例，无效4例。

（阜南县朱寨公社卫生院）

【处方】 甜蓼（愉悦蓼）。

用法：用鲜全草一把，洗净捣碎如泥状，拌少许75%酒精或白酒，略放些细盐，做成饼贴脐上，以胶布或带子固定，干则再换。连续使用一个月，无效则停用。

疗效：经治急性肾炎6例，均愈。

典型病例：淮建大队王××，女，24岁。于1970年6月患急性肾炎，在本地医疗近3个月，效果不显，尿检：蛋白++++，管型++++。10月份改用上方，7日后尿检为阴性，各种体征均恢复正常。

（淮南市洛河公社医院）

118 内科疾病

【处方】 白茅根四两，西瓜皮四两，玉米须一两。

用法：每日一剂，两次煎服。

疗效：经治 8 例，痊愈 6 例，无效 2 例。

（阜南县袁集公社卫生院）

【处方】 玉米须二两，金钱草一两，车前草一两，泽兰五钱。

用法：每日一剂，两次煎服。

疗效：经治13例，痊愈10例，无效 3 例。

（阜南县柳沟公社卫生院）

【处方】 °徐长卿一两，白茅根一两，爵床一两，公猪蹄一对。

用法：上药煎至汤沸肉烂时，去药，喝汤吃肉。

疗效：经治 5 例，全部好转。

典型病例：年××，男，5 岁。全身浮肿，小便减少，尿检蛋白+，红血球+，白血球++，透明管型+，颗粒管型+。用上方 3 剂，基本痊愈。

注：1.如没有猪蹄可用红糖。2.忌盐一周。

（嘉山县张八岭公社中良大队合作医疗室）

【处方】 °荔枝草一至二两，车前草一两，大青叶三钱，白茅根一两。

用法：每日一剂，两次煎服。

病例：李××，男，28岁。患肾炎年余。曾多次使用中西药治疗无显效。体检：面部不浮肿，肾区扣诊+，尿蛋白+++，白血球++。用上方20剂，小便恢复正常。

（芜湖市郊区医院）

肾　炎　119

【处方】　①玉米须一两，白茅根一两，车前子五钱。

②黑鱼一条，大蒜头（分瓣去皮）适量。

用法：先服①方，每日一剂，水煎服。待症状显著好转，改服②方。

病例：仓头公社茅塘大队卫××，男，8岁。患急性肾炎，面肢浮肿较重，尿量极少，行动困难。用①方10剂，面浮消退，下肢浮肿轻微，尿量增多；又服②方3剂，尿检恢复正常。

注：服药期间均须淡食。

（无为县人民医院中医科）

【处方】　鲜马鞭草一两，鸡蛋二个。

用法：将马鞭草洗净切碎，放入瓦罐内与鸡蛋同煮数沸，去药，食蛋喝汤。每日一剂，连服3日。

疗效：经治5例，均愈。

典型病例：×××，发烧，尿频；尿检：蛋白$^{++}$，红血球$^{+++}$，上皮细胞$^{+++}$。曾用四环素、氯霉素等均无效。用上方3剂，基本痊愈。

注：广德县同集公社西村大队，用鲜马鞭草捣烂，敷肚脐及百会穴。亦有效。

（合肥市无线电二厂医务室）

【处方】　土牛膝根二至三两，车前草一两，白茅根四钱，益母草五钱，荠菜一两，老鸡一只（去内脏）。

用法：水煎煮，吃肉喝汤，分次吃完。

疗效：经治急性40例，慢性2例，均基本痊愈。

（含山县包山公社一统碑大队）

【处方】 **玉米须**五钱，**白茅根**五钱。

用法：每日一剂，两次煎服。

疗效：急性肾炎基本在一周内可见效。

病例：周××，男，9岁。诊断为：急性咽喉炎和急性肾炎。先给青霉素20万单位，每日两次，肌肉注射。第三天开始用上方，第四天开始尿量增加，尿检好转，第七天尿转正常。住院10天，全身情况好转。

（中国人民解放军安徽生产建设兵团一师医院）

【处方】 **葎草、卤碱。**

用法：取葎草茎叶适量，洗净切碎后，入臼内捣烂，再加卤碱（葎草10份，卤碱1份）捣成泥状，贮存在干瓦罐内或瓷瓶中备用。取上药8～10克，捏成饼，敷于前囟部，绷带固定，3天后揭去。另取8～10克如前法敷在腹部水分穴处，3天后揭去。另取8～10克，如前法敷在脐下耻骨上方，3天后揭去。总计历时9天为一疗程。

病例：纪××，男，40岁。头痛，全身浮肿月余。用利尿降压等药物，治疗10天，疗效不显，血压138/90毫米汞柱。血象：白血球13,000，中性70%，酸性3%，淋巴18%，红血球430万。尿检：蛋白+++，细胞管型2～3，颗粒管型2～3。用上法治疗9天，尿蛋白、浮肿均消失，管型与血尿显著减少，血压下降。

（中国人民解放军安徽生产建设兵团十团卫生队）

【处方】 **鲜虎杖根**三至四两，**千金银花**五钱，**白糖**半斤。

用法：每日一剂，两次煎服，连服3日。

疗效：发明大队用此方治疗30余例，效果显著。

（全椒县小集公社医院）

1949

新 中 国
地 方 中 草 药
文 献 研 究
(1949—1979年)

1979

【处方】 白茅根一两，车前子五钱，萹蓄草一两，冬瓜皮一两，老姜皮一钱。

用法：每日一剂，两次煎服。

病例：姜××，女，26岁。全身浮肿，以眼睑、面部最明显，尿少，红色。尿检：蛋白$^{+++}$，红白血球各$^{++}$，颗粒管型$^{+}$，同时伴有腰痛、腹胀，血压略增高，晚间下肢肿势明显。用上方7剂，尿量渐多，浮肿减退；续服7剂，尿检接近正常。后用五皮饮5剂，症状全部消失。

（无为县人民医院中医科）

【处方】 ﹒山豆花根（毛叶胡枝子根）一两，黄老母鸡一只。

用法：用玻璃片或碎碗片杀死老母鸡，从鸡屁股处切开，取出内脏（鸡蛋花及鸡肫、鸡肝仍放入鸡肚内），将毛叶胡枝子根洗净砸碎放入鸡肚内，将鸡放入去盖的瓦罐中，将瓦罐放在盛水的铁锅内。蒸8小时后，去药草，喝汁吃肉。一日吃不完，次日加少量水蒸后再吃。每周吃一只，一般连吃3只即可。

疗效：一般在服药后第三天见效。据献方人反映：曾治愈500余人。

注：1.在宰杀和蒸煮过程中，鸡、药均避免与铁器接触。2.治疗期间禁食含盐食物、鲤鱼、牛、羊、鹅、老母猪肉及红糖120天。

（合肥邮电局萧退休工人）

【处方】 鲜白茅根二两，鲜金钱草一两，鲜鸭跖草一两，鲜车前草一两。

用法：上药煎浓至90毫升。一日3次，每服30毫升。

疗效：经治多例，一般症状和尿检均有好转。

（金寨县医院）

1949

新中国
地方中草药
文献研究

(1949—1979年)

1979

【处方】 潞党参三钱，生黄芪三钱，泽泻四钱，川续断三钱，
炙甘草二钱，生白术三钱，生地黄四钱，猪苓五钱，
金银花四钱，干姜五分，炒枳实二钱，防己五钱，
杜仲三钱，苏叶梗三钱。

用法：每日一剂，两次煎服。

疗效：经治20例，效果良好。

(中国人民解放军一〇五医院)

【处方】 梧桐子一两，石韦六钱。

用法：加水300毫升，煎成100毫升。每日一剂，分上下午两
次服。

疗效：经治4例，均已好转，仅1例尿检尚有蛋白质。

典型病例：潘××，患肾炎已一年，时肿时消。在发作严重
生命垂危时，用上方20多剂，浮肿消失。

又 李××、胡××，均患肾炎，浮肿严重。用上方浮肿消
失，尿检恢复正常。

注：禁食生冷，不要受寒湿，忌盐及其他刺激性食物，注意
休息。

(怀宁县████卫生局)

【处方】 铁扫帚一两，苦苣菜一两，红糖一两。

用法：每日一剂，两次煎服。

疗效：经治60余例，均有效。

典型病例：邓××，男，13岁。患肾炎，全身浮肿，尿少。
用上方治愈。

注：忌盐。

(庐江县魏岗公社医院)

【处方】　陈瓠子三至四两，鲜紫竹叶二两。

用法：煎水当茶饮，连服5～7天为一疗程。

疗效：经治7例，收效显著。

典型病例：杨××，男，5岁。患肾炎。用上方5剂，随访尿检正常。

注：如无紫竹叶，用小竹叶也可，效果略差。

（含山县包山公社医院）

肾盂肾炎

【处方】　银花二钱，连翘三钱，石斛四钱，土茯苓四钱，知母三钱，生地四钱，泽泻三钱，黄芩三钱，粉萆薢四钱。高热者加石膏一至二两，大血藤一两，败酱草一钱，土牛膝一两，银柴胡三钱。

用法：每日一剂，两次煎服。

疗效：经治34例，除8例无效外，其余均愈。一般用上药6剂后，尿检恢复正常。

（芜湖市郊区医院）

【处方】　海金砂五钱，怀牛膝五钱，金钱草五钱，车前草五钱，一见喜五钱，瞿麦五钱，滑石四钱。

用法：每日一剂，两次煎服。

疗效：经治10余例，效果良好。

典型病例：尹××，腰痛，血尿，尿痛，7～8天后入院。经肾盂造影排除肾结核及泌尿道结石后，用上方一周，低热及前述症状消失。连服两周，尿检多次恢复正常，迄今未发。

（铜陵市工人医院新医疗科）

1949

新 中 国
地 方 中 草 药
文 献 研 究
(1949—1979年)

1979

124 内科疾病

尿路感染

【处方】 黄柏三钱，黄芩三钱，焦山栀三钱，泽泻三钱，瞿麦三钱，萹蓄三钱，细木通三钱，茯苓三钱，大小蓟各三钱。

用法：每日一剂，两次煎服。

疗效：经治900余人次，效果显著。

（马鞍山市人民医院）

【处方】 益母草三两，篇草三两。

用法：加水1斤，煎成半斤。每日一剂，两次煎服。

病例：李××，男，19岁。突然尿血，轻度发热，腰痠不适。尿检：红血球满视野，有脓球、蛋白等。用上方3天后复查，尿液转清，为巩固疗效，继续服用10天，痊愈。

（中国人民解放军安徽生产建设兵团十团五连）

【处方】 车前草一两，萹蓄二两，金银花五钱，甘草一钱，

用法：每日一剂，两次煎服。

疗效：经治21例，有效20例，无效1例。

（阜南县柳沟公社卫生院）

【处方】 蒲公英五钱至一两，车前子五钱至一两。

用法：每日一剂，两次煎服。

病例：戴××，女，6岁。患尿路感染。用上方治疗一星期后，尿检恢复正常。

（和县城北公社十里大队合作医疗室）

【处方】 鲜车前草二至三两，鲜小蓟二至三两。

用法：每日一剂，两次煎服。

病例：朱××，女，22岁。患尿血、尿痛。用上方2剂后，痊愈。

（中国人民解放军安徽生产建设兵团十五团卫生队）

【处方】 车前草五两。

用法。每日一剂，两次煎服。

疗效：经治8例，2例痊愈，6例好转。

（安徽省人民医院、长丰县下塘公社）

【处方】 鲜萹蓄一两，海金砂五钱，石韦 五钱，白茅根一两。

用法：每日一剂，两次煎服。

疗效：经治28例，均愈。

（歙县黄山医院）

乳 糜 尿

【处方】 *楤木根一两，*菝葜根一两。

用法：每日一剂，两次煎服。

疗效：经治20例，15例在一个月左右症状消失，5例效果不显。上药对微丝蚴没有杀灭作用。

典型病例：桐城花山公社陈××，男，45岁。患乳糜尿两年多，自发病后，身体逐渐消瘦，小便乳白色，尿液乳糜检查阳性。用上方治愈，一年后随访没有复发。

（安庆地区 卫生局）

【处方】 韭籽三钱至五钱，萆薢五钱至八钱，益智仁五钱，
菖蒲三钱，川柏三钱，莲子五钱至二两，甘草梢三
钱，乌药三钱，灯草一分。加减：有块加海金砂五
钱；血多加阿胶三钱，三七二钱；血少加炒蒲黄三
钱，炒艾叶三钱；腹痛加木香二钱。

用法：每日一剂，两次煎服。

疗效：经治45例，有效率达89%。

典型病例：陈××，女，41岁。患乳糜尿3年，反复发作，
伴有血尿，甚则乳糜尿成块，阻塞尿道，形成尿潴留，虽经治疗，
效果不显著。用上方，加炒蒲黄2钱，三七2钱（后两味研末，
分两次冲服），3天即愈，至今未发。

注：1.除个别病例配服海群生外，未配合其他药物。2.自服
药开始禁食含蛋白质、脂肪多的食物，以及刺激性食物（如烟、
酒、辣椒、蒜等）。3.在服药期间注意休息。4.在治疗期间禁房
事。

（阜阳地区医院中医科）

【处方】 石莲子二两，茯苓四钱，仙鹤草六钱，海螵蛸三钱，
熟地四钱，党参三钱，黄芪四钱，蒲黄三钱，阿胶
三钱，当归二钱，白术二钱，甘草五钱。

用法：每日一剂，两次煎服。

疗效：经治5例，效果显著。

（安徽省人民医院）

【处方】 玉米须一两。

用法：每日一剂，两次煎服。连服10天为一疗程。

疗效：经治21例，有效15例，6例效果较差。

（阜南县张寨公社卫生所）

【处方】 猪苓三钱，茯苓三钱，炒白术三钱，官桂一钱五分。

用法：每日一剂，两次煎服。

疗效：经治20例，效果显著。

（淮南市东风区防治院）

〔血液系统疾病〕

贫　血

【处方】 黄芪三钱，生地四钱，鸡血藤胶三钱，甘草二钱，
　　　　百合三钱，大枣十枚。

用法：每日一剂，两次煎服，连服10剂以上。

疗效：治愈5例。

注：上方适用于营养不良性贫血。

（金寨县░░░卫生局）

【处方】 锦鸡儿（土黄芪）三钱，奶参三钱，淫羊藿二钱，
　　　　天门冬三钱。

用法：每日一剂，两次煎服。

疗效：经治30例，均愈。

典型病例：余原大队江××，男，成年。发疟疾后，贫血体虚，头昏，四肢无力，不能劳动。用上方3剂后，大有好转，能参加劳动。

注：1.适用于病后体虚贫血。2.奶参为桔梗科植物四叶参。

（祁门县凫丰公社卫生院）

1949
新中国
地方中草药
文献研究
(1949—1979年)
1979

128 内科疾病

【处方】 针砂一两，皂矾一两，大枣肉半斤。

用法：将上药与枣肉捣烂和匀为丸。每日 3 次，每次服 2钱。

疗效：经治28例，临床观察疗效很好。

典型病例：徐××，男，39岁。在插山芋时中"粪毒"后，逐日消瘦，贫血头晕，四肢无力，经粪检为钩虫病。用灭虫灵驱钩虫，并用上方一剂后，贫血症状好转，服2剂症状消失。

(望江县石山公社医院)

恶性网状细胞增生症

【处方】 狗舌草四钱。

用法：煎服，一般服 3 ～ 4 周，待病情稳定后，改为服一周停5天，维持疗效。

病例：夏××，男，20岁。因反复不规则发热，肺部游走性阴影，1970年 3 月 14 日至 30 日第一次住院，诊断为肺炎及颗粒细胞减少症，经治疗体温恢复正常，出院时白细胞2,500，中性14%，淋巴86%，拒绝骨穿检查。出院后继续服用维生素B_4、B^6等。半月后体温又增高，伴有贫血，胃纳减退，全身乏力，再次入院。体检：体温38.3℃，贫血面容，周身浅表淋巴结轻度肿大，两上肢及背部皮肤有散在出血点，心率112次/分，两肺散在性少许干啰音，肝肋下 2 厘米，质中，脾肋下 3 厘米。胸透：左侧第三肋间中带可见片状阴影。化验检查：血红蛋白 8 克，白细胞3,800，中性32%，淋巴68%，血小板43,000。骨髓检查：培养无细菌生长。骨髓细胞学检查：增生活跃，粒、红两系均明显抑制，异常网状细胞占53.2%。诊断为恶性网状细胞增生症。第二次入院开始时，给抗菌素及激素(强的松 20 毫克/日)，并应用维生素

B_4、B_6等药物，但体温越来越高，病情日趋恶化，加用氢化可的松 200 毫克/日静滴，仍不能控制体温。5月3日诊断为"恶网"后，采用狗舌草治疗，同时用强的松40毫克/日，氢化可的松200毫克/日，用红霉素、庆大霉素抗感染及少量多次输血，约一周体温下降，肺部阴影仍未吸收，摄胸片符合炎性病变。此后病情日益好转，贫血改善，白细胞逐渐上升，5月15日开始将抗菌素和激素逐渐减量，狗舌草维持原量继续煎服。至6月8日出院时，患者觉体力稍差外，无任何不适，一般情况明显改善；血检：白细胞上升为7,900，中性68%，淋巴32%，血红蛋白11克，血小板128,000；肝脾缩小不能触及，胸透复查肺部阴影吸收；骨髓复查：粒红为1.2:1，粒系统增生减低，红系统增生明显活跃，仅偶见异常网状细胞。患者出院后仍间断服用狗舌草，经一个半月随访观察，病情稳定，一般情况良好。

（安徽省人民医院）

血小板减少症

【处方】　白芨三钱，白茅根三钱，藕节炭三钱。

用法：每日一剂，两次煎服，5天为一疗程。

疗效：经治6例，近期效果显著，血小板平均数由49,000增加至93,500。

（铜陵市机械总厂卫生所）

【处方】　仙鹤草二两，白芨三钱，红枣十个。

用法：每日一剂，两次煎服，连服一月左右。

疗效：经治3例，效果显著。

（金寨县　　　卫生局）

1949

新 中 国
地方中草药
文 献 研 究
(1949—1979年)

1979

【处方】 猫肉半斤，大蒜一两。

用法：炖服。

疗效：经治3例，近期治愈2例，无效1例。

（庐江县黄屯公社医院）

【处方】 犀角二分，羚羊角二分，生地黄二钱，杭白芍二钱，
丹皮二钱，红花二钱，甘草一钱。

用法：每日一剂，两次煎服。

疗效：经治3例，近期均愈。

典型病例：薛××，4岁。患血小板减少性紫癜已一年多，经多处治疗未愈。用上方治愈。

（含山县仙踪公社医院）

【处方】 蔷薇根五钱，旱莲草五钱，浮小麦一两，马兰一两，
生地三钱。

用法：每日一剂，两次煎服。

疗效：经治2例，症状改善。

典型病例：庐北公社高山大队张××，女，23岁。血小板达25,000，全身满布紫癜，鼻衄，阴道出血，经西药和输血治疗症状一度好转，后又复发。用上方10余剂，症状缓解，血小板检查为90,000，观察半年未复发。

（庐江县魏岗公社医院）

再生障碍性贫血

第一阶段：以滋阴降火，化瘀止血，扶阳守中，保持血液稳定为主。

【处方】 生蒲黄三钱，茅根三钱，藕节炭四钱，生地三钱，寸冬五钱，天冬二钱，地骨皮三钱，丹皮三钱，盐知母五钱，竹茹三钱，生石膏三钱，小蓟三钱，龟板二钱，甘草八分。

用法：每日一剂，两次煎服，连服一月左右。

第二阶段：以调理脏腑，润肺填虚，助元气为主。

【处方】 炙黄芪二钱，人参五钱，白术三钱，云苓二钱，丹皮五钱，地骨皮三钱，生熟地各三钱，全当归三钱，赤白芍各五钱，阿胶珠二钱，何首乌三钱，枸杞子二钱，川牛膝五钱，天冬二钱，莲子心二钱，麦冬二钱，丹参二钱，陈皮二钱，甘草一钱，龟板三钱，五味子八分，谷芽二钱，焦山楂二钱，盐知母五钱。

用法：每日一剂，两次煎服，连服一月左右。

第三阶段：以添精益髓，增强骨髓的造血功能为主。

【处方】 熟地五两，山药三两，吴萸黄二两，茯苓二两，丹皮二两，泽泻二两，羊骨二十斤。

用法：将羊骨砸碎取髓另置，碎骨加水煮3小时，剔除附着的筋、肉后，羊骨再加水，文火煎20小时，去骨取滤汁，撇去油脂。前6味药共研为面（即六味地黄面）连骨髓一同加入以上滤汁中，熬成膏（切勿熬焦），制成丸剂，晒干备用。每日早晚各服6钱至1两2钱。

以上三阶段合计总疗程应在6个月以上。

疗效：经治5例，4例痊愈，1例明显好转。

典型病例：三二三地质队王××，男，46岁。曾经蚌埠三院、省立医院、血研所鉴定为再生障碍性贫血。1967年4月6日入院时，体质极差，全身出血，濒于临死状态。血检：血色素2%，红血球850,000，白血球2,000，中性2%，淋巴8%，血小板20,000。

1949

新中国
地方中草药
文献研究
(1949—1979年)

1979

132 内科疾病

用上方按疗程及体质情况进行治疗，症状明显好转，继续治疗720天出院，完全恢复健康，胜任原工作。出院时血检：血色素12.5%，红血球4,000,000，白血球5,100，淋巴44%，中性56%，血小板135,000。

（涡阳县医院）

白 血 病

【处方】 当归四钱，川芎四钱，赤芍三钱，红花三钱，鳖甲三钱，栀子三钱，生地四钱，丹皮四钱，桃仁四钱，甘草二钱，穿山甲二钱，另取桃叶、荭草不限。

用法：先将桃叶、荭草等量水煎取汁，再加上药共煎熬膏。在检查白血病的骨髓穿刺处外敷药膏。

疗效：经治数例，均有显效。

典型病例：娄庄大队陈×，女，成年。患白血病，先后经县和地区医院骨髓穿刺确诊。用上方治疗后，症状逐渐消失。

注：桃叶、荭草愈多愈好，可用大铁锅水煎，取汁。

（灵璧县娄庄公社医院）

白血球减少症

【处方】 生熟地各五钱，黄精一两，红枣一两，甘草三钱。

用法：每日一剂，两次煎服，连服5天。

病例：雷××，患肝癌，经化学疗法后，白血球下降，血检：白血球总数为1,850。用上方5剂后，白血球复查为7,900。

（安徽医学院附属医院）

〔内分泌和代谢疾病〕

单纯性甲状腺肿

【处方】　猪气管一具，海藻二两。

用法：上药同煮烂，喝汤吃肉，分两天服完。

病例：刘××妻，颈粗肿。用上方两周痊愈。

（五河县头铺公社冯井大队卫生室）

【处方】　白芥子三钱，海藻五钱，昆布五钱，海螵蛸二钱，
青皮二钱，海浮石三钱，荔枝核一两，夏枯草二钱。

用法：每日一剂，两次煎服。

疗效：经治3例，效果显著。

（金寨县　　　卫生局）

【处方】　黄独（黄药子）五钱，夏枯草三钱，昆布一两。

用法：每日一剂，两次煎服。

疗效：经治数例，效果良好。

（金寨县　　　卫生局）

甲状腺机能亢进

【处方】　黄独二两，白酒一斤。

用法：黄独切片晒干，泡入酒内5日。每日早晚各饮两酒杯。

病例：高峰大队肖××，男，成年。患甲状腺机能亢进已4年，眼球突出，甲状腺肿大，怕热，多汗，消瘦，腹泻（每日4～

5次），心动过速，双臂直伸时，手指有细震颤，先后多方治疗未好转。用上方服药酒两斤后，症状明显好转。

（广德县誓节公社光明、高峰两大队联合合作医疗室）

糖 尿 病

【处方】 菝葜二两，乌梅一个。

用法：每日一剂，两次煎服。

疗效：经治 4 例，3 例显效，1 例好转。

典型病例：陈××之母，50岁。患糖尿病 5 年，曾就诊很多医院未愈。用上方40天痊愈。

（和县绰庙公社妯山大队合作医疗室）

【处方】 熟地五钱，肉苁蓉三钱，党参三钱，条参五钱。

用法：水煎当茶饮，连服 7 天。

疗效：经治 2 例，效果显著。

（金寨县 卫生局）

【处方】 天花粉三钱，盐知母五钱，黄柏三钱，银花四钱，麦冬四钱。

用法：水煎当茶饮，连服 7 天。

（金寨县 卫生局）

【处方】 太子参四钱，淮山药五钱，大熟地三钱，五味子二钱。

用法：每日一剂，两次煎服。

（安徽省人民医院）

〔运动系统疾病〕

风湿性关节炎

【处方】　虎杖五钱，*绵毛马兜铃(寻骨风)四钱，土牛膝三钱，白酒一斤。

用法：上药放酒内浸泡一周。每日3次，每次服一盅。

疗效：经治11例，痊愈7例，好转3例，无效1例。

（滁县乌衣公社新华大队卫生所）

【处方】　茜草根二两，白酒一斤。

用法：浸泡7天后，第一次喝七、八成醉，盖被出汗。以后每日服一次，每次一小杯。

疗效：经治13例，痊愈11例，无效2例。

（阜南县袁集公社卫生院）

【处方】　鲜佩兰根四两，黄酒半斤(甜米酒亦可)。上身痛加防风五钱，下身痛加牛膝八钱，茜草根适量。

用法：每日一剂，水煎服，连服10剂为一疗程。

疗效：经治20余例，效果良好。

（歙县徽城公社程家坪大队）

【处方】　*锦鸡儿(去外皮)二两，勾儿茶二两，钩藤根一两，白酒二斤。

用法：上药用白酒或黄酒浸泡5天备用。每日早晚各服5钱，轻者服一料，重者服两料。

疗效：经治10余例，效果良好。

（歙县溪口公社塔坑大队）

1949
新 中 国
地方中草药
文 献 研 究
(1949—1979年)
1979

136 内科疾病

【处方】 虎杖二两，茅莓根二两，老妈妈爱二两，白酒一斤。

用法：上药放白酒浸泡半个月后备用。每日3次，每次服10毫升。

病例：牛××，男，60岁。右上肢麻木疼痛，不能上举，穿衣要人帮助，两年未参加劳动，经多款服西药、贴膏药、针灸无效。用上方服药酒3斤痊愈，现已参加劳动。

注：1.肠胃溃疡病者慎用。2.老妈妈爱为葡萄科的植物蛇葡萄根。

(中国人民解放军安徽生产建设兵团八团后勤处)

【处方】 鲜桃叶三十斤。

用法：加水适量煎至桃叶呈暗褐色，过滤去渣，再用文火熬成膏状，加樟脑25克、冰片3克备用。用此膏敷贴疼痛处。

疗效：经治多例，效果显著。

(淮南市第二矿工医院)

【处方】 桑椹子(放白浆时)一斤，白酒二斤。

用法：桑椹采后即放入白酒浸泡7天，滤渣备用。每日早晚各服5钱。

疗效：经治8例，7例有不同程度的效果。

(歙县石潭公社卫生院)

【处方】 火赤链蛇，酒若干斤。

用法：将蛇置瓮内，加清水泡养1～2天，使之排去粪便后，再将蛇泡酒中，按每斤火赤链蛇加酒2～3斤，浸泡2～4周后备用。每日两次，每次服1～2小酒杯。

疗效：经治3例，疼痛显著好转。

(郎溪县岗南公社涧下大队医疗室)

【处方】 *绵毛马兜铃（寻骨风）二两，威灵仙二两，野蔷薇根二两，肉桂三钱，白酒二斤。

用法：将上药洗净切片，放入酒内浸泡一周，每日2～3次，每次喝1～2盅。

疗效：经治15例，14例痊愈，1例好转。

典型病例：马××，男，34岁。患周身关节痛，卧床不起，难以行走，饮食减退，骨瘦如柴，经外地医院诊断为风湿性关节炎。用上方一周后痛减，两周后症状消失，休息半月痊愈，20天后能参加生产。追访一年多未复发。

注：治疗期间注意休息，不下冷水。

（含山县铜闸公社前进大队医疗室）

【处方】 闹羊花根二至四钱，*陆英（八棱麻）五钱至一两，桂皮五钱，*寻骨风五钱，茅根七根。根据病人体质和病情，剂量可酌情而减。

用法：上药用烧酒1斤文火煮后去渣备用。每日两次，每次1～2汤匙，待症状好转后，逐次减量。

疗效：经治30例，有效率达90％。

（怀宁县石镜公社团结大队）

骨、关节炎

【处方】 *绵毛马兜铃（寻骨风）二两，*菝葜四两，白英根二两，五加皮一两，生地榆一两。

用法：加水煎取药汁1000毫升左右，加白酒4两，每日服一次，7天服完。

（马鞍山市人民医院）

1949

新中国
地方中草药
文献研究

(1949—1979年)

1979

【处方】 桑枝二两，红糖一两。

用法：将桑枝加水煮矸后，加红糖再煮15分钟，去桑枝。每日一剂，上、下午各一次，连服3～5剂。

疗效：经治15例，治愈12例，好转3例。

典型病例：吴××，女，成年。患关节炎，手足屈伸困难，痛不可忍，经多种药物治疗无效。用上方6天后，症状消失，手足活动如常。

（歙县许村区中心卫生院）

【处方】 虎杖二两，野老鹳草二两，土牛膝根五两。

用法：每日一剂，两次煎服。

疗效：经治风湿性坐骨痛数例，效果良好。

（黄山林管处医务室）

【处方】 苦竹五两，酒半斤。

用法：泡酒一周后服用。每日两次，每次一杯。

疗效：经治3例，均愈。

（歙县霞坑公社上干大队合作医疗室）

【处方】 野葡萄根二两，酒二斤。

用法：上药浸酒一周备用。每次服一小酒杯，早晚各一次。

（濉溪县 ██ 卫生局）

【处方】 椿树子二两，羊骨二两，生姜一两，老葱连根四两，白酒一斤半。

用法：浸泡10天，早晚各服一小盅。

（安徽省人民医院）

〔神经系统疾病及精神病〕

面神经麻痹症

【处方】 葱头一个，红枣一个，生姜一小块，苦杏仁二粒，银朱适量，巴豆一粒，籽棉一个。

用法：将前5味药研成糊状包在巴豆上，再剥下籽棉上的絮，包裹上药塞在患侧鼻孔，患者对镜子看，直至矫正后立刻去掉。

疗效：经治1例，20分钟见效。

（合肥市模型厂医务室）

【处方】 白附子、僵蚕、全虫各等量。

用法：共研细末，每日3次，每服1钱。

病例：大石岗村金××，男，45岁。患口角歪斜10余天，诊断为面神经麻痹。用上方5天痊愈。

（望江县石山公社医院）

癫 痫

【处方】 热藏胎盘组织液。

用法：以热藏胎盘组织液注射长强穴，成人2毫升，小儿酌或，10天为一疗程。如无效，隔7～10天再注。

病例：铜山县唐心大队杨××，男，4岁。患癫痫，连续在某地神经科治疗3次无效。用上方两个疗程即愈。

（灵璧县王集公社医院羊山分院）

1949

新中国
地方中草药
文献研究
(1949—1979年)

1979

140 内科疾病

【处方】 *狼毒(甘遂)七分五厘。

用法：将甘遂根研末，或与饭同捣做成丸，备用。将上药开水吞服，过2～3小时即泻出大量粘液痰沫，也有服药呕吐的。

疗效：经治2例，其中1例服药后一年多没有发病，另1例半年多没有发病。

典型病例：城关镇盛××，男，33岁。因精神受刺激发生癫痫，初起数日发病一次，继则一日数次，曾服苯妥英钠等药，未能治好。用上方隔日一剂，服药2小时后吐出和屙出痰沫6～7次，共3剂而愈。至今一年多没有发病。

(祁门县 卫生局)

【处方】 白矾三两，广郁金七两，薄荷、朱砂各适量。

用法：白矾、郁金研细粉，用薄荷煎水泛为丸，如梧子大，朱砂为衣。每日早晚各吞1粒，开水送下。

病例：古溪公社林村大队王××，女，成年。患此病已久。用上方后，8年未发。

注：1.多数病例服药40～50天时，觉心间如有物脱出，即接近治愈。2.孕妇忌服。

(祁门县胥岭公社六都大队医疗室)

【处方】 鲜地榆根五钱至二两，猪蹄两个。

用法：把药洗净与猪蹄同煨，去药渣后，吃肉喝汤。

病例：李××，患癫痫。用上方4次即愈，一年多追访未复发。

又 张××，男，成年。5～6岁时患癫痫，用上方6～7次病愈，以后未复发。

(庐江县石桥公社医院、金寨县 卫生局)

【处方】　黄芪一两，防风五钱，清半夏三钱，甘草二钱。

用法：每日一剂，两次煎服。

疗效：自1950年以来，试治11例，效果良好。5岁以上按此剂量服20～30剂，即恢复正常。

（濉溪市　　　卫生局）

【处方】　青果一斤，明矾四两，辰砂(水飞)二两，白糖二斤。

用法：先将青果、明矾共煎去渣，加白糖收膏，拌入辰砂，备用。成人每日3次，每次一汤匙，每次临服要搅拌均匀。

疗效：经治700例，疗效良好。

典型病例：新安大队王××，女，16岁。患癫痫已两年。用上方后，一个月即停止发作，至今未发。

注：自服药日起忌食猪、羊、马、狗肉一年。

（六安县木厂公社医院）

【处方】　蜈蚣二条，全蝎三钱，半夏四钱，附块五钱，乌梢蛇一两，僵蚕四钱，明矾四钱，牙皂四钱，雄黄三钱，飞朱砂二钱，胆星四钱。

用法：上药共研末，以糊为丸如梧子大。一日3次，每服5分。

病例：含城蔬菜队王××，20余岁。患癫痫多年。用上方一料未完即愈。

（含山县医院中医科）

【处方】　郁金一两，白矾四钱，制南星五钱，远志五钱，天竺黄五钱，石菖蒲六钱。

用法：共研末，和糊为丸如蚕豆大。早晚用姜汤各送服1丸。

（金寨县　　　卫生局）

神经衰弱

【处方】 稀莶草一两，钩藤三钱，苍耳子二钱。

用法：每日一剂，两次煎服。

疗效：经治22例，均获满意效果。

（蚌埠市第三人民医院）

【处方】 天麻三钱，五味子三钱，何首乌一两，白蒺藜三钱，枸杞三钱，柏子仁二钱，潼蒺藜三钱，路党参五钱。

用法：每日一剂，两次煎服，3～4周为一疗程。

疗效：经治25例，疗效良好。

典型病例：王×，失眠已2～3年，每日仅能睡2～3小时，睡后多梦，易醒。用上方后睡眠好转，做梦减少。

（中国人民解放军一〇五医院）

【处方】 皂荚一个，枫香树根皮一两，茅根三根。

用法：先将皂荚烧存性，研细末。再焙后两药煎水，冲皂荚细末服。每日一剂，分两次服，连服一周。

病例：徐××，女，成年。患神经衰弱多年，发时多疑惊恐。用上方治愈，已两个多月未发作。

（庐江县洋河公社医院）

【处方】 党参四钱，五味子二钱。

用法：每日一剂，水煎，晚睡前2小时服。5次为一疗程。

疗效：对改善失眠、头晕等症状有显效。

（灵璧县黄湾公社医院）

精神分裂症

【处方】　明雄黄三钱，明矾二两。

用法：共研细末，加红糖适量冲服，每日一次。

疗效：治愈600余例。

典型病例：无为县民权公社黄柏大队王××，男，21岁。思忧日久，又因争吵诱发打人，狂言乱语，昼夜不眠，经某院诊断为精神分裂症，用电疗及冬眠药物未效。先用上方1剂，又用上方加礞石滚痰丸4剂，并进行思想教育，6天后，夜能入睡，神志清楚，一切恢复正常。

（六安县木厂公社医院）

【处方】　蚯蚓(最好是活的)三十条，韭菜汁一盏，制大黄一两。

用法：活蚯蚓先水养去脏，再用开水烫死，水煎约2小时后，加大黄续煎5分钟，滤渣取汁冲韭菜汁一次服。

疗效：经治愈26例，轻者1～2剂可愈，重者5剂以上可收效。

注：孕妇忌服，体弱者慎用。

（望江县向阳医院）

【处方】　芫花二钱，胆南星三钱，生川军三钱，牙皂三钱，决明子三钱，连翘心三钱，煅礞石五钱，慈竹叶三钱，牡蛎三钱。

用法：每日一剂，两次煎服。

病例：胡××，男，28岁。打人、毁物两个月，诊断为精神分裂症，用氯丙嗪(最高日量450毫克)，仍未控制症状，不断打

1949
新 中 国
地 方 中 草 药
文 献 研 究
(1949—1979年)
1979

144 内科疾病

人约 4 个月。用上方并配合用氯丙嗪每日250毫克后，渐趋安静，结合进行思想教育后，症状好转，已参加打扫卫生等劳动。

注：服药后，可能有恶心烧灼感。

（合肥市精神病院门诊部简易病房）

【处方】 鲜猪心二个，净朱砂一钱。

用法：把竹筷削尖，将猪心扎 3 个洞，每个猪心填入朱砂 5 分，用砂锅炖熟，喝汤吃肉，连服20～30个即恢复正常。

疗效：此方自1941年开始试用，治愈人数以前未记载。1958 年到1970年，治愈 150 人。

典型病例：张××，女，成年。经某医院诊断为精神分裂症，治疗 5 个月无效。用上方15天即愈。

注：在治疗期间，避免精神受刺激。

（淮北市　　　卫生局、淮北市人民医院）

儿科疾病

发热惊厥

【处方】 朱砂五分，鲜公鸡血适量。

用法：将朱砂研细末，取公鸡血冲服。

病例：王集公社羊山大队郑××，男，5岁。每发热体温达38℃左右即发生惊厥，经多方治疗无效。用上方两次治愈，至今未发。

（灵璧县王集公社医院羊山分院）

【处方】 车前草根二钱，菊花根二钱。

用法：每日一剂，两次煎服。

疗效：经治5例，均愈。

（郎溪县████卫生局）

【处方】 鸭跖草、鼠曲草各适量。

用法：水煎取汁，当茶频饮。

疗效：经治8例，效果良好，一般两剂可愈。

（郎溪县梅渚公社合作医疗室）

【处方】 蛇莓全草二两（鲜品），婴儿酌减。

用法：每日一剂，加水煎至300毫升左右，分3次服完。

疗效：经治10余例，效果良好。

典型病例：丁××，女，3岁。高热40℃，打惊。用上方煎服，第一次服后2小时体温降至38℃，第二次恢复正常。

（中国人民解放军安徽生产建设兵团十团五连）

【处方】 瓜子金（鲜品）三钱。

用法：煎水当茶饮。

疗效：经治多例，效果良好。

注：对感冒疗效亦好。

（歙县南源口公社卫生院）

【处方】 金银花一两，半枝莲一两，红糖适量。

用法：共捣烂，敷印堂穴。

病例：夏××，男，2岁。发高热惊风。用上方即愈。

（庐江县许桥公社医院）

【处方】 鲜马兰头根三钱，半边莲五分。

用法：煎服。

疗效：经治100例，80%有效，一般经24小时退热止抽。

（原载《绩溪县中草药单验方选编》）

小儿夏季热

【处方】 鲜荷叶二两，冬瓜皮二两。

用法：把荷叶切碎用蜂蜜（或糖）炒，勿炒太热。上两味同煎水频饮，每日一剂，连服3～5天。

病例：姚××，女，2岁。近两年每逢夏季均发热，体温上午40℃左右，下午39℃左右，发热无汗。1970年夏季发热50天，经用多种抗菌素、退热药、抗疟药、安宫牛黄丸等均无效，秋后退热。1971年夏季仍发热，症状同前，又用多种抗菌素、抗疟药物、退热剂、激素等无效。用上方煎水服，两日出汗，3日完全退热。

（枞阳县铁铜公社卫生院）

1949
新中国
地方中草药
文献研究
(1949—1979年)
1979

148 儿科疾病

【处方】 板蓝根一钱，鲜荷叶一张，西瓜翠衣一两，黄芩一钱五分，冰糖适量。

用法：每日一剂，两次煎服。

疗效：治愈7例，一般服3～4剂后即可退烧。

（金寨县████卫生局）

单纯性消化不良

【处方】 胡椒、公丁香等量。

用法：上药共研细末，调和成饼，敷于肚脐上，24小时更换一次。一般2～3次可愈。

疗效：经治16例，痊愈11例，无效5例。

（淮南市矿工医院）

【处方】 鸡蛋黄油。

用法：鸡蛋煮熟去白留黄，放锅内文火熬炼出油，备用。1岁以下，一个蛋黄炼的油一日分2～3次服。1岁以上，一日可服两个蛋黄油。

病例：刘××，男，8岁。患消化不良，经多方治疗无效。用上方两次即愈。

（中国人民解放军安徽生产建设兵团十五团三营卫生所）

【处方】 苍术、砂仁各等量。

用法：共研末，加适量赋型剂，作成0.5克重量的片剂。每日3次，每次2～4片。

疗效：经治小儿消化不良性腹泻多例，效果显著。

（淮南市第一矿工医院）

【处方】　莱菔姆一个。

用法：切碎煎水，一次服。可经常服用。

病例：张××，男，3岁。患腹胀，不能吃，已数日。用上方两剂即愈。

注：莱菔姆即萝卜姆、地枯蒌。

（民间验方）

小儿腹泻

【处方】　石榴皮五钱，高粱花二钱。

用法：每日一剂，两次煎服。

病例：儿童多人秋天食西瓜过多，腹泻，用上方平均两剂收效，5剂痊愈。

注：高粱花即炒炸开裂的高粱米。

（灵璧县尤集公社尤集大队卫生室）

【处方】　防风二钱，白术二钱，广皮二钱，杭菊一钱五分。

用法：每天一剂，两次煎服。

病例：李××，幼儿。日泻4～5次。用上方两剂而愈。

（五河县　　　卫生局）

【处方】　黄花蒿嫩头(主枝尖较好，取约二寸长)七个，焦粳米二两。

用法：煎水当茶饮。

病例：卜××，女，7岁。节日饮食不节，当天腹阵痛，倦怠，腹泻。两天后用上方，约2小时腹痛腹泻停止，中午进食正常。

（广德县化古公社向村大队卫生室）

1949

新 中 国
地 方 中 草 药
文 献 研 究
(1949—1979年)

1979

150 儿科疾病

【处方】 黄连一两。

用法：上药加水10斤，煎煮浓缩取滤液6斤，用20毫升注射器及导尿管作保留灌肠。1周岁以下注射5～10毫升，1～5岁10～20毫升。

疗效：经治500例，均1～3次保留灌肠而愈。

典型病例：双严大队裴××，男，3岁。患腹泻。用上方一日两次，两日而愈。

（和县城北公社卫生院）

【处方】 胡椒粉（可用调味用的胡椒粉）。

用法：患儿平卧，将药粉倒在脐中，以胶布或大膏药贴上。

疗效：经治100余例，有效率达90%以上，大多数患儿在贴上2～3小时后停止泄泻，亦有半天至一天止泻的。

注：高热作渴、小便短赤的不用。

（祁门县▇▇▇卫生局）

【处方】 车前子三钱。

用法：上药炒黄煎服，每日一剂，分两次服。

疗效：经治多例，疗效显著。

（马鞍山市▇▇▇卫生局）

【处方】 荠菜。

用法：每次一两，加水半斤煎服。每日3次。

疗效：经治40～50例，有效率达90%以上。

典型病例：夏××，女，10岁。慢性腹泻达一月余，经氯霉素等药物治疗无效。用上方两次而愈。

（中国人民解放军安徽生产建设兵团十团三连卫生室）

【处方】 炒米二盅，大豌豆一盅半，红小豆一盅，冬瓜子五十粒，豇豆一盅，蚕豆八粒。

用法：每日一剂，两次煎服。

疗效：经治24例，均愈。

典型病例：刘××，男，8岁。腹泻14天。用上方3剂而愈。

（五河县头铺公社冯井大队卫生室）

【处方】 败酱草二两，马齿苋二两，炒米二盅，红小豆二盅。

用法：上药加水两碗，熬成半碗。每日一剂，分2～3次服。

病例：刘××，女，13岁。腹泻如烟油状物3天。用上方3次而愈。

（五河县头铺公社冯井大队卫生室）

【处方】 铁苋菜一两，车前草一两。

用法：加水1斤，煎成半斤，每日一剂，分3次服。

疗效：经治200余例，疗效显著。

典型病例：余××，男，4岁。患腹泻，大便一日20余次，用多种药物无效。用上方一天治愈。

（宿县城郊公社医院）

【处方】 丁香二钱，肉桂二钱。

用法：共研细末，放入膏药中，贴患儿肚脐。

疗效：经治虚寒性腹泻30余例，有效率达95%。

典型病例：韩××，小孩。腹泻10余日，用多种抗菌素无效。用上方一夜即愈。

（全椒县小集公社医院）

1949

新 中 国
地 方 中 草 药
文 献 研 究
(1949—1979年)

1979

152 儿科疾病

【处方】 松香、白矾、樟脑、朱砂各等量。

用法：上药研细混匀，磁瓶收贮，用前熔化成膏。挑取膏如黄豆大，置于脐上，以膏药复盖上，1～2天后取下。

疗效：经治200余例，效果显著。

（含山县谢集公社医院）

【处方】 鬼针草（鲜）一两。

用法：水煎擦洗两脚心，一日两次，至愈为止。

疗效：经治80例，效果显著。

（含山县三官公社刘武大队）

【处方】 肉豆蔻二份，广木香一份。

用法：将上药研细末，取少许放患儿肚脐上，用膏药或胶布固定24小时即可。

疗效：经治300余例，95％以上痊愈。

（含山县姚庙公社医院）

【处方】 鸡眼草二钱，车前草二钱，山楂炭二钱，荷叶蒂炭二钱。

用法：每日一剂，两次煎服。

疗效：经治30多例，一般服2～3剂即愈。

典型病例：临溪公社程××，男，3岁。腹泻两天，水样大便每日5～6次。用上方次日即愈。

（原载《绩溪县中草药单验方选编》）

小儿疳积

【处方】　去疳草五钱（鲜品加倍）。

用法：每日一剂，两次煎服。

疗效：经治1000例左右，效果显著，无不良反应，治愈率90%。

典型病例：城关镇王××，男，5岁。数月来面黄肌瘦，腹部渐露青筋，食欲不振，时或腹痛腹泻，颈细头大，想吃香东西，并常将指甲放在嘴里咬，头发竖起不润。用去疳草一两，加桔皮、厚朴各1钱，茯苓1钱5分煎服，前后服药5剂而愈。

注：1.随病情按中医辨证施治加减。2.以上用量系5～6岁小孩每日量，2～3岁的酌减。3.此药采挖季节以5、6、7三个月为宜。4.一般服药后第二、三日，排出如臭糊泥状大便，有寄生虫的亦可排出寄生虫。5.去疳草为马鞭草科莸属植物莸。

（祁门县████卫生局）

【处方】　叶下珠五钱，勾儿茶二钱，山楂一两，麦芽二钱。

用法：每日一剂，两次煎服。

疗效：经治数十例，均愈。

典型病例：刘××，男，7岁。患疳积。用上方8天痊愈。

注：勾儿茶为鼠李科植物牯岭勾儿茶 Berchemia kulingensis Schneid，俗名画眉杠子。

（宁国县东岸公社马村大队卫生所）

新生儿破伤风

【处方】 蝉退十个（炒黄），僵蚕十个（炒黄），蜈蚣一条，朱砂五分，牛黄二分。

用法：将上药研末备用。新生儿每日两次，每次服四分之一量。如成人破伤风可一次服完。

（五河县████卫生局）

【处方】 槐沥。

用法：取槐树粗枝一段，火烧一头，另一头有槐沥滴出，用干净瓷器盛取。一日3次，每次服3～4滴。

病例：江浦县董××，出生第六日确诊为破伤风。用上方两天治愈。

（和县绰庙公社中山大队合作医疗室）

鹅 口 疮

【处方】 硼砂三钱，冰片一钱，璧钱十个。

用法：将上药焙炭存性如棉花絮状，外敷患处。

疗效：经治100例，治愈95例，无效5例。

（阜南县柳沟公社卫生院）

【处方】 薄荷叶适量，黄柏一钱，甘草五分。

用法：薄荷叶煎水漱口。黄柏、甘草煎水内服。

疗效：经治60例，效果显著。

（郎溪县毕桥公社施宏大队合作医疗室）

【处方】　蚕茧一个，白矾二钱，冰片三分。

用法：白矾研成细末，装入蚕茧内焙焦存性，再加入冰片同研细末备用，吹入口腔患处，一日3～4次。

注：忌食香、甜、荤、腥食物。

（五河县武桥公社）

【处方】　月石粉一斤，朱砂六钱，冰片二钱，西瓜霜一两，
　　　　　青黛二钱。

用法：将月石放铁锅内煅成粉，手捻无渣即可，再与上药共研细末备用。撒敷口腔患处。一般两日内即可痊愈。

病例：姚××，女。患鹅口疮，3日不能进食，局部疼痛剧烈。用上方一日内即愈。

注：忌食油、甜食物。

（五河县████卫生局）

【处方】　鹅屎。

用法：将鹅屎用阴阳瓦焙焦存性，用麻油调刷患处，日刷3次。

疗效：经治数例，均有显著效果。

典型病例：刘××，男，5岁。患鹅口疮。用上方3～4日痊愈。

（枞阳县白梅公社一青大队林场）

【处方】　五谷虫约一杯，青黛三钱，冰片一钱，轻粉二钱，
　　　　　元寸五分，黄柏三钱，人中白三钱。

用法：将活的五谷虫用清水洗净，开水烫死，在瓦上焙干，与其余药共研粉备用。先用石灰水洗净小儿口疮，再吹上药粉，每日2～3次。

1949

新 中 国
地 方 中 草 药
文 献 研 究

(1949—1979年)

1979

188 儿科疾病

疗效：经治100余例，均愈。

典型病例：张××，男，1岁。生鹅口疮，白膜满口，甚为严重。用上方3次而愈。

（五河县头铺公社西陵大队卫生室）

天 疱 疮

【处方】 银花藤一根，艾叶二两。

用法：煎水外洗。

疗效：治愈100多例。

（休宁县▇▇▇卫生局）

【处方】 马齿苋、苦蘵各适量。

用法：上药全草洗净捣烂煎水洗患处，然后用洁净纱布吸干患处，搽以龙胆紫，一般两日后即结痂渐愈。

疗效：经治37例，均愈。

典型病型：吴××，男，10个月。全身患天疱疮一月余，用抗菌素及局部用龙胆紫未愈。用上方治疗两次即结痂转愈。

（芜湖市第二人民医院下放和平公社医务人员）

【处方】 青黛。

用法：用冷开水调青黛成稀糊状备用。用鸡毛蘸上药搽患处，每日4～5次。药液干后再搽。

病例：甘××，女，4岁。患全身性天疱疮。用上方后逐渐好转。

注：忌用生水洗澡，应以开水凉后洗澡。

（中国人民解放军安徽生产建设兵团十五团卫生所）

【处方】 豌豆秸。

用法：豌豆秸烧灰研末扑患处。

病例：胡××，男，11岁。患全身散在性疱疹，曾用西药治疗无效。用上方两天后痊愈。

注：不能用生水洗澡。

（中国人民解放军安徽生产建设兵团十五团十八连卫生班）

【处方】 *苦蕺三个，麻油适量。

用法：上药捣烂如泥，用麻油调，外搽患处。

疗效：经治10余例，均愈。

典型病例：夏××，小孩。患天泡疮。用上方治愈。

（庐江县松岗公社医院）

小儿慢痉风

【处方】 丁香三钱，肉桂三钱，钩藤三钱，百合四钱，半夏二钱，金箔微量，生姜三片为引。

用法：水煎成药汁200毫升。每天4～5次，每次喝3匙。

注：1.上方可治慢性气管炎。2.忌食油荤。

（长丰县反修公社朝阳大队）

小儿睾丸肿大

【处方】 杉树球七个。

用法：水煎分两次服，连服4天。

疗效：经治5例，均愈。

（歙县小洲公社卫生院）

小儿夜啼

【处方】 净蝉衣（去头足）七个，通草五分。

用法：每日一剂，两次煎服。

疗效：经治数十例，效果显著。

（五河县武桥公社卫生院）

【处方】 细茶叶（越陈越好）适量。

用法：把茶叶放口内嚼烂，捏成小饼状，敷在小儿脐眼上，用棉花盖上扎好。

病例：朱××，男，4个月。用上方3分钟后哭闹即止。

（中国人民解放军安徽生产建设兵团十五团卫生队）

脊髓灰质炎后遗症

【处方】 猪腿筋四条，山药三钱，杏仁三钱，牛膝三钱，故纸三钱，吴茱萸三钱，当归三钱，川芎二钱，全蝎三个。

用法：每日一剂，两次煎服。

疗效：经治34例，效果满意。

典型病例：李××，男，3岁。因患脊髓灰质炎，两腿瘫痪不能行走。用上方半月而愈。

注：此方适用于小儿麻痹症初起。

（庐江县田埠公社医院）

外科疾病

〔感 染〕

疖 肿

【处方】 地榆、黄连等量，凡士林若干。

用法：研末调膏，外敷。

疗效：经治50例，治愈率达85％。

（淮南市洞山公社医院）

【处方】 姜黄二钱，冰片六分，巴豆七粒，槐叶七片，红枣
数枚，麝香、白酒适量。

用法：上药与酒共捣成糊状，制成药锭，大如枣核，备用。
用纱布包好，塞入鼻孔中。

疗效：经治100例，均愈。

（淮南市上窑公社医院）

【处方】 熟石膏二两，辰砂一钱，轻粉二钱，黄丹二钱，冰
片一钱，月石二钱。

用法：上药研末，撒患处，隔日换一次。

疗效：经治40例，痊愈38例，无效2例。

（歙县大谷运公社卫生院）

【处方】 一点红。

用法：将一点红洗净切碎，水煎去渣取汁，浓缩成膏，加防
腐剂备用。敷患处，每日换药一次。

（中国人民解放军安徽生产建设兵团十五团十七连卫生班）

【处方】　野佩兰（林氏泽兰）全草七钱。

用法：每日一剂，两次煎服。小儿酌减。亦可制成片剂，每片0.5克。每日两次，每次5片。小儿酌减。

疗效：经治35例，治愈33例，好转2例。

注：对未化脓的疮疖，效果显著，已成脓的疗效较差。

（嘉山县涧溪公社医院）

【处方】　猪胆一个，冰片少许，凡士林适量。

用法：鲜猪胆取汁，浓缩后加冰片和凡士林配成膏，外敷患处。

疗效：经治10例，均愈。

注：已溃者忌用。

（马钢医院）

【处方】　榆树叶、白蔹、犁头草各等量（均为鲜品），红糖适量。

用法：共捣烂，放红糖拌匀外敷。

注：另用犁头草1两，甘草3钱，水煎服，效果更好。

（马鞍山市第十七冶金医院）

【处方】　龙葵适量。

用法：捣烂外敷。

病例：胡××，男，成年。小腿部起疖肿逐渐扩散，红肿至整个小腿，疼痛，活动障碍，用四环素口服、外用均未见效。用上方2次，基本痊愈。

注：全身症状严重者，可用本药水煎内服。

（中国人民解放军安徽生产建设兵团十二团综合加工连）

1949
新 中 国
地 方 中 草 药
文 献 研 究
(1949—1979年)
1979

【处方】 陈小麦粉、醋。

用法：取陈小麦2斤，水3斤，浸泡两天，捣烂，滤取沉淀，晒干，放锅内用小火炒焦成块状，研细过筛，备用。用时加醋调成糊状外敷，每日一次。

疗效：经治2例，效果很好。

（中国人民解放军安徽生产建设兵团十团三连卫生所）

【处方】 *乌蔹莓嫩头及叶适量，桐油、红糖少许。

用法：上药共捣烂，外敷患处，日换1～2次，连敷2～3日即消。

病例：何××，男，9岁。右腹股沟下红肿无头。用上方4次全消。

又 陶××，男，28岁。面部相当于太阳穴部位生疖，疼痛，高热，肿大日增，嘴不能张，影响饮食。曾用青霉素等药物未能减轻症状。用上方而愈。

（枞阳县铁铜公社卫生院、中国人民解
放军安徽生产建设兵团六团卫生所）

【处方】 菊花三钱，地丁三钱，银花三钱，蒲公英一两，甘草一钱。

用法：每日一剂，水煎成浓汁30毫升，分3次服。

疗效：经治疮疖、肿毒、扁桃体炎等259例，有效率达95%。

（嘉山县古沛公社古沛大队卫生室）

【处方】 金银花二斤，野菊花一斤，*天葵或紫花地丁一斤。

用法：上药研末，压制成片。日服3次，每次3钱。

疗效：经治161例，痊愈140例，显效、好转15例。

（铜陵县钟鸣公社红星大队）

【处方】　大膏叶、板蓝根、紫花地丁、鲜生地各一两，黄芩
　　　　三钱。

用法：每日一剂，水煎当茶饮。

疗效：经治疖肿、化脓性指头炎18例，收到满意效果。

（泾县医院茂林分院）

【处方】　土牛膝、凡士林。

用法：将土牛膝晒干或炒干研粉，加入凡士林配成20%的软
膏。患处用2%碘酒处理后，用软膏外敷患处。

疗效：初期肿毒，敷此药可自行消散。在农村可代替抗菌素
软膏用，效果满意。

（青阳县酉华血防组）

【处方】　*鲜乌蔹莓、鲜地榆根、野葡萄根、紫花地丁、
　　　　*鲜半枝莲。

用法：上药任选一种或两种，捣烂外敷，配合上药按常量水
煎内服。

疗效：经治40余例，效果良好。

（铜陵市████卫生局）

【处方】　松香一两，轻粉二钱，黄丹二钱，银朱二钱，红皮
　　　　大麻子六钱。

用法：先将松香和大麻子捶成糊状，然后与黄丹、轻粉、银
朱同捶成膏（即千锤膏）。敷患处，每日1～2次，3～6日可愈，
亦可隔日或3日换一次。

注：此方敷未溃肿毒确有显效。

（砀山县陇海公社医院）

【处方】 小麦面粉、白酒。

用法：小麦面粉用白酒调成糊状，外敷患处，干后即换。

疗效：经治5例，均愈。

典型病例：曹××，女，66岁。下颌、右颊及唇部红肿热痛，两天局部发硬，体温39.6℃，诊断为下颌部蜂窝组织炎。经用鱼石脂软膏外敷局部，同时注射抗菌素两天，无效，红肿面积逐步扩大。用上方下午敷上，换药3～4次，夜晚红肿即消一半，疼痛减轻，坚持治疗一天多消肿。

（滁县皇甫公社）

【处方】 乌梅三钱，冰片一钱。

用法：将乌梅烘干研粉，加冰片研粉拌匀，瓶装备用。外撒，每日一次。

疗效：经治5例，均愈。

（宁国县狮桥公社医院）

【处方】 *乌蔹莓一两，生南星一两，生半夏一两，虎杖适量。

用法：前3药共研细末，用虎杖煎水调成膏状敷患处。

注：每斤虎杖，用水2斤。

（和县乌江公社建设大队）

【处方】 糯米团(蔓苎麻)适量，酒或盐适量。

用法：捣烂加酒或盐调敷患处，用蓖麻叶或丝瓜叶包在外面。

疗效：经治5例，均愈。

注：可配合用消炎药。

（祁门县凫丰公社卫生院）

【处方】 *土三七（菊叶三七）、*半边莲、*荔枝草、薄荷、垂盆草（均为鲜品）各适量。

用法：捣烂外敷，每日更换2～3次，直至炎症消退为止。

（中国人民解放军安徽生产建设兵团二师医院）

痈　疽

【处方】 鲜凤仙花全草适量。

用法：将上药捣烂取汁熬膏，摊布上或油纸上贴于患处。

疗效：经治116例，均愈。

（歙县黄山医院）

【处方】 积雪草三份，构树叶一份。

用法：上药共捣烂外敷患处。此方适应初起病灶，如有脓液，将上药加蜈蚣粉调匀外敷。

疗效：经治搭背80例，均愈。

（郎溪县兽医站）

【处方】 活蝌蚪一个，*鲜白蔹一两，鲜白芨一两。

用法：捣烂外敷。

疗效：经治搭背18例，一般敷药2～3次即愈。

（铜陵市发电厂某工人医生）

【处方】 *百蕊草（小草）。

用法：上药捣烂加鸭蛋清或鸡蛋清外敷。

疗效：经治搭背10余例，疗效良好。

（郎溪县梅渚公社合作商店）

【处方】 生毛芋头(去皮)数两,生姜汁约芋头的三分之一量。

用法:上药捣成糊状,加适量面粉调匀成软膏敷患处,红肿发热患处冷敷,无红肿发热患处加温敷。

疗效:经治250余例,治愈220例。

注:此药可代替依克度等消炎膏用。

(阜南县袁集公社卫生院)

【处方】 石蒜数个。

用法:将石蒜须根及黑皮除去,捣成泥状,敷于患处,干则再换,治愈为止。

疗效:经治30余例,治愈20余例。

(歙县王村公社红庆大队)

【处方】 蒲公英、紫花地丁各二两。

用法:水煎服。同时也可将鲜全草捣烂加盐或糖少许,敷患处。

疗效:经治20余例,效果良好。

(和县城北公社十里大队)

【处方】 石见穿。

用法:鲜石见穿全草或根洗净捣烂,加小麦粉和鸡蛋清调成稠糊,做成饼贴患处(破溃和未破溃均可),干则更换,一般4～5天可治愈。

疗效:经治26例,均愈。

典型病例:汤××,男,46岁。左肩胛部患痈(搭背)已破溃,基底部直径约8厘米。经上法治疗5天后痊愈。

(芜湖地区人民医院下放医务人员)

【处方】　*八角莲、醋适量。

用法：将八角莲块根与醋磨成糊状涂布患处。

疗效：经治 4 例，均愈。

（祁门县凫丰公社凫沅大队医疗室）

【处方】　鲜紫花地丁、鲜鱼腥草、鲜野菊叶、鲜三白草各等量。

用法：将上药加少量白糖捣烂，外敷患处。

疗效：经治 5 例，均愈。

（祁门县凫丰公社凫丰大队医疗室）

【处方】　*木芙蓉叶、鸡蛋清适量。

用法：芙蓉叶捣成糊状，加鸡蛋清、少量水调匀，外敷。

疗效：经治 5 例，均愈。

注：本方亦治跌打损伤。

（马鞍山市人民医院）

【处方】　蛇葡萄60％，犁头草30％，红糖10％。

用法：将药洗净捣烂，加水熬汁，去渣浓缩，以糖收膏，敷患处。

疗效：经治数例，均有效。

（定远县卫生防治站）

【处方】　猴姜。

用法：鲜品捣烂，敷患处，每日换两次。

注：经试验，上药内服有不良反应。

（望江县高士公社医院）

【处方】 匍匐薹、垂盆草各二两。

用法：捣烂外敷患处，干则再换，至愈为止。

疗效：经治2例，均愈。

注：在外敷同时，可将上药水煎内服，疗效更好。

（歙县塔山公社塔山大队医疗站）

【处方】 博落回叶或根二两。

用法：将上药放在小便内浸泡半日后取出，捣烂 外 敷 伤 口
（如伤口有分泌物，用冷茶洗净再敷），一日2～3次。

（舒城县白石大队医疗室、铜陵市发电厂某工人医生）

【处方】 松香一两，樟脑四钱，银珠八分。

用法：上药共研匀，隔水蒸煮至全部熔化，摊在纸上敷贴患
处。

注：已破溃之新鲜伤口不可贴。

（舒城县████卫生局）

【处方】 犁头草、大蓟根、马齿苋。

用法：上药各适量，捣烂外敷。

疗效：经治对口疽6例，效果显著。

（郎溪县梅渚公社大良大队合作医疗室）

【处方】 紫花地丁适量。

用法：初起时用鲜草捣烂外敷，干了再换。有全身症状者，
另用紫花地丁干草1两，煎水内服，一日两次。

疗效：经治40余例，效果显著。

注：淮北以米口袋（豆科）作紫花地丁用，疗效相等。

（巢县秀芙公社医院）

脓肿、肿毒

【处方】　鲜仙鹤草半斤，糯米适量。

用法：用鲜仙鹤草根煮糯米粥，去根，加糖顿服。每日一剂，连服3～5剂。

疗效：经治20余例，对小儿头部肿疖效果尤佳。

注：仙鹤草粥内不可放油盐。

（全椒县黄庵公社方岗大队）

【处方】　生南星、白醋适量。

用法：化脓前，将生南星根捣碎，用白醋调匀敷患处，每日换一次。

疗效：经治10多例，均愈。

（枞阳县吴桥公社医院）

【处方】　松香。

用法：将松香熔化滴在纱布或胶布上（范围与病灶大小相等），摊匀。将患处洗净，取松香膏加热（不宜过热防止烫坏皮肤；也不宜过冷，冷了贴不上）贴于患处。

疗效：经治6例，均愈。

（歙县黄山公社山岔大队）

【处方】　白茅根、绵毛马兜铃根、野菊花根。

用法：取上药各等量，混合捣烂敷贴患处。

疗效：经治多例，效果满意。

（望江县翠岭公社新华大队医务室）

1949
新　中　国
地方中草药
文　献　研　究
(1949—1979年)
1979

170　外科疾病

【处方】　枫藤四钱，锦鸡儿一两五钱，土牛膝二钱，仙鹤草根三钱，五加皮一两，小绒蒿根一两，肉桂三钱，制附片三钱，白茅根三钱。

用法：将上药共研粗末，加米酒1斤，浸泡1～3天，去渣，再加酒半斤，泡1～2天后再去渣，两次药汁合并备用。日服3次，每次1～2小杯，并将药渣加热敷患处。如已溃烂，须洗净脓液后再敷。

疗效：治愈20余例。

注：1.忌冷食、油腥，孕妇只可外敷，不可内服。2.枫藤，据献方人说：凡是攀生在枫香树上的藤本植物，均可入药。

（舒城县　　　卫生局）

【处方】　山葡萄（见肿消）、天花粉、天门冬、白蔹、石马齿苋（生在阴湿石壁上的马齿苋）。

用法：将上药鲜品各等份捣烂，外敷患处，日换数次。亦可用上药干品各3钱煎水服。

疗效：经治不同部位患者50余例，94％患者痊愈，6％患者因就诊较晚，经配用抗菌素后愈。

（枞阳县白梅公社岩前大队卫生室）

【处方】　佛甲草。

用法：鲜全草2两捣汁内服，每日一剂，分两次服。

病例：王××，女，30岁。大腿外侧患蜂窝组织炎7天，局部红肿疼痛，面积约10厘米×15厘米，伴全身畏寒发热，不能走路。用上方第二天消散60％，疼痛减轻；第三天消退90％，疼痛消失，很快痊愈。

（广德县化古公社向村大队）

【处方】 紫花地丁适量。

用法：捣烂外敷。

疗效：经治2例，均愈。

（中国人民解放军安徽生产建设兵团十团五连）

【处方】 马鞭草、蓖麻叶、大蓟各等份。

用法：将上药洗净切碎浓煎，去渣取汁，浓缩成膏，加适量防腐剂。敷患处，每日换药1～2次。

（中国人民解放军安徽生产建设兵团十五团十七连卫生班）

【处方】 活公鸡一只（越大越好）。

用法：用竹片刺死公鸡，取出全部内脏。将内脏用瓦片焙焦存性研末（鸡肫内砂石要去掉）。成人一次服完，10岁以上分两次服，10岁以下分3次加糖服完。

疗效：经治3例，均愈，最多服用3付公鸡内脏即愈。

典型病例：李××，男，成年。全身多发性脓肿，体温39.5℃，没有应用任何抗菌素，只用一只公鸡内脏粉，当天体温即开始下降，疼痛减轻，3天后痊愈。

（滁县施集茶场、城郊公社）

【处方】 馒面头若干。

用法：将馒面头做成饼，中间留一孔，蘸饱和盐水敷患处，肿毒脓头露出在孔中。干后再蘸再敷，直至红肿消退，炎症局限后破头，用其他敷料换药即愈。

疗效：经治2例，均愈。

（滁县腰铺公社）

【处方】 泥鳅十条，白糖二两。

用法：将泥鳅放水中洗净除泥后，放白糖中，等泥鳅死后，弃泥鳅，用白糖液涂患处，3～5次即可。

（望江县彰湖公社兽医站）

丹　毒

【处方】 鲜蓖麻叶适量。

用法：捣烂如泥，外敷患处。

疗效：对下肢丹毒效果很好。

（灵璧县书集公社）

【处方】 红蚯蚓、白糖各适量。

用法：将蚯蚓洗净置糖中，等它溶化后，取液涂患处，每日3次。

疗效：经治2例，均愈。

（和县城北公社十里大队合作医疗室）

【处方】 土牛膝。

用法：上药捶烂加鸡蛋清调敷患处。

疗效：经治9例，均愈。

（芜湖县和平公社周桥大队药农）

淋巴管炎

【处方】 马齿苋、糖、蛋白各适量。

用法：以上药共捣烂敷患处。

疗效：经治10余例，效果显著。

（和县城北公社卫生院）

【处方】　鲜萝藦、石见穿、地榆各等份。

用法：上药洗净捣烂，外敷，每日一次。

疗效：经治 3 例，均愈。

（铜陵市防治站）

淋巴结炎

【处方】　雄黄、明矾、枯矾各等量。

用法：上药共研细末，凡士林调成油膏，敷患处。

疗效：经治 8 例，治愈 7 例，好转 1 例。

（淮南市第二人民医院）

【处方】　老鸦蒜（石蒜）二至三两，鸡蛋清少许。

用法：上药共捣烂，外敷患处，每日一次。

疗效：经治 7 例，5 例痊愈；2 例化脓。

注：老鸦蒜有毒，不可内服。

（庐江县洋河公社医院）

疗　疮

【处方】　鲜马鞭草嫩头（或鲜根）。

用法：上药加食盐少许，捣烂外敷，每两小时换一次。

疗效：经治 300 余例，治愈率达 95％。

典型病例：李××，15 岁。生鼻腔疗，疼痛，嘴唇肿胀外翻。用上方塞敷患处，3 天治愈。

注：忌食猪肉、鸡蛋、血腥食物。

（郎溪县兽医站）

1949
新 中 国
地方中草药
文 献 研 究
(1949—1979年)
1979

174 外科疾病

【处方】 葎草、鸭跖草各等量。

用法：上药捣烂，拌红糖适量，敷患处。

疗效：经治29例，26例痊愈，3例因患疔疮后6～7天才治，已溃烂化脓，效果较差。

注：适用于疔疮初起。

（枞阳县老洲公社卫生院）

【处方】 苍耳虫。

用法：将虫放蓖麻油或菜油内浸泡，加入适量冰片，保存备用。外敷患处，或塞疮口内，每日1～2次。

疗效：经治100例，效果显著。

典型病例：马钢职工强××，左上唇三角区生疔(锁口疔)，用青、链霉素、四环素均无效，有严重的全身中毒症状。用上方内塞外敷，次日中毒症状减轻，局部炎症消退60%，一周痊愈。

注：苍耳虫即苍耳草茎内的小虫。

（马钢医院、中国人民解放军安徽生产
建设兵团三团八、九连卫生室）

【处方】 *鲜白蔹。

用法：上药切片，用醋浸泡备用。疔疮初起，贴敷患处。

疗效：经治4例，效果良好。

（郎溪县梅渚公社合作商店）

【处方】 犁头草、马兰根、野菊花、*破铜钱，均为鲜品。

用法：上药各适量，加红糖少许，捣烂外敷，每日一次。

疗效：经治9例，均愈。

（郎溪县梅渚公社刘村合作医疗室）

【处方】　黄丹一两，朱砂根一两，苍耳虫百条以上。

用法：上药混合以麻油4两浸泡，时间越长越好。每次取苍耳虫1条，置疗疮头上，外用皮纸包裹，早晚各一次。

疗效：经治60余例，均愈。

（郎溪县梅渚公社供销社）

【处方】　一枝黄花、桃树叶各等份。

用法：上药洗净捣烂，加适量植物油，敷患处。

疗效：经治10余例，疗效显著。

（铜陵市三二一地质队卫生所）

【处方】　·乌蔹莓一两，草乌一两，生南星一两，生半夏一两，虎杖一斤。

用法：前四药共研末，用虎杖煎水调成膏，外敷。

注：切忌口服。

（和县乌江公社建设大队）

【处方】　蚯蚓一至二条，红糖适量。

用法：共捣烂敷患处，每日一次。

（枞阳县铁铜公社卫生院）

【处方】　鲜紫花地丁、·鲜乌蔹莓根、红糖。

用法：上药共捣烂，外敷。另取紫花地丁5钱至1两煎服。

病例：秦××，女，12岁。人中部位生疗疮，上口唇肿大疼痛，曾用青霉素治疗3天无效。用上方治愈。

注：忌食荤腥。

（中国人民解放军安徽生产建设兵团三团一营卫生所）

新中国
地方中草药
文献研究
(1949—1979年)

1949

1979

176　外科疾病

【处方】 鲜菊叶三七、*鲜半边莲、*鲜荔枝草、鲜薄荷、鲜垂盆草，各按常量。

用法：取上药捣烂敷患处，每日换 2 ～ 3 次，至愈为止。

（中国人民解放军安徽生产建设兵团二师医院）

【处方】 制乳香五钱，制没药五钱，白芷三钱，雄黄三钱，冰片少许。

用法：上药共研细末用香油调搽。

疗效：经治 78 例，均愈。

（五河县头铺公社冯井大队卫生室）

【处方】 煤块四两，蓖麻子二十粒，公丁香二十粒，升药底二钱五分，红升一钱，冰片四钱，炉甘石二钱。

用法：将煤块研细过筛，蓖麻子去壳捣烂，用草纸吸去蓖麻油。将上药共研细混匀备用。用消毒针刺破脓头，敷药包扎。

疗效：经治 20 余例，疗效显著。

（全椒县红卫区人民武装部）

【处方】 蜈蚣二条，鸡蛋一个。

用法：蜈蚣研粉，生鸡蛋开孔，捞去蛋黄，加入蜈蚣粉，套在患指上。如痛剧，同时针刺近侧穴位。

疗效：适用于指头疔初起，只需 1 ～ 2 次即愈。

（安徽省 ▇▇▇ 卫生局中医药研究组）

【处方】 活蜗牛适量。

用法：捣烂后用鸡蛋清调敷患处，能立即止痛、消肿。

（安徽省人民医院）

乳 腺 炎

【处方】 *百蕊草全草一两。

用法：水煎至300毫升，用米酒一杯送服，每日一剂。

疗效：经治30余例，均愈。早期患者1～2剂即愈。宿松县人民医院现已广泛用于外科感染疾病，收效良好。

注：此方对感冒、扁桃体炎、败血症等亦有显著疗效。

（宿松县　　　　）

【处方】 *绵毛马兜铃根一两。

用法：每日一剂，两次煎服，或药煎好后打入1～2个鸡蛋煮熟，吃蛋喝汤。

疗效：经治102例，均愈。

（嘉山县三界公社三结合医疗站）

【处方】 枸橘一个，黄蒿适量。

用法：取枸橘瓤，加适量黄蒿捣烂，用纱布包裹，塞患侧鼻孔，每日换一次。

疗效：经治数百例，疗效显著。

（滁县乌衣公社新华大队卫生所、皇甫公社医院）

【处方】 *鲜荔枝草七至二十一棵。

用法：水煎服。同时采新鲜嫩叶揉成团，塞患乳对侧鼻孔，盖被发汗。

疗效：治愈9例。

（嘉山县古沛公社马前大队合作医疗室）

1949
新中国
地方中草药
文献研究
(1949—1979年)
1979

178 外科疾病

【处方】 鲜毛茛、葱白、红糖、女贞叶。

用法：用鲜毛茛草叶搓捻塞鼻，一日 4 次，每次15～20分钟（如鼻腔起疱即停用）。同时取葱白适量捣烂加红糖外敷，一日数次。取女贞叶 5 钱至 1 两，煎水服，一日两次。

疗效：经治50例，均愈。

（马鞍山市　　　　卫生局）

【处方】 仙人掌。

用法：鲜仙人掌洗净去外皮，捣烂敷患处。

（芜湖县麻疯医院）

【处方】 天名精。

用法：上药捣烂，用纱布包裹塞鼻孔。

注：塞3～4小时后取下，时间过长鼻腔内易起疱。

（和县绰庙公社中山大队）

【处方】 犁头草一至二两。

用法：煎水服，配合外敷。

疗效：经治乳腺炎 2 例，均 3 天痊愈。

（马鞍山市第十七冶金医院）

【处方】 贯众根（鲜品）。

用法：上药捣烂外敷，每日换一次。同时将上药每日 1 两，水煎服。

疗效：20多年来用上方治数百例，一般 3 ～ 4 天即愈。

注：如已形成肿胀，应切开排脓。

（绩溪县临溪公社）

【处方】 桃树皮（鲜）二两，鸡蛋一个。

用法：桃树皮浓煎去渣成一小碗，将鸡蛋打入成蛋花汤，吃蛋喝汤，每日一次。

疗效：经治4例，均愈，其中1例配合其他药物治疗。

（中国人民解放军安徽生产建设兵团三师十团三连卫生室）

【处方】 白茅根、天荞各一两，均鲜品。

用法：每日一剂，两次煎服。

疗效：经治12例，均愈。

（祁门县沥口公社）

【处方】 四叶蓣草二至四两。

用法：每日一剂，两次煎服，同时用鲜草捣烂塞鼻孔。

病例：当涂大桥公社甘××，女，26岁。右侧乳房上部有红肿块约4厘米×3厘米，疼痛，畏寒发热，体温39℃。用上方4天痊愈。

（芜湖市郊区医院）

【处方】 紫花地丁一两，蒲公英一两，银花三钱。

用法：每日2剂，水煎服，药渣外敷。如已化脓，加穿山甲3钱，皂刺3钱。

疗效：经治24例，均愈。

（芜湖市郊区医院）

【处方】 乳香、没药各四钱，大麻子（去壳）八钱，乌贼骨三钱。

用法：上药共研末，配凡士林适量调膏，敷患处。

（滁县地区人民医院）

【处方】 大黄、元醋。

用法：大黄研成细末，元醋煮沸后调拌大黄末，趁热涂患部。

疗效：经治多例，效果良好。

（灵璧县尤集公社尤集大队卫生所）

【处方】 金银花藤一两，羊乳参三钱，木通三钱。

用法：每日一剂，两次煎服。连服2～4剂。

疗效：经治6例，均愈。

（郎溪县毕桥公社施宏大队合作医疗室）

【处方】 生半夏。

用法：生半夏晒干，研成细末，入瓶备用。以药棉包裹生半夏粉0.5克，塞患乳对侧鼻孔。

疗效：经治100余例，治愈率达90%。

（朗溪县城南中草药新医疗法研究小组）

【处方】 金银花八钱，陈皮三钱，青皮二钱，蒲公英五钱，
　　　　　生甘草二钱。

用法：每日一剂，两次煎服。连服2～4剂。

疗效：经治多例，在未化脓前用之，效果显著。

注：局部可加热敷。

（广德县新杭公社医院）

【处方】 鲜蒲公英四两。

用法：绞汁顿服，每日两次。

疗效：经治8例，治愈6例，无效2例。

（阜南县袁集公社卫生院）

〔处方〕　鲜蒲公英。

用法：鲜草一把洗净，捣烂外敷，每日换一次。

病例：孙××，女，28岁。左乳房红肿、热痛，寒颤高热，局部红肿到腋下，体温38.7℃。用上方约半小时热退肿消，疼痛减轻，共敷两次痊愈，整个疗程36小时。

（中国人民解放军安徽生产建设兵团十五团十七连）

【处方】　鲜黄精根二两，红糖一两。

用法：共捣烂，敷患处。

疗效：经治5例，均愈。

注：对早期乳腺炎效果较好。

（祁门县凫丰公社凫丰大队医疗室）

【处方】　蒲公英二十棵，鸡蛋一个。又腊菜根适量，红糖一两。

用法：取蒲公英捣烂拌鸡蛋清外敷，每日一次。腊菜根与红糖煎汤，成300毫升，一次服用，盖被取汗。

病例：刘××，女，成年。乳房肿块硬如石，用上方出汗后，症状大减，次日痊愈。

（中国人民解放军安徽生产建设兵团三团八、九连卫生室）

【处方】　紫花地丁五钱，金银花三钱，甘草一钱。

用法：煎水内服；亦可同时捣烂外敷。

病例：金××，女，30岁。哺乳期右侧乳房红肿8厘米×10厘米大小，肿痛明显。用青、链霉素3天未能控制症状。用上方内服外敷，3天痊愈。

（郎溪县新医小分队）

1949

新中国
地方中草药
文献研究
(1949—1979年)

1979

182 外科疾病

【处方】 米口袋(蓝花地丁)五钱至一两，乌蔹莓鲜根、红糖
各适量。

用法：取米口袋(如在哺乳期患乳腺炎加马鞭草1～2钱)煎
水内服，每日两次，连服1～3天。乌蔹莓加红糖捣烂局敷，干
了再换。

病例：杨××，女，20岁。一次重体力劳动后，左乳乳晕周
围疼痛，乳头有0.2厘米破裂，曾注射青霉素、链霉素，口服四环
素、磺胺药、草药一见喜等，经3个月未愈，用上方治疗一周而
愈，5个月未见复发。

注：忌食荤腥。

(中国人民解放军安徽生产建设兵团二团一营卫生所)

【处方】 冬青树叶(女贞或四季青均可)适量。

用法：用冬青叶捣烂，敷患处。

疗效：疗效很好，特别是对初期乳腺炎效果更显著。

(枞阳县老洲公社卫生院)

【处方】 大戟根、桐油。

用法：大戟根捶烂用桐油拌，敷患部，每日一次。

疗效：经治3例，效果良好。

注：此药有毒，不可内服。

(枞阳县白梅公社一青大队)

【处方】 天葵、野葡萄根、蒲公英。

用法：上药捣烂外敷。另用天葵叶塞患侧鼻孔。

疗效：经治3例，效果良好。

(郎溪县梅渚公社供销社)

【处方】　蒲公英、青木香、马鞭草、白蔹各适量，加红糖
　　　　　少许。

用法：上药捣烂外敷，每日换两次。

疗效：经治多例，效果良好。

（郎溪县新医小分队）

【处方】　芫花根、葱白适量。

用法：上药共捣烂醮酒，用布包裹塞鼻孔，左右交替，约
1～4小时均可。

疗效：经治15例，效果显著。

（马鞍山市人民医院）

【处方】　鲜水杨梅根五钱。

用法：煎服。

疗效：经治8例，一般1～2剂症状改善，3～5剂痊愈。

（原载《绩溪县中草药单验方选编》）

寒性脓肿

【处方】　白术、防风各三钱，羌活、当归、川芎、荆芥、甘
　　　　　草各二钱，麻黄八分，全蝎二个。

用法：每日一剂，两次煎服。或研末加蜜为丸，雄黄为衣，
每服2钱，一日两次。

疗效：经治20例，治愈10例。对寒性脓肿初起效果良好。

注：忌食生冷及酒等刺激物。

（中国人民解放军安徽生产建设兵团十五团四营卫生所）

1949
新中国
地方中草药
文献研究
(1949—1979年)
1979

184 外科疾病

骨膜骨髓炎

【处方】 天灵骨(即天灵盖骨)四两，黄连一两。

用法：先将天灵盖骨放瓦上焙焦存性，再加黄连共研成末，炼蜜为丸。分20次服，一日两次，连服10日。

疗效：经治5例，4例痊愈，1例无效。

注：如果天灵盖骨不易搞到，可用龟板代替。

（霍山县下符桥公社）

【处方】 白毛藤(白英)全草一斤，老公鸡一只。

用法：将白毛藤洗净，公鸡去毛及腹内肠杂，加水共煮至鸡肉烂,去鸡骨及白毛藤。不加糖、盐,吃鸡喝汤,连吃两只为一疗程。

（枞阳县吴桥公社卫生院）

破 伤 风

【处方】 滑石粉一汤匙，肉桂一钱，朱砂一钱，巴豆一个去油，法半夏一个，沉香一钱，生姜一片。

用法：将前6味药共研成细末，取生姜一片煎水半茶杯冲服，服后盖被微出汗。如口噤不开，加针双侧颊车穴；脚腿抽搐，加针双侧承筋穴。

疗效：经治5例，痊愈3例，1例好转（加用破伤风血清后痊愈），1例晚期患者无效。

注：1.年大体弱者巴豆可酌减。2.本方除治破伤风外，对狂躁性精神分裂症亦有效。

（濉溪县人民医院）

【处方】　棉花子三两，黑料豆一两五钱，连须老葱白一斤，
　　　　　高粱元酒二两五钱（根据病人酒量酌情加减）。

用法：棉花子炒至棉子仁成酱紫色，研碎过筛去壳。大葱加
水4～5碗，熬至3碗，装热水瓶中待用。黑料豆炒至大冒青烟时
（约90％已炒焦），将温热酒倒入锅内，至听不到豆子的响声为止。
取出过滤去渣，留酱色酒液。把棉子面和酱色酒液放在一起，冲
以适量葱汤搅成稀糊状。把病人口撬开溜服，每日一剂，连服
1～2天，服后盖被或敷热水袋帮助发汗。

疗效：经治60余例，有效率达90％以上。

典型病例：刘××，右脚面碰伤，第五天昏迷，牙关紧闭，角
弓反张，经城关医院诊断为破伤风。用上方一剂，下午喝药，夜
11时许发出呻吟，次日早晨即能说话，很快痊愈。

（利辛县供销社）

【处方】　蝉衣六钱，南星三钱，天麻二钱，荆芥三钱，当归
　　　　　三钱，秦艽三钱，僵蚕一钱八分，朱砂五分，槐沥
　　　　　一匙。

用法：取前7味药煎汁，加槐沥一匙，冲朱砂5分服。

疗效：经治30余例，效果显著。

注：槐沥提取法，取本地槐树如指头粗细的嫩枝，扎成捆，搁
在砖上或铁丝架上，从中段用火烧，两端滴下的即槐沥。

（灵璧县东风公社北关诊所）

【处方】　当归五虫汤：当归、川芎、全虫、僵虫、蜈蚣、乌
　　　　　蛇、蝉蜕、川乌、草乌、麻黄、杏仁。根据病情，
　　　　　川乌、草乌各用五分至一钱，麻黄钱半至三钱，杏
　　　　　仁二钱至四钱，蜈蚣一条至三条，其他三钱至一两。

1949

新 中 国
地 方 中 草 药
文 献 研 究
(1949—1979年)

1979

186 外科疾病

儿童10岁以下服成人量$\frac{1}{4}$~$\frac{1}{3}$，10至15岁服成人量$\frac{1}{3}$~$\frac{2}{3}$，16岁以上用成人量。

用法：每日一剂，早晚两次煎服。病情严重者可日服3次。

疗效：经治13例，一般一星期左右治愈。

典型病例：××，男，22岁。被石头打伤脚面，第八天忽然口噤难进食，至第十天检查：昏迷，闭目不静，直声叫喊，角弓反张及持续性的牙关紧闭，抽搐痉挛时轻时重，腹壁板硬，苦笑脸容，烦躁不宁，呼不应声，脉洪数、无根，疮面未愈合，但无脓，头汗出。中西医确诊为破伤风。

用当归五虫汤(当归4钱，川芎3钱，全虫4钱，僵虫3钱，蜈蚣3条，乌蛇2钱，蝉蜕8钱，川乌8分，草乌8分，麻黄3钱，杏仁4钱)水煎灌服。服药后大汗出，约4个小时症状减轻，余渣煎服后又减轻些。第二天，麻黄减半，加羚羊角1钱，龙胆3钱，日服两次后，患者可以自己掌握服药。第三天，仅早晨有短时间抽搐，头痛消失。第三剂开始，减去麻黄、羚羊角，加天竺黄3钱。服第四剂药后，大部分症状已基本消失，10天后痊愈。

注：1.个别患者在第一次服药后，大汗淋漓，叫喊头痛，不久即消失，别无其他不良反应。2.加羚羊角有困难时，亦可改用天竺黄。

(原安徽中医学院附属医院门诊部)

【处方】 野薤 (秋后荞麦地野生小蒜瓣，有的地方叫薤白或野小蒜)四至五钱。

用法：上药煮数沸，过滤后，加红糖2两内服。

病例：余××妻，40岁。患破伤风，牙关紧闭，角弓反张，抽搐。用上方两剂即愈。

(灵璧县尹集公社土桥大队卫生室)

慢性溃疡

【处方】 榆树根部嫩白皮若干。

用法：取榆树根部嫩白皮加红糖捶烂成饼，贴敷伤口。

疗效：经治3例，效果很好。

（枞阳县白梅公社一青大队）

【处方】 红柿皮连肉。

用法：用柿皮贴敷患处。

疗效：经治11例，均愈。

（五河县头铺公社冯井大队卫生室）

【处方】 炒乌梅肉三钱，制乳香粉二钱。

用法：上药研末，用香油调涂患处，每日一次。

疗效：经治11例，均愈。

（五河县头铺公社冯井大队卫生室）

【处方】 鲜柿树叶适量。

用法：将上药洗净捣烂，敷患处，干则再换。

疗效：经治5例，效果良好。

（合肥市基建局职工医院）

【处方】 胶鞋灰、地骨皮、冰片、陈石灰各适量。

用法：上药共研末，加桐油搅拌，敷患处，每日一次。

疗效：经治5例，均愈。

（郎溪县梅渚公社大良大队合作医疗室）

1949

新 中 国
地 方 中 草 药
文 献 研 究
(1949—1979年)

1979

188 外科疾病

【处方】 豆腐渣、桐油。

用法：将鲜豆腐渣隔水蒸热，取出即加桐油拌匀，热敷患处，每日一次。

病例：合山大队杨××，患关节炎后溃烂流水，经久不愈。用上方10日痊愈。

（宿县夹沟公社医院）

【处方】 石灰一斤，桐油适量。

用法：取干石灰1斤，加开水3斤搅匀，24小时后，取出澄清液，加入适量桐油搅拌后，将纱布若干放其中浸泡，时间越久越好。用时根据溃疡面大小，取出纱布外敷。

病例：龙××，男，41岁。左下肢患骨结核18年，溃口年年复发流脓。用上方外敷溃疡口，一周后伤面愈合，周围硬肿亦消，3年未见复发。

（望江县翠岭公社东升大队医疗室）

【处方】 生甘草一两，金银花藤半斤，旧油纸伞纸若干。

用法：将前两药加入二次淘米水约1斤内煮沸，取汁凉后冲洗溃疡。把旧伞纸依溃疡面大小剪成数块，放童便内浸泡5～7天，贴患处，随时更换。

（庐江县晨光公社庙岗大队）

【处方】 鱼腥草一两，一见喜一两，白芷五钱，没药三钱，冰片五分。

用法：共研成细末，以麻油调敷溃疡面，纱布包扎。

疗效：效果良好，在炎症期更显著。

（铜陵市人民医院、工人医院）

【处方】　1号药粉：**熟石膏**一两，**冰片**一钱，**轻粉**一钱，**黄丹**二钱，共研细末。

　　　　2号药粉：**炉甘石**一两，**硫磺**三钱，**冰片**一钱，共研细末。

用法：创面涂布1号药粉包扎。如创面有不健康肉芽生长，则用九一丹腐蚀除去，待创面色泽转红时，再用1号药粉。如创面渗出液多，皮肤瘙痒，则在创面周围皮肤涂布2号药粉。如静脉曲张，需进行小腿部曲张静脉结扎手术。

疗效：经治100余例，均愈。一般一个月左右愈合，一年内复发者占4.5%，再治愈后无复发者。

典型病例：工人章××，男。在小腿溃疡已30年，屡治不愈。用上方一月而愈。

注：九一丹：即熟石膏九份，升丹一份，共研细末。

（铜陵市人民医院、工人医院）

【处方】　**百草霜**一两，**象皮**(炙黄锉成粉)一钱，**冰片**适量，**天名精叶**数片。

用法：将前3药共研细末，撒在溃疡面上，每日换药一次。如有微痛，可用天名精叶外贴，片刻即止。

病例：黄××，男，27岁。经上海东方红医院确诊右肩胛部皮肤结核，溃疡面直径约7～8厘米，曾用金、链霉素、异烟肼治疗，效果不显。用上方治疗两周，溃疡愈合。

（绩溪县瀛洲公社）

注意事项：用溃疡疮口冲洗或敷药时，所有用具、水、药物、敷料等都要认真消毒，严防破伤风杆菌等感染。

〔损　伤〕

外伤出血

【处方】 ˚荫风轮（断血流）。

用法：1.丸剂：全草拣洗干净，晒干粉碎，用 100 目筛过筛去粗渣，水泛为丸，烘干备用。每日 2～3 次，每次 2～3 钱，开水吞服。

2.粉剂：全草拣洗干净，晒干粉碎，过 100 目筛。将创面洗净，用药末撒患处，稍加压迫，包扎。如子宫腔或鼻腔出血，可用多层纱布包裹药末入水中煎煮后，填塞子宫腔或鼻腔。

3.煎剂：鲜全草 1 两左右（干品 5 钱），水煎内服。

疗效：对妇产科出血的疗效非常显著，有效率达98.4％。对五官科（鼻出血居多），泌尿科（指尿血）的止血效果也很突出，但对再生障碍性贫血出血无效，对肺结核大咯血效果不理想。外科经治70例，显效65例，有效 3 例，无效 2 例，有效率97.1％。内科经治39例，显效35例，无效 4 例，有效率87.5％。妇产科经治64例，显效56例，有效 7 例，无效 1 例，有效率98.4％。五官科经治20例，显效20例，有效率达100％。泌尿科经治23例，显效23例，有效率达100％。以上总计216例，显效199例，有效10例，无效 7 例，有效率达90.7％。

典型病例：李××，男，35岁。患左胳窝脓肿，经切开引流，术后伤口大出血，总失血量约1,800毫升，呈急性失血性休克状态，血压未能测到，脓肿基底大量坏死组织，用各种办法止血失败。急用断血流止血粉150克填塞伤口，8分钟后止血，清理创口后缝合，病人转危为安。观察两天未再出血。

又　郑××，男，55岁。因铁凿凿伤左脚背，伤口长3厘米。深半厘米，鲜血四溅，出血约200毫升，扩创后用断血流止血粉10克左右撒在伤口，稍加压迫，10分钟后血止。第三天换药，伤口无感染，10天后痂脱痊愈。

注：1.个别年老病人服后可引起轻度便秘；局部使用时，对子宫腔有轻微刺激。2.另有原种风轮菜，亦有同样效果。

（霍山县佛子岭公社大林大队、
霍山县卫生局新医药研究小组）

【处方】　马勃。

用法：研粉外敷。

疗效：经治10余例，效果显著。

典型病例：汪××，12岁。头皮外伤，伤口有2厘米长，出血不止。用马勃粉按上，出血立即停止。为了防止破伤风，又来医院就诊。医生除去马勃后，又重新出血，再次按上2分钟左右流血又止。一周后追访伤口已愈。

（滁县皇甫公社医院）

【处方】　广松香、龙膏各等量。

用法：共研细末，敷患处。

（金寨县双河公社）

【处方】　扒根草根（即狗牙根）。

用法：洗净捣烂，敷患处。

疗效：经治10余例，效果良好。

（和县城北公社十里大队合作医疗室）

1949

新　中　国
地方中草药
文　献　研　究
(1949—1979年)

1979

192　外科疾病

【处方】　黄鳝血、桑皮纸。

用法：将活鳝鱼头剪去，流出的血滴涂在桑皮纸上，晒干备用。将纸用温水浸湿敷伤口。伤愈纸自落。

疗效：经治数例，效果良好。

(舒城县××公社白石大队医疗室)

【处方】　陈石灰半斤，小老鼠(没有长毛的)七个。

用法：上药同放石臼内捣烂，阴干研末备用。用时敷患处。

病例：刘××，男，42岁。在捞猪草时，被刀削去半个食指。用上方血止，伤口渐愈。

(和县乌江公社建设大队)

【处方】　栀子四两，桃仁二两，生地二两，鸡蛋清适量。

用法：上药研细末，用鸡蛋清调敷患处。

疗效：经治31例，治愈28例，无效3例。

(阜南县柳沟公社卫生院)

【处方】　大黄一两，生石灰三两。

用法：上药共炒至桃花色即成，研细末敷患处。

疗效：经治近百例，效果良好。

注：两药不能炒得过老或过嫩。

(五河县头铺公社单台大队合作医疗室)

【处方】　地榆(全草)。

用法：上药炒炭研细末外敷。

疗效：经治25例，治愈23例，无效2例。

(歙县大谷运公社卫生院)

【处方】　松香七两，明矾二两，枯矾二两。

用法：上药共研末备用，新鲜的割伤，用上药撒伤口，盖上敷料即可。4～5天换药一次。

疗效：经治4例，伤口长1～4厘米，深0.2～1厘米，用药后立即止血，5天后除1例因污水感染外，其余创面均为新鲜肉芽组织，愈合良好。

注：创面忌用水洗，敷药后忌浸水。

（广德县誓节公社医院）

【处方】　过路黄一两。

用法：研细末外敷。

疗效：经治38例，均愈。

（歙县石门公社卫生院）

【处方】　盘柱南五味子根皮五两，蛇葡萄根皮三两，紫珠草叶及茎皮二两。

用法：上药洗净晒干，研细末备用。清洁伤口，将药末撒在伤口内外，用纱布包扎。

疗效：经治700余例，有效率达80%以上。

注：1.用上药能防止伤口周围炎症性水肿，使伤口干燥结痂。2.此药有止痛效果。3.经治700余例中未发现破伤风感染。

（歙县苏村公社西村大队合作医疗室）

【处方】　白芨二两。

用法：研细末外敷。

疗效：经治150例，效果显著。

（歙县石门公社春光大队合作医疗站）

1949

新 中 国
地 方 中 草 药
文 献 研 究
(1949—1979年)

1979

194 外科疾病

【处方】 陈石灰、冰片、韭菜。

用法：韭菜捣汁，调陈石灰成糊状，阴干，加冰片适量，研细末，敷伤口。

疗效：经治4例，均愈。

（淮南市瓷器厂

【处方】 茜草嫩梢适量。

用法：捣烂外敷。

疗效：经治50例，疗效显著。

（歙县横关公社卫生院）

【处方】 旱莲草一把。

用法：捣烂外敷。

疗效：经治5例，均愈。

（歙县西溪南公社卫生院、望江县新坝公社医院）

【处方】 降香五钱，儿茶三钱，血竭三钱，制乳香三钱，制没药三钱，参三七三钱，樟脑三钱，紫荆皮三钱，冰片六分，东丹一两。

用法：先将血竭、乳香、没药各研极细末，与降香、儿茶、三七、紫荆皮共研和，同猪油5两（亦可用麻油或菜油3两）共熬后，加入黄白蜡1两5钱，使之熔化，再放樟脑、东丹、冰片收膏，待冷收贮备用。外敷包扎，隔日换药一次。

病例：鲍××，男，4岁。自高处坠下，面额伤口达3寸许，深已见骨，当时血流如注。即以此膏外敷，片刻血止，一周左右痊愈。

（歙县漳潭公社医疗站）

烧 烫 伤

【处方】 石灰、麻油、冰片。

用法：石灰用冷水搅拌后，除渣，加入适量麻油及少许冰片，敷患处。

疗效：经治18例，治愈16例，良好2例，有立即止痛、消炎的作用。

典型病例：食品站高××，小腿烧伤面积约1尺长、6寸宽，经外用青霉素、磺胺软膏两天疗效不好。第三天用上药外涂患处，立即止痛，3天后治愈。

（枞阳县老洲公社卫生院）

【处方】 生大黄三两，白芷二两，赤石脂一两，黄连二两。

用法：上药共研细末，用麻油或鸡蛋清调匀。外涂患处，每日两次。

疗效：经治15例，均愈。

（歙县 卫生局中草药研究小组）

【处方】 陈石灰、生棉油。

用法：将生石灰加水搅拌约半小时，不起泡为止，澄清后用上清液加棉油同量，搅拌成膏，将膏用鸡毛轻轻涂抹患处，每半小时涂一次。

病例：晏××，男，2岁。双手插入烧开的猪食内，家长发现后才拿出，经医院治疗5天仍喊叫不安，手上水疱连成一片。用上方一日两次后，立即安静，10天痊愈。

（灵璧县王集公社丁阁大队卫生室）

【处方】 大黄、地榆、冰片、麻油。

用法：用大黄、地榆粉等量，加麻油调成糊状，再加冰片适量，涂患处，每日3～4次，隔日再涂。

疗效：经治32例，均愈，其中有80%大面积烧伤1例。绝大部分不用抗菌素。

注：局部用上药后创面易结厚痂，痂下易积脓，因此需隔日彻底洗净创面后，再涂上药。

（淮南市第二矿工医院）

【处方】 地榆粉5克，鸡蛋清2个，凡士林100克。

用法：将地榆炒焦研细末，加鸡蛋清、凡士林调成膏，搽患处。

（和县绰庙公社中山大队）

【处方】 鲜土牛膝半斤，金银花一两，川柏一两，麻油一斤。

用法：上药放麻油内，炭火熬枯为度，捞去药渣，用药油浸薄纸贴患处，纸片大小视烧伤面积而定。每日换药两次。

疗效：经治烧、烫伤100余例，均获显效。

（枞阳县　　卫生局）

【处方】 虎杖二两。

用法：研细末，以茶油拌敷患处。

疗效：经治4例，治愈3例。

（歙县小洲公社卫生院）

【处方】 地榆二两。

用法：地榆炒炭研细粉，用麻油调匀敷患处，每日数次。

（望江县新桥公社医院）

【处方】　冬青（四季青）一斤，茶叶一两。

用法：上药捶烂后，加水 4～5 斤，煎浓缩至 1～2 斤成粘稠液，滤渣取液，擦患处，每日数次。

疗效：经治数十例，效果良好。

（广德县芦村供销社）

【处方】　石韦背面孢子粉。

用法：将刮下的孢子粉用麻油调敷伤面，每日两次。

疗效：治愈10余例。

（金寨县　　　卫生局）

【处方】　第一组：黄连一两，黄柏一两，生地一两，黄芩一两，大黄一两，乳香五钱，没药五钱，五倍子五钱，白芷五钱，白蔹一两，当归一两，赤芍一两，红花五钱，川芎一两，丹皮一两，独活一两，丁香一两，紫草一两，木鳖子一两，延胡索一两，大血藤一两，荔枝草五钱，麻油五斤，白黄蜡共一斤。

第二组：地榆一两，血琥珀三钱，煅石膏一两，炉甘石一两，赤石脂一两，海螵蛸一两，寒水石一两。

用法：先将第二组药物共研细末。再将第一组药物置麻油中浸泡半天，用文火熬枯，过滤去渣，熔入黄白蜡，不断搅拌，待冷成膏后加入第二组药粉调匀即成。用前先将药膏做成油纱布或油纸，置容器中进行高压消毒。清创后，创面用此中药膏纱布复盖。感染创面需每天或隔天换药一次。

疗效：此方已列为全国烧伤学习班公认有效的12方之一，对各种烧伤均有显著疗效。

（安徽省人民医院、安徽医学院）

新中国
地方中草药
文献研究
(1949—1979年)

1949
1979

198 外科疾病

【处方】 独活（土当归）、**麻油、黄蜡**。

用法：将土当归放麻油内熬枯去渣，再加黄蜡熔化。涂创面，每日两次。

疗效：治愈10余例，对小面积烧、烫伤效果较好，无疤痕。

（金寨县青山公社青山大队医疗室）

【处方】 ˙过山龙根（草薢萄）一斤，**冰片一两，麻油一斤二两**。

用法：前两药研粉，置煮沸消毒过已经冷却的麻油内搅匀，搽伤面，每日换药一次，每次要洗净伤面（尤其要除去药末与脓性分泌物结成的痂块），然后用药。

疗效：经治25例，有以下显著效果：1.止痛快；2.收水快；3.能消炎、消肿、抗感染；4.疗程短，长皮生肉快，对新烫伤疗效高；5.一般不留疤痕。

典型病例：钢厂工人倪××，45岁。被1400℃铁水烫伤右脚（穿有劳保皮鞋），几个脚趾及脚背侧面三度烫伤，曾住医院7天，伤面剧痛不止。后回家用上方治疗。第一次涂擦时很疼痛，又将药加温后再涂擦数分钟，立即止痛。续用上方10天左右而愈。再过两个月追访时，右脚患处肌皮平正，仅有黑色痕迹及一些残蜕的粗皮，无疤痕，脚趾甲正常长出。患者说："涂过'过山龙'后，第一天即止痛，第二天收水，第三天即见肉芽长出。要不是毛主席号召用中草药，我的脚能不能保住就不讲了，就痛也把我痛死了。"

又 供销社王××之女，1岁。左手腕至肘部因开水烫伤，皮层脱落，曾先后用豹子油、狗油、狗獾子油、无毛老鼠油涂擦均无效，且已感染化脓。用上方擦7～8次痊愈，且无疤痕。

（霍山县佛子岭公社大林大队）

【处方】 蚯蚓、白糖。

用法：蚯蚓（不拘多少）放入白糖内液化。取液汁搽患处。

疗效：经治愈 1 例。

（和县绰庙公社中山大队合作医疗室）

【处方】 *冬青叶（四季青叶）。

用法：鲜叶阴干研末，越细越好，麻油调搽。

疗效：经治 5 例，均愈，一般 1～2 天好转。

典型病例：灯塔公社凌××，男，37 岁。手掌心和手背烧伤二至三度，曾多方医治不愈。用上方治疗 3～4 天后痛止，炎症消退，28 天后全部脱痂而愈。

注：水疱切勿刺破，以防感染。

（祁门县医药公司）

【处方】 生地榆、生大黄各等量，麻油适量。

用法：前 2 药共研细末，用麻油调成糊状搽患处，一日数次。注意清洁，不需洗伤口，一直搽药至痊愈。

疗效：经治 200 例，均愈，一般 2～3 天就好转。

（祁门县横联公社卫生院）

【处方】 石壁青、麻油各适量。

用法：石壁青放在瓦片上焙焦存性研粉，用麻油调成糊状，涂患处。

疗效：经治 6 例，一般能立即止痛，轻者 3～5 天可愈，重者 10 天左右可愈，愈后无疤痕。

注：石壁青系地衣类半菽状地衣。

（祁门县城关公社黎明大队）

1949
新 中 国
地 方 中 草 药
文 献 研 究
(1949—1979年)
1979

200 外科疾病

【处方】 乌桕花、*乌蔹莓根、冰片、*木芙蓉花。

用法：前3昧研细末加麻油调成糊摊在布上，木芙蓉花晒干研细末撒在上面，贴敷患处。

疗效：经治10余例，效果满意，一般5～6天即愈。

（郎溪县梅渚公社供销社）

【处方】 紫草二钱，白芷一钱，银花二钱，冰片四分。

用法：前3昧用麻油1两炸成黄色，过滤，待冷却加冰片即可。涂患处，一日两次。

疗效：经治200余例，均愈。

（宿县曹村公社医院）

【处方】 土大黄一两，麻油适量。

用法：土大黄研碎，加麻油调均，搽患处，一般5～7日痊愈。

（望江县新坝公社医院）

【处方】 *秋葵花（黄蜀葵）、麻油。

用法：取花浸泡油内，两星期后可用，浸泡越久越好，外搽。

（嘉山县████卫生局）

【处方】 仙鹤草（根或茎）、绵羊屎各等量。

用法：仙鹤草研末。绵羊屎在瓦上焙焦存性研细末。上两药细末混合，加热麻油调成糊状备用。敷患处，每日换药一次。

疗效：经治多例效果良好，轻者2～3天即愈。

注：如是轻微烫伤，仅用仙鹤草粉即可。

（绩溪县瀛洲公社）

【处方】 秋葵花、白芨、白芷、蜂蜜、麻油。

用法：将秋葵花捣烂如泥，配少许白芨、白芷，加蜂蜜、麻油调和成膏，涂患处。

疗效：用治各种火烧及热水烫伤，有止痛、消炎、杀菌、生肌作用。

注：秋葵花晒干（最好是在有风无太阳处风干）研成粉末 内服，每日3次，每次1钱，亦有同样疗效。

（铜陵市人民医院）

【处方】 生地榆。

用法：切片晒干研细末，麻油调匀备用。敷患处，每日2～3次。

疗效：经治7例，均愈。

典型病例：歙县北岸大队吴××，男，3岁。跌倒在火盆中，两臂和右肋烧伤，红赤起疱；右臂烧伤，面积约5～6平方厘米，皮肤焦烂，为二度烧伤，啼哭不止。用上药涂搽两小时后痛止，患儿安静。第二日晚突发高烧，腋下体温39.3℃，水疱破流黄水，右臂溃烂，有绿色分泌物，续用上方涂搽，另用鸭跖草2两，地丁5钱，鲜薄荷5钱，水煎服，次日体温降至正常，创面好转。两周后痊愈。

（安徽医学院赴皖南山区医疗小分队）

【处方】 黄鳝。

用法：黄鳝去脏杂晒（或焙）干研粉，麻油调敷，每日3次。

疗效：治愈数例。

（六安地区████卫生局）

1949
新 中 国
地 方 中 草 药
文 献 研 究
(1949—1979年)

1979

202　外科疾病

【处方】　松花粉一两，冰片一钱。

用法：共研细末，涂患处。

（望江县漳湖公社医院）

扭　伤

【处方】　红花三钱，乳香、没药各五钱。

用法：上药共研末，用酒或麻油调成膏，外敷。

疗效：治愈16例。

（马鞍山市佳山公社医院）

【处方】　生南星、生半夏、香附、延胡索各等份。

用法：上药分别研末，各取0.5克，混合后用鸡蛋清（或香油、菜油）调匀，敷患处，每日一次。

注：1.此方有毒不可内服。2.每次用量不宜过大，否则刺激皮肤，产生水疱，如有水疱，应立即停止使用。

（中国人民解放军安徽生产建设兵团二师医院）

【处方】　黄栀子三两，鸡蛋清一个，白酒适量。

用法：将黄栀子捣碎用鸡蛋清加少量面粉捣成糊状，敷伤处。

疗效：经治30多例，效果良好。

（合肥市模型厂医务室）

【处方】　鲜毛茛。

用法：取鲜毛茛若干，加水煮沸，熏洗扭伤部位，每日半小时。

疗效：经治30例，效果显著。

（原载《绩溪县中草药单验方选编》）

【处方】　**长叶冻绿**二两。

用法：将长叶冻绿（~~可加适量活血药~~）加酒1斤浸7天，早晚各服一次，每次5钱至1两。

疗效：经治100余例，近期有效率达85％。

注：1.孕妇慎用。2.对腰痛、关节痛亦有效。

（铜陵市三二一地质队卫生所）

踝关节扭伤

【处方】　**韭菜叶**一两。

用法：鲜韭菜捣烂敷患处，每日一次。

疗效：经治12例，11例痊愈，1例显效。

典型病例：罗××，男，19岁。打篮球时右侧踝部扭伤，红肿疼痛，行走困难。用鲜韭菜1两加松节油5毫升，捣烂外敷患处，两日痊愈。

（中国人民解放军安徽生产建设兵团某团三连卫生室）

陈旧性劳伤

【处方】　***大血藤**四钱，**木通**三钱，**野菊花**三钱，**虎杖**四钱，***紫金牛**（平地木）三钱，**桂枝**三钱，***杜衡**（土细辛）一钱，**桑寄生**三钱。

用法：上药以白酒泡半个月。每日一次，每次服1～2两。

疗效：经治400余例，效果良好。

注：上方对风湿性关节炎亦有疗效。

（郎溪县毕桥公社施宏大队合作医疗室）

1949
新 中 国
地方中草药
文 献 研 究
(1949—1979年)
1979

204 外科疾病

脑震荡后遗症

【处方】 广三七五钱，肉豆蔻三钱，升麻三钱，延胡索六钱，
川芎五钱，白芷三钱。

用法：研成细粉，分10次口服。轻症每日一次，重症每日两次。

疗效：经治脑震荡后遗症14例，有效率达95%。主要表现为
头痛、头昏减轻，睡眠好转，食欲增加，乏力好转。

(蚌埠市第三人民医院)

【处方】 炙龟板八钱，夜明砂三钱，石决明四钱，决明子三
钱，牡蛎四钱，甘枸杞三钱，酸枣仁三钱，大熟地
四钱，桑椹子四钱，甘菊花二钱。

用法：上药加水300毫升，文火煎至150毫升。每日一剂，早
晚两次煎服。

疗效：经治7例，效果良好。

典型病例：裕溪口贮木场童××，男，24岁。1963年、
1968年先后两次被砖块击伤左颞部，当时均有神志不清史，此后
经常反复头昏、疼、干恶、健忘严重。近半年来症状加重，头昏、
恶心、呕吐严重而频繁，演成强迫性头向左侧，卧床不起，任何轻
微活动均会诱起恶心呕吐，平均每日呕吐15次左右，靠纯糖液注
射与进流质维持。经脑血管造影未见器质性病变，眼底检查：视
神经乳头水肿，拟为后颅凹占位性病变。1971年4月16日起试用
上方，服完3剂呕吐即止，能进半流质，饭量由3两增至8两。
服完第五剂即能坐起，服完第十剂时，能独自行走，但举步不稳。
续服至第十五剂，不吐，头也不昏，饭量增至每日1斤2两，一
切如常。后因故服药中断，3天后，呕吐又发作，续服3剂后呕

吐即止，行走自如，体健壮，但因长期左侧卧床，头仍向左侧偏斜。1971年5月10日出院，5月24日来信说，续服12剂后停药，多天不吐，一般情况良好，体壮健，每日饭量1斤半。

（安徽省人民医院外科）

骨　折

【处方】　栀子四两，生姜四两，元醋四两，椿树根皮四钱，白公鸡绒毛若干。

用法：首先整形复位，再将上药混合共捣如泥，敷患处，用绷带包扎，外加夹板固定，经24小时将药去掉。

疗效：经治数十例，骨折愈合良好。

典型病例：韦集公社陈圩大队程××，女，45岁。大腿骨折。用上方包扎治愈。

注：1.药物一定要在24小时除去，否则会使伤部长成肉疙瘩。2.药量可依病情轻重、部位大小酌量增减。3.椿树根皮：用向阳处根，根外老皮刮掉，用内嫩皮，勿用根心。4.白公鸡绒毛：用翅膀底下绒毛若干。

（灵璧县黄海公社合作社、公社医院）

【处方】　*节节草（接骨草）二两，白茅根一两，骨碎补一两，*地鳖虫一两，石蟹五个，红糖一两，米酒二两，面粉二两。

用法：将前5味药共研末，掺入面粉、红糖、米酒拌匀，加适量开水调成膏状，敷患处，再用小夹板固定，隔1～2日更换。

疗效：经治闭合性骨折1,084例，治愈率达95%以上。

（芜湖市中医院）

1949
新中国
地方中草药
文献研究
(1949—1979年)
1979

206 外科疾病

【处方】 *节节草(接骨草)三两，*绵毛马兜铃十一两，石蟹一两，*地鳖虫一两，麦面、黄酒各四两。

用法：前4药共研细末，用水煮沸约20分钟，加麦面和黄酒调成糊状，再煮沸10分钟即可。先矫正复位，将药膏调在纱布块上贴敷骨折处，再加裹绷带和夹板固定3～5天后，放开检查骨胳的愈合情况。如良好，以后可两天换药一次。如有错位，应重新矫正。

疗效：经治3,250人次，有效率达95%。

典型病例：肥东县供电厂陈××，在高空作业时摔伤，诊断为腰椎压缩性折骨。经用上方治疗，现已痊愈，运动自如。

又 马鞍山搬运工人倪××，右腿胫、腓骨双折，曾用石膏固定一年仍不能行走。用上方治疗63天，功能恢复正常。

(含山县东关医院)

【处方】 *锦鸡儿根(金雀花根)一两，*柘树根二两，杜仲一两，煅龙骨二两，血竭八钱，冰片五钱，樟脑六钱，麻油二两，生姜二两，烧酒二两。

用法：将锦鸡儿根、柘树根捶碎，杜仲、煅龙骨、血竭、冰片、樟脑研末，与前两药混和调匀，略加温摊放布上，敷于矫正复位后的断肢上，外用小夹板固定，用绷带扎紧，24小时去药，仅用小夹板固定静卧。

疗效：经治各种类型骨折300余例，疗效满意。

典型病例：余××，因翻车事故，X光证实为小腿胫骨粉碎性骨折。用上方3月后痊愈。

注：1.上方对骨结核有一定疗效，曾用上方治疗腰椎结核1例，效果良好。2.敷药不能超过24小时，否则起疱。

(肥西县燎原公社医院)

【处方】 *蚊母草五钱，南五味子根七钱，*陆英四钱，*珍珠菜三钱，老虎簕根白皮三钱，酒、红糖适量。

用法：前5药洗净切碎，加酒糖煎服，每日一剂。首次须加广三七1钱，地鳖虫3个，研末冲服。最好每隔2～3日，加广三七1钱冲服一次。骨折部位肿时，可另用前5药加泡桐树根白皮7钱（按患处大小面积加减），捣烂如泥，作饼蒸15～20分钟，摊布上敷患处（经手术复位后敷），加小夹板固定，隔日换药一次。

疗效：经治70多例，均有显著效果。

（岳西县包农公社卫生所）

【处方】 陈皮三钱，地骨皮三钱，金黄散三钱，花粉一至三钱，姜黄一钱，粉甘草二钱，小粉二钱，大黄二钱，白芷二钱。

用法：上药共研末，与小公鸡一只（如肿胀，加地鳖虫20～30个）共捣如泥，除去小公鸡的粗毛碎骨，纱布包裹，在矫正复位后敷患处，用小夹板固定，绷带包扎。

疗效：经治170余例，除开放性骨折外，均能治愈。

注：敷药后如发痒，不要搔抓；如起疱，可暂停用药。

（全椒县濮集公社）

【处方】 外用：焦山楂十斤，当归二斤，白芷一斤。另加胡椒适量。

内服：当归一两，赤芍三钱，生地三钱，红花二钱，*地鳖虫三钱，自然铜四钱。上肢骨折加川芎四钱，桂枝二钱；下肢骨折加牛膝四钱；便秘加大黄三至四钱；疼甚加乳香、没药各五钱（年老体虚者减半）。

用法：外用药共研细末，装布袋内，在矫正复位后敷骨折处，外加夹板固定，纱布绷带包扎，浇酒在药袋上，湿润即可，干则再滴，每周换药一次。上药一剂视患处大小可治一至数人。内服药，每日一剂，两次煎服。

疗效：经治3,591人次，有效率95%以上，一般经一月即愈。

典型病例：花园公社青年大队马××，男，29岁。大车车轮辗过上臂。诊断：开放性肱骨骨折，骨头戳出皮外半指。用上方治疗5次痊愈，追访伤臂能提水，无任何不适感觉，拍片鉴定骨折部愈合良好。

（颍上县人民医院）

〔急 腹 症〕

阑 尾 炎

【处方】 土牛膝（鲜根）二至三棵，睡桃七个，丝茅根簪七根，小蚌壳（灰）一至二克，凤凰衣七枚。

用法：每日一剂，煎浓汁以白酒两盅为引送服。

疗效：每年用上方治愈数十例，随访5例，愈后未复发。

典型病例：怀宁县某窑厂工人韩××，男，30岁。突发腹痛，脐周尤剧，恶心呕吐，到县医院检查时已转至右下腹剧痛，诊断为急性阑尾炎。用上方7剂而愈。

注：1.睡桃：树上僵死的小桃子。2.丝茅根簪：带簪的茅草根。3.本方对术后肠粘连亦有效。

（安庆地区████卫生局）

【处方】　阴行草五钱，大血藤五钱，白花蛇舌草二钱。

用法：每日一剂，两次煎服。

疗效：经治13例，均未手术而愈。

（休宁县▇▇▇卫生局）

【处方】　鬼针草一两。

用法：加蜂蜜或牛乳，水煎服，每日一剂。

疗效：经治3例，均愈。

（阜南县袁集公社卫生院）

【处方】　筋骨草一两，大血藤一两。

用法：每日一剂，两次煎服。

疗效：经治数例，效果显著。

注：1.忌食荤腥食物。2.对急性肠炎亦有疗效。

（广德县同溪公社西村大队合作医疗室）

【处方】　盲肠草(大叶狼尾巴草)一两，金银花一两，蒲公英五钱，败酱草四钱，青木香二钱，土大黄三钱。

用法：每日一剂，两次煎服。

疗效：经治3例，均愈。一般3～5剂可愈。

（歙县小洲公社卫生院）

【处方】　银花四两，地榆一两，牛膝一两，制乳香五钱，制没药五钱。年老体弱者，乳没用量酌减。

用法：每日一剂，两次煎服。

疗效：经治23例，均愈。

（淮南市上窑公社医院）

【处方】 银花一两，甘草二钱，玄参三钱，条芩三钱，麦冬三钱，地榆五钱，当归五钱，薏苡仁一钱。

用法：每日一剂，两次煎服。

疗效：经治12例，均愈。

（淮南市上窑公社医院）

【处方】 白花蛇舌草一两，*大血藤根二钱，*筋骨草一两。

用法：每日一剂，两次煎服。

疗效：经治18例，疗效良好。

（祁门县沥口公社医院）

【处方】 玄参一两，麦冬一两，生地榆二两，当归二两，银花三两，薏苡仁五钱，黄芩三钱，甘草三钱，蒲公英三钱，地丁二钱。

用法：每日一剂，两次煎服。小便不利，舌苔白腻，加云苓、连翘。小便赤黄涩滞，舌苔干燥，津液亏损，重用麦冬。大便干燥，加桃仁、大麻仁；大便不通，加大黄。

疗效：经治4例，均愈。

（灵璧县东风公社医院）

【处方】 猪秧秧五斤，龙葵五斤，*半边莲三斤，鬼针草三斤，丹皮二斤，桃仁一斤，冬瓜子一斤。

用法：上药拣净去杂，洗净晒干，研成粉末，加适量面糊制成片剂，每片0.5克。每日3次，每次服2～6片。

疗效：经治11例，7例痊愈，4例有效。

（阜阳县宁老庄公社顺河大队卫生所）

【处方】 鲜大蒜头十五至二十个，皮硝(芒硝)二两，大黄一两，食醋半斤。

用法：大蒜头、皮硝混合捣成糊状，选择压痛点最明显处，用醋洗净皮肤，将药糊敷上，周围用纱布围成圆圈约1寸厚，上用6层纱布复盖，再用胶布固定，两小时后除去，再用醋清洗皮肤一次。然后，将大黄捣碎，醋调成糊，敷于原处，8小时后除去。

疗效：淮南市第一人民医院经治53例(急性阑尾炎36例，蜂窝组织炎性阑尾炎2例，化脓性阑尾炎11例，阑尾炎穿孔4例)均愈。其中有19例同时应用四环素，3例同时用青霉素。随访中，发现除1例因阑尾炎合并妊娠，出院后未很好休息而复发外，其余均未复发。

铜陵市人民医院经治14例，12例治愈，1例手术，1例合并脓肿改用中西医结合治愈。

注：1.一般敷药后15分钟，病人出现面色潮红，局部皮肤有烧灼样感觉；30分钟后，肠蠕动亢进，病人腹痛剧烈，大约持续1小时后，肛门排气，并出汗，随即情况好转，自觉腹痛消失，局部压痛明显减轻，接着病人思睡。敷药8小时后查白血球总数、分类，可降到正常值范围，并且能下床活动。2.用上方病人不需禁食，可吃流汁。去药后病人就想吃饭，一般可给普通饮食。3.发现有3例病人，胃病发作(原有胃病史)，大约持续3～5天后好转，因此应注意有溃疡病史者慎用。4.用药后局部皮肤，一般出现潮红或呈暗紫色，如不按时换药，局部能起疱。如发现大疱，可用消毒注射器将水疱内液体抽掉，涂上龙胆紫。5.如部分病人出现豆大样汗珠时，须防止虚脱。

（淮南市第一人民医院外科、铜陵市人民医院）

1949

新 中 国
地方中草药
文 献 研 究
(1949—1979年)

1979

【处方】 内服方：

①**大黄**五钱，**丹皮**四钱，**二花**三钱，**桃仁**三钱，**延胡索**三钱，**川楝子**三钱。此方适用于单纯性及化脓性阑尾炎。

②**银花**三两，**当归**二两，**薏苡仁**五钱，**地榆**一两，**寸冬**一两，**元参**一两，**黄芩**三钱，**甘草**二钱。此方适用于化脓性阑尾炎合并腹膜炎。

外敷方：

①**大蒜头**四两，**芒硝**一两。

②**大黄粉**二两，**醋**二至三两。

用法：内服方，每日一剂，两次煎服。外敷方，将大蒜头去皮和芒硝共捣成糊状，敷于腹部最痛处。敷药前先用复方安息香酸酊涂擦腹部皮肤，再复盖一层凡士林纱布，将上药糊包在纱布内敷于患处2～3小时后去除（保护皮肤用的凡士林纱布不要去掉），再将大黄粉用醋调成糊状，包在纱布内继续敷于患处约6～8小时除去。

疗效：经治91例，其中单纯性阑尾炎59例，化脓性阑尾炎及阑尾炎合并腹膜炎25例，阑尾脓肿7例。68例完全用中草药治疗，治愈率达77%，14例加用抗菌素而愈；9例疗效不好，改用手术治疗。一般内服药1～2剂，外敷药1～2次均见明显效果，表现在体温下降，血象降低和腹部体征改善。

典型病例：长集公社陈××，女，11岁。体检：急性病容，右下腹有明显压痛及反跳痛，体温39.2℃。诊断为阑尾炎合并局限性腹膜炎。经用上述内服方①、②各一剂和外敷方①、②交替各两次，4天治愈。

（灵璧县人民医院）

【处方】 ˙大血藤、金樱子根、金银花各二两。

用法：每日一剂，两次煎服。

（铜陵市铜港公社铜山大队）

【处方】 猪秧秧一两，冬瓜子一两，桃仁一钱，红花五分。

用法：每日一剂，水煎服，或当茶饮。

疗效：治愈8例。

注：上方仅适用于单纯性及慢性阑尾炎。

（庐江县南闸公社医院）

胆道蛔虫症

【处方】 ①乌梅二钱，细辛四分，肉桂一钱，黄连一钱，黄芩一钱，党参一钱，川椒五分，附子一钱，干姜一钱，当归一钱。

②木香二钱，枳壳二钱，细辛一钱，生大黄三钱（后下），制厚朴三钱，乌梅三钱，苦楝皮一两，槟榔一两。

用法：水煎服，疼痛时服①方，待痛止服②方。

疗效：经治23例，一般服2～4剂治愈。

注：伴发感染时，可加用抗菌素。

（泾县医院茂林分院）

【处方】 米醋一两。

用法：上药加冷开水1两，在疼痛时顿服。如痛不止，可于半小时后重服一次。

疗效：经治8例，效果满意，一般服1～2次即可止痛，痛止后可服驱虫药。

（郎溪县十字公社医院）

【处方】 乌梅三钱，白矾二钱，青木香三钱，楝树根皮五钱。

用法：水煎服。

疗效：治愈31例。

典型病例：李××妻，25岁。患胆道蛔虫病，疼痛剧烈，呕吐，某医院建议手术。后用上方3剂治愈。

（庐江县田埠公社医院）

蛔虫性肠梗阻

【处方】 楝树根皮（鲜品）四两。

用法：上药加水200毫升，煎至60毫升。作高位保留灌肠。

疗效：经治10余例，均愈。

典型病例：望江县五里公社举如大队赵××，男，5岁。阵发性腹疼，脐周有柔面样包块，腹膨，食后即吐，诊断为蛔虫性肠梗阻。用上方5小时后排出蛔虫70余条，次日一切恢复正常。

注：小儿药量酌减。

（望江县五里公社医院、淮南市东风区防治院）

【处方】 生豆油半斤。

用法：一次内服。

疗效：治愈2例。

（萧县█████卫生局）

〔 疝 〕

【处方】 泽兰五钱，乌药一钱。

用法：每日一剂，两次煎服。

疗效：经治6例，效果显著。

典型病例：范家大队汪××，男，半岁。患脐疝半个月。用上方3剂治愈。

（祁门县沥口公社卫生院）

【处方】 青茄蒂五钱至一两（干品减半）。

用法：水煎服。

病例：谢××，因用力过猛而患疝气，行走、劳动不便。用上方1剂后疼痛减轻，2剂后行动自如，3剂后可以参加劳动，5剂后完全恢复正常，观察一年未复发。

（合肥市 ▇▇▇▇ 卫生局）

【处方】 川楝子四钱五分，荔枝核二钱五分，橘核二钱，小茴香一钱，乌药一钱五分，升麻一钱五分。

用法：上药加水200毫升，煎至50毫升。每日一剂，早晚各服25毫升，连服3～5剂。

疗效：经治多例，效果良好。

典型病例：宋××、刘××，均2岁。患疝气，时发时愈。用上方3剂，已2～3年未见复发。

（望江县翠岭公社医院）

【处方】 杉树球八个。

用法：水煎服。

疗效：经治数例，效果显著。

典型病例：新庄大队蒋××，男，40岁。阴囊时大时小，大时不能坐，步行、劳动均不便。用上方症状消失。

（歙县苏村公社卫生院）

1949
新 中 国
地 方 中 草 药
文 献 研 究
(1949—1979年)
1979

216　外科疾病

【处方】　小茴香二钱。

用法：每日一剂，水煎顿服。

病例：茅××，男，20岁。患右侧疝，肿痛。用上方后，第二天疼痛消失，连服6日而愈。

（中国人民解放军安徽生产建设兵团三师十团三连卫生室）

【处方】　萹蓄二至三两，葫芦（秋后）适量。

用法：鲜全草去叶加葫芦煎水服，每日一剂。

疗效：经治4例，效果良好。

（合肥市模型厂医务室）

〔肛门直肠疾病〕

痔　疮

【处方】　田螺、明矾适量。

用法：将田螺洗净砸烂，加入明矾粉，待上面呈现一层清液取之。用药棉蘸液，涂擦患处。

病例：钱××，女，成年。患痔疮多年。用上方，第一次即见明显效果，4～5次自觉症状消失。

（中国人民解放军安徽生产建设兵团十三团综合加工厂）

【处方】　柴胡二钱半，当归二钱，大黄五分，升麻八分，黄芩二钱半，甘草一钱，丹皮一钱半，桃仁二钱。

用法：每日一剂，两次煎服。

疗效：经治数十例，效果良好。

（灵璧县东风公社医院）

【处方】　三尖青石(取流水冲洗处之青石，越久越好)一块。

用法：每次大便后洗净肛门，将此石塞入肛门内，越深越好。

疗效：经治22例，均愈。

典型病例：方××，男，成年。患痔疮6年。用上方塞肛门12次而愈，未见复发。

注：此方冬季用之效果好。

(五河县头铺公社西陵大队卫生室)

【处方】　*荔枝草二斤，人中白适量，冰片少许。

用法：荔枝草加水煎煮去渣，加入人中白、冰片，乘热熏洗患处，每日两次。

疗效：经治2例，均愈。

注：忌食辛辣之物。

(五河县头铺公社冯井大队卫生室)

【处方】　鳖一只(一至二斤)，红糖二两，童便二斤。

用法：将鳖浸入童便内致死，煅灰与红糖调拌。每日二次，每次一汤匙，冲服。

疗效：经治多例，均愈。

(望江县漳湖公社兽医站)

【处方】　万年青根五钱，鲜猪肉半斤。

用法：药与肉同煮，待肉烂去药，吃肉喝汤，每日一剂，连服5剂为一疗程。

疗效：经治15例，均愈。

(绩溪县石门公社石门大队合作医疗站)

1949
新中国
地方中草药
文献研究
(1949—1979年)
1979

218 外科疾病

【处方】 鲜菖蒲根八两。

用法：加水煮沸，乘热熏洗患处。

（灵璧县王集公社医院）

【处方】 公猪胆三个，荞麦面适量。

用法：取胆汁和荞麦面，作成绿豆大的丸药。一日两次，每服2～3钱。

疗效：经治2例，均愈。

（阜南县于集公社卫生院）

脱　肛

【处方】 石榴皮二两，明矾五钱。

用法：煎水乘热熏洗患处，每日两次。

疗效：经治10例，均愈。

（五河县头铺公社冯井大队卫生室）

【处方】 青辣椒子（取辣味重的）。

用法：将青辣椒子研成细末备用。成人每天服2～3次，每次3钱，病愈为止。

疗效：经治50多例，治愈率达80%。

典型病例：程××，男，7岁。久痢脱肛，数月不能回复，经多方治疗无显效。用上方半月（将辣椒子粉夹在饼中随饼吞下），脱肛回复，至今未发。

注：1.只限于久痢脱肛。2.开始服用感到辣的很厉害，要坚持，以后感觉渐好。

（祁门县胥岭公社六都大队医疗室）

【处方】　地榆根二钱，石榴皮一钱半。上为儿童量，成人酌加。

用法：每日一剂，两次煎服。

疗效：一般2～3剂即愈。

（枞阳县白梅公社一青大队）

【处方】　五倍子五钱，煅龙骨五钱，煅牡蛎五钱。

用法：上药共研细末。大便后洗净肛门，将药末撒在脱出部，还纳复位并休息。

疗效：一般连用2～3次收效。

（五河县　　　卫生局）

【处方】　'紫金牛四两，鸡蛋四个。

用法：鸡蛋煮熟剥壳，再加紫金牛煎煮。上、下午各吃两个。

病例：镇头公社洪××，男，50岁。经常脱肛已5～6年。用上方连服3日治愈，随访9个月未复发。

（原载《绩溪县中草药单验方选编》）

〔血栓闭塞性脉管炎〕

【处方】　元参三两，当归二两，银花三两，甘草五钱，乳香三钱，没药三钱，黄芪三钱，赤芍三钱，炮山甲三钱。

用法：每日一剂，两次煎服。

疗效：经治15例，均愈。

典型病例：高××，男，31岁。于1964年因右足趾疼痛、溃烂、间歇性跛行，诊断为血栓闭塞性脉管炎。在某医院行腰交感

新中国
地方中草药
文献研究
(1949—1979年)

1949

1979

220 外科疾病

神经切除及肾上腺大部分切除术，术后症状减轻，不久又复发。1971年入院前不能独自行走，疼痛剧烈，患趾发黑。用上方治疗12天痊愈。

注：1.银花单包后下，若无溃疡，银花可减少到1两。2.如溃疡且炎症明显，局部用消炎膏外敷，每日换药一次。3.如病在下肢，加牛膝3钱；在上肢，加柴胡3钱。4.如末梢动脉差消失，炮山甲量可加至5钱。5.如患肢局部发黑，黄芪、赤芍量可加至4～5钱；患肢局部无明显发黑，黄芪、赤芍等可减量或不用。

（芜湖市第二人民医院中草药研究小组）

〔泌尿生殖系疾病〕

肾 结 石

【处方】 硝矾散一两，六一散一两，琥珀一两，海金砂一两，金钱草一两，制朱砂二钱。

用法：共研细末，炼蜜为丸。一日3次，每服3钱，开水送服。

疗效：经治4例，疗效显著。

（蚌埠市第三人民医院）

【处方】 金钱草一两，一见喜五钱，牛膝五钱，土茯苓四钱，黄芪四钱，党参四钱，当归三钱，车前草三钱。

用法：上药洗净加水1000毫升，煎至400毫升。每日一剂，分两次服。

疗效：经治6例，疗效显著。

典型病例：王××，因剧烈腰痛，伴尿频、尿少，尿道发热，静脉肾盂造影发现左侧输尿管上有一黄豆大小结石阴影，左肾功能欠佳，左肾盂积水。尿检：色黄，红、白血球均少。用上方两个月，结石逐渐消失，肾盂积水排出，肾功能恢复正常，一年没有复发。

（铜陵市工人医院新疗科）

尿路结石

【处方】　**海金砂**三至五钱，**车前子**三至五钱，**金钱草**一至二两，**芒硝**二钱，**土牛膝**三至五钱，**槟榔**三钱至一两，**木通**二至三钱，**内金**三钱，**萹蓄**三钱，**瞿麦**三钱。

用法：每日一剂，加水500毫升，煎至200毫升，分两次服。服药后，多饮开水，每日进水量2000～3000毫升。

疗效：自1969年6月至1971年8月，在门诊用上方治疗泌尿系结石患者多例，效果良好。据不完全统计，受治疗后排出结石病例49例。其中有1例结石达1.1厘米×0.8厘米，位在右输尿管上端；5例双侧性结石，其中2例系术后单侧复发性结石，1例系术后残留结石。49例中最快的服3剂排出结石，最慢的持续治疗2～3个月排出结石，大部分在20～30剂后排出结石。

典型病例：滁县花山公社陈××，男，35岁。间歇性反复阵发性左腰绞痛，伴血尿一年，摄片显示左输尿管上端结石，莹光片测1.1厘米×0.8厘米。连服89剂，排出结石。

又　合肥张××，男，38岁。有肾结石，术后症状反复发作两天，摄片显示左输尿管上端又有结石约0.7厘米×0.4厘米。静脉肾盂造影，显示患侧轻度积水。用上方连服25剂排出结石。复查摄片未见有结石。静脉肾盂造影显示积水消失。

注：上方适应症：1.结石直径小于1.1厘米者。2.静脉造影证实结石已引起轻度积水,而无感染高热两次以上者。3.结石无继发尿路梗阻积水,而伴有轻度感染者。4.结石位置以下的尿路无异常者。5.嵌顿性小结石（直径小于0.7厘米）者，病史两年内而静脉造影证实有轻度积水，但临床上无明显感染发热者，在密切观察与随访下，用此方治疗30～60天，亦可排下结石。

（安徽省人民医院泌尿科）

【处方】　葎草五钱，干地龙二钱，茯苓三钱，大血藤（红藤）三钱，苎麻根三钱。

用法：3日服一剂，连服半月。

（广德县四合公社医院）

【处方】　凤尾草、车前草、金钱草、白花蛇舌草。

用法：上药各适量，煎水代茶频饮。

病例：潘××，男，62岁。尿痛，血尿，尿有中断现象已两年。用上方14个月，排出白色结石一块，症状消失。

（郎溪县　　卫生局）

【处方】　冬葵子三钱，金钱草四钱，石韦五钱，海金砂三钱，车前子三钱，木通三钱，滑石四钱。

用法：每日一剂，连服5～10剂。

疗效：经治15例，治愈率达90%。

典型病例：王××，男，70岁。患膀胱结石，曾多方医治，长期插管导尿，痛苦不堪。用上方5剂后除去插管，10剂后排出结石，痊愈。

（祁门县横联公社卫生院）

【处方】　**核桃仁**四两，**冰糖**四两，**香油**一两。

用法：上药共放铁勺内熬15分钟后待凉内服。每日一剂，分两次服。

病例：旧城公社闻××，男，2岁。尿道中部有一直径约0.6厘米结石，质硬。用上方两剂后，结石随小便排出。

（利辛县人民医院外科）

睾丸炎

【处方】　**川军**五钱，**番泻叶**三钱。

用法：每日一剂，一次煎服。

疗效：经治46例，均在5日内痊愈。

典型病例：徐××，男，46岁。患急性睾丸炎，体温40.5℃，一侧睾丸红肿热痛，先用抗菌素治疗，效果不好。用上方4剂而愈。

（阜阳县宁老庄公社顺河大队卫生所）

〔虫兽咬伤〕

毒蛇咬伤

【处方】　**七叶一枝花根**（晒干切片）四钱，**山油子根**五钱，　*半边莲一两，*紫金牛（平地木）二钱，**大青叶**适量。

用法：每日一剂，水煎分两次服。

疗效：经治数例，均愈。

（宁国县░░░卫生局）

1949
新中国
地方中草药
文献研究
(1949—1979年)
1979

224 外科疾病

【处方】 雄黄五钱，五灵脂二钱半。

用法：上药研成细末，每日一剂，分3次用温酒冲服，以醉为度。

疗效：经治6例，均愈。

（嘉山县司巷公社医院）

【处方】 *徐长卿（降龙草）、*萝藦（讨饭瓢）。

用法：上药用鲜品捣烂敷伤处。如用干品，以各等量共研细末，瓶装。用时将药末用冷开水调敷患处。

注：生草只能晾干或晒干，不可在火上焙。

（嘉山县洪庙公社夏桥合作医疗室）

【处方】 *半边莲、黄开口（克氏排草）。

用法：鲜半边莲3两，加白酒1两，捣汁内服，发汗。另用半边莲、黄开口捣烂外敷。

（郎溪县梅渚公社傅家大队医务室）

【处方】 *半枝莲、犁头草、马兰叶、乌桕树叶、蚤休各等量。

用法：上药研成粉末，用鸡蛋清或凡士林调膏，外敷患处，一日两次。严重时可同时内服药粉5分至1钱，一日3次。

（定远县卫生院）

【处方】 七叶一枝花五钱，*鲜半边莲三钱，金银花五钱。

用法：每日一剂，3次煎服；另用鲜半边莲捣烂外敷伤处。

疗效：经治10例，包括严重神经中毒者，均痊愈。

（铜陵市　　卫生局）

【处方】 克氏排草二两，*半边莲二两，*徐长卿五钱，*八角莲三钱，均用鲜品。

用法：捣汁冲服，渣外敷。每日换药 4 次。病情严重，加七叶一枝花 1 钱冲酒内服。如遇小便少，肿胀严重，用紫花地丁 5 钱，金银花 3 钱，野菊花 3 钱，甘草 2 钱，车前草 3 钱，煎水内服。

疗效：经治 4 例蝮蛇咬伤，均痊愈。一般疗程 3～5 天。

（郎溪县梅渚公社傅家大队医务室）

【处方】 白芷五钱，川贝五钱。

用法：水煎冲酒服，每日两次，连服两天。

疗效：经治22例，疗效显著。

（马鞍山市佳山公社医院）

【处方】 白芷三钱，雄黄三钱。

用法：将上药用嘴嚼碎，连唾液（愈多愈好）敷在伤口上，如干，再换。如为蝮蛇咬伤，伤处应先拔毒。

疗效：经治 7 例，敷上药 3 天退肿，5 天痊愈。

（原载《绩溪县中草药单验方选编》）

【处方】 浸酒：全蝎三钱，蜈蚣七条，毒蛇两条，穿山甲三钱，癞蛤蟆一个。

外敷：生南星二两，生半夏二两，米口袋（豆科蓝花地丁）二两。

用法：浸酒药放入白酒 2 斤中，浸泡一周后取酒用。酒用完后可添酒再泡，若酒色变青，则全部不可用。毒蛇咬伤后，以药酒外搽为主，如果毒气严重，腿肿脸肿，口吐白沫，吐青水，

1949
新中国
地方中草药
文献研究
(1949—1979年)
1979

226 外科疾病

可取碗盛药酒 2 两，加乌桕树叶 1 两，加盖放锅中隔水文火煮一小时后去渣取酒内服，服后盖被发汗。外敷药共研细末，瓶装备用。伤重者在服药酒同时敷药末。伤轻者仅用药末外敷即可。

疗效：经治 100 余例，痊愈98例。

典型病例：张××，男，52岁。腿上被蝮蛇咬伤，用他方治疗效果不显，两眼视物模糊，下肢肿痛，行走不便。用上方10日后痊愈。

注：1.浸酒用毒蛇：竹叶青、火赤链、土公蛇、绿豆风、泥鳅毒等五种均可选用。2.外敷药有毒，不可内服。内服药酒亦有毒性，应注意剂量。3.如中毒严重已角弓反张，口吐黑水，则上方无效。

（和县乌江公社建设大队）

【处方】 ＊鲜半枝莲八两。

用法：先用半枝莲 5 两，水煎服，余下 3 两捣烂成饼，中间留一小孔，敷于蛇咬伤处（孔对伤口，不可盖住），每日换药一次，至痊愈。

疗效：经治22例，一般两天治愈。

（中国人民解放军安徽生产建设兵团四师后勤部卫生科）

【处方】 七叶一枝花、鸭舌草、射干、菖蒲根、梨树叶、车前草、野芥菜，鲜品各等量。

用法：上药加清水适量，捣烂为饼，外敷伤口及肿处。

疗效：经治 140 余例，效果极为显著。部分患者敷药24小时后肿痛即减轻或消失。

（望江县漳口公社兽医站）

【处方】 白胡椒、阿魏、蓖麻子、百草霜、七叶一枝花各等
　　　　 份。

用法：上药共研细末，用一心油调膏。先用针在伤口挑拨扩
创，然后敷药，再贴膏药。

疗效：经治6例，均愈。

（淮南市赖山公社医院）

【处方】 生南星二粒，生半夏二粒，小连翘一棵，棉花嫩头
　　　　 七个。

用法：上药共捣烂如泥，加桐油调敷伤处周围，每日一次，
至愈为止。重者加半边莲2两，捣汁，兑红糖少许冲服。

疗效：经治10例，均愈。

（肥西县××公社启明大队）

【处方】 内服：野花椒嫩枝五钱，南五味子根三至五钱，忍
　　　　 冬藤一两，黄独三钱。
　　　　 外用：野花椒嫩枝一两，苦木（槐杨木）一两，楤木
　　　　 根一两，黄独五钱，南瓜藤丝二两，豨莶草一两。

用法：内服药水煎服，每日一剂。外用药中前3药煎浓去渣
取汁与后3药共捣成糊状，外敷伤处，每日换药一次。

疗效：经治200余例，均愈。一般3～5天能治愈，最多20天
治愈。

注：如伤口不易愈合，可用野花椒树皮烧灰研细末，拌麻油
调搽伤口，每日1～2次。

（祁门县▪▪▪▪▪卫生局）

1949
新中国
地方中草药
文献研究
(1949—1979年)
1979

228 外科疾病

【处方】 鼠牙半枝莲、˙乌蔹莓、˙陆英(八棱麻),均鲜品各
适量,加盐少许。

用法:先放出咬伤处的毒液,将上药洗净捣烂,敷伤口周围。

疗效:经治1例, 3天痊愈。

(铜陵市凤凰山矿卫生所)

【处方】 ˙臭大青叶一两,凌霄花五钱,大蓟根一两,˙半边
莲一两,均用鲜品。

用法:每日一剂,两次煎服。

疗效:经治8例,均愈。其中蕲蛇咬伤1例,竹叶青蛇咬伤
3例,蝮蛇咬伤4例。

注:除内服上方外,可同时用乌蔹莓、臭牡丹、半边莲各一
把,捣烂外敷。

(祁门县沥口公社医院)

蝮蛇(土巴代)、大舌链咬伤

【处方】 美丽胡枝子鲜根皮二两,甜酒曲一钱。

用法:将美丽胡枝子鲜根刮去外面的黑皮,洗净,加水1500
毫升,用猛火煎浓成400~500毫升,去渣待温时将甜酒曲撒上,
待冷一次服下,卧床盖被发汗。然后将伤处上端扎带解掉。一般
一剂可愈,重者隔日再一剂,最多不超过3剂。同时,可将鲜根
皮捣如泥状,敷贴伤口,每日换药一次。

疗效:经治277例,疗效显著,疗程最短者3日,最长者14
日。

(郎溪县 　　卫生局新医疗小分队)

【处方】 *石胡荽四两，明雄黄二两，人乳、红糖各二两。

用法：共捣烂敷患处。

（合肥市基建局职工医院）

【处方】 *徐长卿根一两，鲜鸭跖草二两，马鞭草二两。

用法：上药加酒煮热，取酒冲洗伤口，并外搽肿胀处，边搽边向下抹。如中毒严重，可口服药酒 1～2 两。病情危急时，可口含药酒吮吸伤口，吮吸后将药酒吐去，不得咽下。

疗效：经治10余例，均愈。

（郎溪县＿＿卫生局新医疗小分队）

【处方】 克氏排草。

用法：上药 3 两捣烂，绞汁内服。同时另用上药捣烂外敷伤处。

疗效：经治10余例，均愈。

（郎溪县凌笪公社）

竹叶青蛇咬伤

【处方】 ①七叶一枝花、*白薇、*半边莲、全蝎、蜈蚣、*叶下珠各适量。

②马鞭草、青木香、万年青、菊花根，用量根据病情斟酌。

用法：以①方捣烂外敷，以②方水煎内服。

注：万年青有毒，用量不可过大。

（郎溪县＿＿卫生局新医疗小分队）

宁国县治蛇毒验方

通用方剂

〔解毒丸〕 *滴水珠一两，七叶一枝花二两，*八角莲二两，景天三七一两五钱，过路黄二两，*野老鹳草一两，朱砂根一两，*半枝莲一两，*徐长卿五钱，百两金二两，*紫金牛一两，*天葵子五钱，*黄独（黄药子）一两，高脚一枝香（高脚兔耳风）一两，石吊兰二两。上药研末，另用山油子根煎水，调泛为丸。

〔蛇毒外用药粉〕 鸭跖草、过路黄、*野老鹳草、半边莲、瓜子金、爵床（小青草）各等份，共研末。用时加酒、水各半搅拌，敷咬伤肿胀处。

〔蛇毒外搽剂〕 大叶天南星（或用生半夏）五钱，蜈蚣三条，*蛞蝓五条，共用纯酒精、开水各250毫升浸泡备用。

〔内外两用蛇药〕 主药：过路黄、爵床（小青草）、鸭跖草。辅药：犁头草、牡蒿、墨旱莲、*半边莲、田皂角、垂盆草、土牛膝、山蚂蝗根、*黄毛耳草、*杠板归。主药任选一种，辅药任选3～5种，共煎水服；也可放少许食盐，共捣烂外敷。上药无毒，用量不限，一般每味可用半斤左右。

又方 棕三七、*独叶金枪、麦斛（一挂鱼）、凌霄花、斑叶兰。上药均无毒，可服可敷。

治蕲蛇（五步龙）咬伤药

山油子根（一朵云、光叶海桐）、山蚂蝗根、景天三七、*野老鹳草、蛇见消（牛尾菜、过江蕨、老龙须）、石吊兰、*水龙骨（石蚕）、高脚一枝香、*紫金牛均鲜品，各五钱至一两；斑叶兰五棵，滴水珠三粒。上药除滴水珠外，共煎服。患者将滴水珠三粒嚼烂至口发麻，滴涎排毒，药渣吞服。

治疗步骤

第一步：服解毒丸。

重者：每次25～30粒(约1钱左右)，日服3～5次。

轻者：每次15～20粒(约5分左右)，日服2～3次。

均用温开水送下。

第二步：搽洗伤处。

如先已结扎了的，要松开，以免组织坏死。伤处用针刺破放在清水中，伤肢用铜板或铜钱从上向下端伤口刮，以利排毒。然后用外搽剂搽洗，肿到那里搽到那里。

第三步：敷外用药。

用药粉或将鲜草捣烂敷肿处，肿到那里敷到那里。最好用鲜草，用量不限。

第四步：饮内服药。

选用上方草药煎水当茶喝。尤其是斑叶兰效果最显著，但较难得。

第五步：重症急救。

蛇咬伤严重者，可用滴水珠在口中嚼烂，直至嘴发麻，让口涎流出，以便排除蛇毒。若患者人事不知，用大的滴水珠10粒左右研粉，用温开水或酒送服。在这种情况下，有棕三七、独叶金枪时，各用10粒左右，让患者吞服。若患者不能喝水,可行鼻饲。蛇伤第二天，用三棱针在四邪穴放血,放出的主要是黄水(毒水)；另在肿处用七星针刺破后，加拔火罐。

伤口腐烂时，用景天三七、垂盆草、墨旱莲等量捣烂，加少许红糖敷患处。如这三种草药都没有，用蜂蜡、桐油或麻油煎软膏敷患处，但煎的时间不宜过长，以使蜂蜡熔化即可。

疗　效

上述方药只要能办到，五步龙、竹叶青、土公蛇等咬伤都可

新中国
地方中草药
文献研究
(1949—1979年)

1949

1979

治好。只要能喝水就有办法。用上述方药，治五步龙蛇咬伤20余例，其他蛇伤120余例，均治愈。其中只有1例（被五步龙咬伤），由于结扎时间过长，患者家属不愿松带，组织坏死，加上吊盐水针，致伤臂截肢，其余没有1例残废的。一般蛇咬伤，只要3～5天就痊愈了。

注意事项

1.忌食鱼、黄瓜。服药后不要结扎，以防血液循环障碍，组织坏死。2.献方人嘱：在用上方治疗期间忌吊盐水。其原因有待在实践中进一步观察。3.独叶金枪各地同属植物较多，一般均可治蛇虫咬伤。

（宁国县方塘公社、狮桥公社）

蜈蚣咬伤

【处方】 半夏、天南星（鲜品）适量。

用法：上药任选一种捣烂外敷。

（铜陵市铜港公社铜山大队）

【处方】 元宝草、茜草各一把。

用法：上药捣烂敷患处。

疗效：经治3例，均愈。一般在半小时左右即可消肿止痛。

（歙县黄村公社卫生院）

【处方】 桑叶、明矾各适量。

用法：上药水煎浸洗伤口。

疗效：经治5例，效果显著。

（金寨县■■■卫生局）

蜂 螫 伤

【处方】　博落回根。
用法：将全草捣烂取汁敷患处。
疗效：经治2例，均愈。

（歙县罗田公社翰山大队）

【处方】　甘草适量。
用法：嘴嚼后外搽伤口及周围皮肤。
疗效：经治数例，效果良好。

（金寨县██████卫生局）

【处方】　蜂蜜、蝉蜕。
用法：将蜂蜜涂于伤口，外贴蝉蜕。
疗效：经治数例，效果显著。

（金寨县██████卫生局）

狗 咬 伤

【处方】　杏仁、雄黄各等量。
用法：用冷开水把伤口洗净，将上药捣如泥状敷伤口。
病例：马××，女，28岁。左下肢被狗咬伤，经多次治疗无
效，伤处已溃烂。用上方换药两次，未及一周即愈。
注：此方治狗咬伤，不拘新旧伤口或日久溃烂腐臭，均有效。
（中国人民解放军安徽生产建设兵团十五团卫生队）

1949
新 中 国
地 方 中 草 药
文 献 研 究
(1949—1979年)
1979

234 外科疾病

【处方】 野腊菜(大蓟)适量。
用法：捣烂外敷伤口。

（金寨县████卫生局）

【处方】 九头狮子草三钱，紫竹根七节。
用法：水煎加甜酒冲服。
注：适用于疯狗咬伤。

（金寨县████卫生局）

【处方】 射干三钱。
用法：焙研成末，白酒冲服，每日一剂，一次服，连服3天。
疗效：经治疯狗咬伤2例，未见发病。

（金寨县████卫生局）

注意事项：已得狂犬病者参见第81页。

妇产科疾病

1949

新 中 国
地 方 中 草 药
文 献 研 究
(1949—1979年)

1979

236 妇产科疾病

〔 产科疾病 〕

妊娠恶阻(呕吐)

【处方】 灶心土一块，竹茹(姜汁炒)一团。
用法：煎水当茶频饮。
疗效：经治5例，效果显著。

(金寨县████卫生局)

【处方】 青竹茹四钱，麦冬三钱，前胡二钱，橘皮四钱，芦
　　　　根十条。
用法：每日一剂，两次煎服。
疗效：一般2～3剂即能收效。

(五河县医院)

妊娠水肿

【处方】 薏苡仁三钱，茯苓皮三钱，大枣十枚。
用法：每日一剂，两次煎服。
疗效：经治10余例，效果良好。

(金寨县████卫生局)

【处方】 天仙藤五钱，茯苓三钱，陈皮二钱。
用法：每日一剂，两次煎服。
疗效：经治数例，效果满意。

(安徽省████卫生局中医药研究组)

【处方】　广木香一钱，宣木瓜二钱，槟榔三钱，大腹皮三钱，白术二钱，茯苓三钱，猪苓三钱，泽泻二钱，桑白皮一钱五分，砂仁三钱，紫苏一钱，陈皮二钱。

用法：每日一剂，两次煎服。下肢肿胀严重者加防己3钱；气喘加葶苈子3钱。

疗效：经治5例，效果显著。

（合肥市模型厂医务室）

宫外孕

【处方】　当归、丹参、赤芍、泽兰、阿胶、桃仁、红花、三七各按常量酌情加减。

用法：前7味药加水500毫升，煎至200毫升，三七研末冲服，每日一剂，两次分服。

疗效：经治27例，均愈。晨尿试验阴性者，效果较好；晨尿试验阳性者，往往再次破裂。

典型病例：伏××，停经40多天，腹痛一天，血压60/40毫米汞柱，诊断为子宫外孕，估计腹腔出血在2000毫升上下。用上方后血即止，又用上方加减，连服一周后痊愈出院。

（淮南市第二矿工医院）

胎盘稽留

【处方】　五灵脂二钱。

用法：炒半熟，研末，温酒冲服。

疗效：治愈2例。

（金寨县　　卫生局）

1949
新 中 国
地 方 中 草 药
文 献 研 究
(1949—1979年)
1979

238 妇产科疾病

【处方】 柞桑枝(麻栎枝)二两。

用法：水煎加糖频饮。

疗效：治愈数例。

（金寨县 卫生局）

【处方】 乌龟壳一个。

用法：上药煅后研成细末，开水冲服。

病例：韩××，前数次生产有胎盘稽留史，均手术而下。此次产后胎盘不下。用上方，胎盘即下。

（望江县茶安公社东风大队）

产后出血

【处方】 棕炭三钱，侧柏炭二钱，艾叶炭二钱，茅草根三钱。

用法：每日一剂，两次煎服。

疗效。经治10余例，均愈。

注：此方适用于产后子宫复旧不全。

（金寨县 卫生局）

【处方】 鹿茸一钱五分，别直参三钱五分，蛤蚧尾一双。

用法：前两药水煎，分两次将蛤蚧尾研末冲服。

病例：绩溪石溜村吴××，产后大出血，人事不省，汗泄脉绝，奄奄一息。用上方一剂病情很快好转，后加调理痊愈。

注：1.此方价格较高，仅适用于抢救病例。2.对其他虚脱症亦可应用。

（歙县医院）

【处方】　益母草、荠菜各五线。

用法：上药加糖水煎，一日3次当茶饮。

疗效：经治10余例，效果显著。

（和县城北公社卫生院）

【处方】　生姜炭一两，红糖一两。

用法：水煎服，每日两剂。

病例：阎××妻，26岁。产后出血，引起虚脱。用上方后苏醒、血止。

（灵璧县杨町公社姬井大队）

【处方】　白葫芦根一至二棵（秋季采取）。

用法：每日一剂，两次煎服。

疗效：经治12例，效果良好。

（宿县夹沟公社）

产后腹痛

【处方】　肉桂二钱，红花钱半，白酒适量。

用法：肉桂、红花研末用白酒冲服。每日一剂，分两次服。

（望江县新坝公社医院）

【处方】　小茴香钱半，炮姜炭一钱，延胡索三钱，川芎钱半，赤芍三钱，蒲黄钱半，官桂一钱，五灵脂三钱。

用法：每日一剂，两次煎服。

疗效：经治多例，效果满意。

（安徽省░░░░卫生局中医药研究组）

新中国
地方中草药
文献研究
(1949—1979年)

1949

1979

240 妇产科疾病

【处方】 桃仁三钱，姜炭三钱。

用法：每日一剂，两次煎服。

疗效：经治64例，痊愈60例。

（阜南县张寨公社卫生所）

【处方】 算盘子二两，红糖二两。

用法：上药加水300毫升煎浓，一次服。

疗效：经治40余例，效果良好。

（庐江县东岳公社医院）

产后感染

【处方】 仙鹤草五钱，蓝花地丁四钱，益母草三钱，丹参二钱，茜草二钱，大蓟三钱。

用法：每日一剂，两次煎服，红糖白酒为引，有高热者，川椒为引。如有急性感染、寒战、昏迷，可先用7个艾头，7粒川椒煎服，再服上药。

病例：郭××，女，29岁。小产后一月恶露不净，下腹部疼痛，低热，口干喜饮，食欲不振。用上方治愈。

注：服药后一周忌生冷。

（中国人民解放军安徽生产建设兵团六团一营卫生所）

产后阴门肿痛

【处方】 鲫鱼胆一个。

用法：将胆汁抹患处。

病例：营业员王××，第一胎生产后阴门肿痛，难以行走。用上方两次即愈。

（灵璧县杨町公社朱丹大队）

产后咳嗽

【处方】 桑白皮二两，蜂蜜二两。

用法：每日一剂，桑白皮水煎，分两次各冲熟蜜 1 两服。

疗效：经治41例，治愈38例。

（阜南县张寨公社卫生所）

【处方】 石见穿根二钱，白酒适量。

用法：上药煎汁，加白酒适量冲服，每日一剂，分两次服。

疗效：经治 4 例，均愈。

病例：谢××，产后咳嗽20余天，干咳少痰，经用土霉素等药治疗无效。用上方两天症状减轻，4～5天痊愈。

注：此药用量可根据体质强弱适当增减，防止过量出汗虚脱。

（滁县乌衣公社新华大队）

产后痢疾

【处方】 党参三钱，马齿苋二两，焦山楂四钱。

用法：每日一剂，两次煎服。

疗效：治愈 5 例。

（金寨县 卫生局）

【处方】 妙川军五钱，阿胶珠五钱。

用法：每日一剂，两次煎服。

疗效：经治40例，治愈39例。

（阜南县张寨公社卫生所）

1949

新　中　国
地方中草药
文　献　研　究
(1949—1979年)

1979

242　妇产科疾病

产后头痛

【处方】　蔓荆子二钱，防风二钱，白芷二钱，党参三钱。
用法：每日一剂，两次煎服。
疗效：经治7例，均愈。

（金寨县▢▢▢卫生局）

【处方】　葱头二两，荆芥二两。
用法：每日一剂，两次煎服。
疗效：经治96例，治愈91例。

（阜南县张寨公社卫生所）

乳少及乳汁不下

【处方】　王不留行三钱，党参一两，通草二钱。
用法：上药与老母鸡或猪蹄共炖，吃肉喝汤。
效果：应用10多例，效果显著。

（金寨县▢▢▢卫生局）

【处方】　南瓜子仁量不拘。
用法：捣碎冲服。
效果：应用多例，效果显著。

（金寨县▢▢▢卫生局）

【处方】　通草一钱，鲫鱼适量。
用法：将通草和鲫鱼放锅中煮，不放油盐，吃鱼喝汤。
（中国人民解放军安徽生产建设兵团十二团综合加工连）

【处方】　**羊乳**(山海螺、羊奶参)二两。

用法：与老母鸡或猪蹄炖服。

效果：应用数例，效果良好。

（金寨县████卫生局）

回乳（断奶）

【处方】　**大麦芽**四两。

用法：煎水，红糖为引，分 2 ～ 3 次服。

效果：应用 8 例，效果显著。

（五河县头铺公社冯井大队）

〔 妇科疾病 〕

外阴瘙痒

【处方】　**陈稻草**五钱至一两，**威灵仙**六钱。

用法：将上药燃烟熏外阴部，每日一次。

疗效：一般熏 1 ～ 3 次即愈。

典型病例：黄××，女，17岁，未婚。患外阴奇痒两年，妇检未发现异常，曾用多种内服及外用药无效。用上方熏两次即愈。

（中国人民解放军安徽生产建设兵团二团一营卫生所）

【处方】　**桃树叶**五两，**蛇床子**一两。

用法：桃树叶洗净，与蛇床子同煮，熏洗患处。

病例：庆丰大队何××，女，35岁。患此病用中西药治疗无效。用上方熏洗两次即愈。

（枞阳县铁铜公社卫生所）

1949

新　中　国
地方中草药
文　献　研　究
(1949—1979年)

1979

244　妇产科疾病

子宫出血

【处方】　**乌梅**四两，**红糖**适量。

用法：每日一剂，水煎服或当茶饮。

病例：胡××，血崩5～6个月。用上方一次止血。

（中国人民解放军安徽生产建设兵团十二团综合加工连）

【处方】　***地锦草**三钱（鲜草一两），**益母草**五钱（鲜草一两）。

用法：水煎，空腹一次温服，服后静卧半日。

注：忌吃刺激性食物。

（安徽医学院）

【处方】　**椿根白皮**四钱，**黄柏**三钱，**炙龟板**五钱，**制香附**三
　　　　　钱，**黄芩**三钱，**生白芍**三钱。

用法：每日一剂，两次煎服，连服3～5剂。

疗效：经治21例，均愈。

典型病例：查××，女，30岁。患崩漏已年余。用上方5剂
痊愈。

注：如崩漏，腹中作胀，加槟榔3钱。

（祁门县横联公社卫生院）

【处方】　**牡荆**一两。

用法：每日一剂，两次煎服。

病例：新矿家属侯·××，月经过多，经西药治疗无效。用上
方3天即止血。

（淮南市第二矿工医院）

【处方】　茅莓根（鲜品）一斤，红糖七至八两。

用法：水煎，当茶频饮。

疗效：经治70例，效果显著。

典型病例：节××妻，36岁。患血崩不止，经多次治疗无效，病情加重。用上方一剂痊愈。

注：本方对产后流血和月经过多亦有疗效。

（肥西县官亭卫生院）

【处方】　枇杷树根一两，茅草绳五至七寸，米泔水适量。

用法：每日一剂，两次煎服。

病例：龙××，女，40岁。月经量多，持续10余天方净。用上方一次即愈。

（望江县高士公社医院）

【处方】　青葙花一两，地榆六钱。

用法：每日一剂，浓煎一次服。

疗效：经治4例，痊愈3例，无效1例。

典型病例：陈××，经检查为功能性子宫出血，长期服药无效。用上方5剂而愈。

注：要注意休息，禁食辛辣等刺激性食物。

（怀宁县温桥公社卫生所）

【处方】　侧柏叶一两，红鸡冠花五钱，茅莓一两。

用法：每日一剂，两次煎服，连服5～7天。

疗效：经治2例，均愈。

（庐江县松岗公社）

1949

新中国
地方中草药
文献研究

(1949—1979年)

1979

246 妇产科疾病

【处方】 *茅膏菜三至五钱，红花五至七分。

用法：每日一剂，水煎服，服时加酒少许，并卧床半天，连服 3 天。

病例：石虎大队郭××，女，45岁。产后子宫出血量多，曾用仙鹤草素、麦角、安特诺新等均未收效。用上方 3 天治愈。

（庐江县人民医院、庐江县马厂公社医院）

痛　经

【处方】 大黄一斤，醋一斤。

用法：大黄炒焦，用醋喷，研粉备用。经来前10日服，每日 3 次，每次 3 钱。

疗效：经治 8 例，治愈 2 例，好转 6 例。

典型病例：王××妻，患痛经 3 年，未生育。服上方后，痛经即止，并已怀孕。

（五河县头铺公社方台大队）

【处方】 益母草、何首乌、藁本、生地、党参、紫丹参、当归、乌药、广陈皮各三钱。

用法：每日一剂，两次煎服。

疗效：经治 100 多例，效果良好。

典型病例：朱××，女,27岁。5 年来，月经不规则，经来腰痠腹痛，影响劳动。用上方一周后，月经正常，腹痛好转，不到一年怀孕。

注：白带多的，加鱼腥草；赤带的，加水龙骨。

（绩溪县高树公社）

【处方】　仙鹤草五钱，益母草四钱，蓝花地丁三钱，茜草二钱，大蓟四钱，马鞭草一钱，鸡冠花一钱。

用法：每日一剂，两次煎服。

病例：窦××，女，30岁。经前乳胀，经行时小腹疼痛，反射到两大腿内侧，腰痠，经色紫、有块。用上方4剂痊愈。

注：禁食老母猪肉、公鸡等发物。

（中国人民解放军安徽生产建设兵团三团一营卫生所）

【处方】　葫芦瓢及子一钱。

用法：焙干研粉加红糖适量内服，每日两次。

疗效：经治5例，均愈。

（芜湖县和平公社周桥大队）

【处方】　香附二钱，党参三钱，赤白芍各三钱，红花二钱，丹参三钱，桃仁三钱，乌药三钱，牛膝三钱，郁金二钱，木香钱半，泽兰三钱。

用法：每日一剂，两次煎服。

疗效：用于寒性及血瘀气滞型较好。

（安徽省　　卫生局中医药研究组）

【处方】　制附片钱半，肉桂钱半，红花二钱，小茴香钱半，当归三钱。

用法：每日一剂，两次煎服。

疗效：用于寒性痛经较好。

典型病例：张××，女，31岁。经来腹痛，得温痛减，痛剧昏厥。用上方每次经前服药3剂，连服3月，痛经消失。

（安徽省　　卫生局中医药研究组）

新 中 国
地 方 中 草 药
文 献 研 究
(1949—1979年)

1949

1979

248　妇产科疾病

【处方】　茺蔚子一两，炒川楝子一两，紫丹参一两。

用法：每日一剂，两次煎服。

疗效：经治10多例，效果显著。

注：体弱者剂量减半。

（淮北市　　　卫生局）

【处方】　*大血藤根三钱，大蓟根三钱，益母草三钱，金银花三钱，红花二钱，伸筋草二钱，蒲公英二钱。

用法：每日一剂，两次煎服。

病例：汪××，女，28岁。患痛经及月经不调3年。用上方两个月后治愈，后生一小孩。

（原载《绩溪县中草药单验方选编》）

盆 腔 炎

【处方】　生大黄五钱，鸡蛋五个。

用法：生大黄研末，分5包。鸡蛋敲一个洞，去蛋清，装入生大黄末1钱，煮熟服。每次月经净后，每晚临睡前服1个，连服5个为一疗程。如患者体质较差，便泄一日3次以上，大黄用量酌减1～3分。

疗效：经治30余例，有效率达80％。其中有2例原已8～12年不孕，服药后病愈怀孕。

注：服药后小便有灼热感，色似浓茶，大便如鱼肠状腥臭，为有效反应。

（泗县红塔公社医院）

白　带

【处方】　翻白草四两，公猪腿筋肉二斤。

用法：同煮，吃肉喝汤，两次吃完。

病例：胡××，患白带 8 年，用上方治愈。

注：忌寒性食物。

（金寨县双河公社江冲大队医疗室）

【处方】　蓖麻根五钱（鲜品一两）。

用法：鲜品日晒夜露 3 昼夜后蒸熟，泡水当 茶 饮。每 日 一剂，连服两日。

病例：潘××，女，48岁。患带下病 7 年。用上方治愈，至今未复发。

（望江县高士公社医院）

【处方】　白鸡冠花二两（或红鸡冠花三至四两），白糖（或红糖）四两。

用法：水煎服。白带用白鸡冠花加白糖 4 两；赤带用红鸡冠花加红糖 4 两。

疗效：经治数例，效果良好。

（五河县绘南公社医院）

【处方】　花生仁四两，梅片三分。

用法：上药共捣如泥，分两日于早晨空腹时开水送下。

疗效：经治 4 例，均愈。

（阜南县█████卫生局）

1949
新 中 国
地方中草药
文 献 研 究
(1949—1979年)
1979

250 妇产科疾病

【处方】 大蓟根三钱，金樱子根四钱，凤尾草三钱，椿根皮四钱。

用法：每日一剂，两次煎服。

疗效：经治2例，效果良好。

（郎溪县毕桥公社施宏大队合作医疗室）

【处方】 白果（去皮、心）四粒，鸡蛋一个。

用法：从鸡蛋小头打一洞，将白果仁填入，以纸糊洞，煮熟内服。

疗效：经治5例，均愈。

典型病例：杨××，女，44岁。患白带病，整天淋漓不尽，奇痒，曾服他药无效。用上方5次后痊愈。

（嘉山县古沛公社古沛大队合作医疗室）

【处方】 白果（去心、皮）十粒，豆腐浆一茶碗。

用法：将白果仁捣碎，冲入豆腐浆内，炖温内服，每日一次。一般连服3～5天，老年连服8～10天。

疗效：经治6例，4例痊愈。

典型病例：曾××，女，66岁。患白带严重，肌肉消瘦，食欲不振，经多方治疗无效。用上方连服8天，症状全部消失。

注：忌食虾、蟹。

（歙县许村区中心卫生院）

【处方】 鱼腥草一两，三白草一两。

用法：每日一剂，两次煎服。

疗效：经治4例，3例痊愈，1例系滴虫无效。

（庐江县庐北公社医院）

【处方】　三白草根一至二两，向日葵秆心三至五钱。

用法：上药与猪肉同煮，吃肉喝汤。

（庐江县马槽公社大塘大队）

子宫脱垂

【处方】　内服：炙黄芪六钱，炒白术四钱，广陈皮二钱，炙
升麻二钱，全当归三钱，党参五钱，炙甘草二钱，
益母草三钱，炒白芍三钱，川芎二钱。

外用：蛇床子二两，乌梅五钱，枳壳一两。

用法：内服药每日一剂，两次煎服。外用药煎水薰洗，每日
两次，薰洗后卧床休息。

疗效：经治8例，均愈。

典型病例：王××，女，32岁。临床检查：子宫约婴儿头大，
坠脱于阴道外，宫颈糜烂，面黄消瘦，下腹坠痛，小便不畅，诊
断为三度子宫脱垂。用上方内服及外洗，诸症减轻，继续用上方
12剂后痊愈，又生育一胎，产后未复发。

注：内服方，腰酸者,加川断3钱，杜仲5钱；分泌物多者,
加龙骨4钱，牡蛎8钱。

（淮南市人民医院中医科）

不 孕 症

【处方】　覆盆子(酒炒)四钱，杜仲(盐炒)三钱。

用法：上药水煎加红糖服，一日3次。在经前一周开始服，
连服半个月。下次经前再按同法服半个月。

疗效：经治婚后多年不孕症2例，均生育。

（金寨县 卫生局）

〔 计划生育 〕

避孕、绝育

【处方】 芸苔子四钱，生地三钱，全当归三 钱，炒 白 芍 一
钱，川芎五钱。

用法：水煎服。在每月月经干净后第五天服一剂，连用 3 个
月。

效果：应用22例，有效21例（其中 1 人已 6 年，20人已 1 年
多未生育)， 1 例无效。

（马鞍山市佳山公社三联大队）

【处方】 全当归三钱，生白芍三钱，细生地 三 钱，川 芎 一
钱，粉丹皮三钱，芸苔子三钱，龙胆草一钱。

用法：每日一剂，两次煎服。每次月经后服 3 剂，连服 3 个月。

注：1.初次服药，腹内稍有痛感，第二次即无此反应。2.服
药后忌食胡椒和白酒。

（蚌埠市第三人民医院）

【处方】 黄连、黄柏、粉丹皮、酒芩各三钱，细生地四钱，
小茴香二钱。

用法：每日一剂，两次煎服。产后恶露刚净，连服 4 剂。如
绝育，则在初次和第二次月经净后再各服 1 剂。

效果：避孕试用 1 例， 6 年未孕。绝育试用 2 例，有效。

（贵池县池州公社医院）

【处方】　冷水丹（鸢尾）全草大的一至二棵，小的三至四棵。

用法：洗净后与猪肉同煮，去渣，喝汤吃肉。每月月经干净后服一次，共服 2 ～ 8 个月。

效果：应用 9 例，其中 5 例已有 9 ～26 年未生育，余 4 例亦有效，但时间尚短。

例：陶冲公社祠河大队汪××，16岁结婚，平均不到两年生一胎，24岁时已生产 5 胎。用上方 2 次后，至今已26年未生育。

又　祠河大队章××，18岁结婚，到38岁共生育 8 胎，用上方 5 次后，15年未生育。

（桐城县卫生站）

引　产

【处方】　芫花根三至四寸。

用法：芫花根洗净去皮，留软组织。在一端半寸处系上黑线，另一端削细，尖端圆钝，高压消毒，备用。用前，排空小便，消毒外阴及阴道，用镊子将根（直径0.7厘米为宜，0.4厘米以下的用两根）徐徐插入宫腔，至系线处为止，黑线留宫口外，塞入纱布一块包裹，以免损伤阴道。如宫口较紧，应先扩宫后插入。插后孕妇可以自由活动。

效果：马鞍山市引产 150 例，繁昌县引产18例，铜陵市引产108例，均有效。

注：1.禁忌症：盆腔肿瘤、附件炎、阴道炎（如因滴虫、霉菌引起的，待治愈可做），各种发热、血液病、较严重肝病、过敏性疾患，近半年连续吸宫、刮宫两次以上者，有产后大流血及胎盘稽留史者，均不能做。2.上药时应严格遵守无菌操作，要

1949

新 中 国
地 方 中 草 药
文 献 研 究
(1949—1979年)

1979

密切注意术后反应，如芫花根很快掉出而未引起宫缩，孕妇又正常，可隔日再插一次。有感染以致胎儿排不出，引起腐烂时，应立即夹出，勿使感染扩散。疑诊葡萄胎，短时内引起宫缩者，立即刮宫。有的孕妇在宫缩很紧、胚胎排出前体温突然升高，有时达40℃以上，流产后即转正常，一般不需用抗菌素。

（马鞍山市、繁昌县、铜陵市　　　卫生局）

五官科疾病

〔 眼部疾病 〕

急性结膜炎

【处方】 *茅膏菜一棵。

用法：捣烂敷太阳穴，外用胶布固定。

疗效：经治16例，收到不同程度的效果。

（歙县苏村公社西村大队合作医疗站）

【处方】 铁角蕨四钱。

用法：每日一剂，水煎服。

疗效：经治9例，均愈。

（歙县竹铺公社卫生院）

【处方】 威灵仙鲜叶十片。

用法：上药捣烂敷两侧太阳穴，一小时后去掉。

病例：程××，男，25岁。两眼红痛，结膜充血，分泌物多，时约3天。用上方敷1小时，5小时后疼痛减轻，第二天痊愈。

（广德县化古公社向村大队）

【处方】 大红枣、明矾粉。

用法：大红枣一个（去核），孔中塞满明矾粉，用线扎紧，放在热灰内煨，等明矾熔化渗入枣肉内，将枣取出，放在碗内用适量的开水泡一刻钟，纱布过滤即成，以脱脂棉球或纱布蘸药水洗眼，一日2～3次。

（合肥市基建局职工医院）

【处方】　*抱石连全草半斤。

用法：上药洗净加水煎煮过滤成150毫升滤液。以脱脂棉球或纱布蘸药液点眼，一日3次，至愈为止。

疗效：经治39例，痊愈32例，显著好转5例，进步2例。

（合肥市基建局职工医院）

【处方】　活水蛭二至五条，生蜂蜜5毫升。

用法：将活水蛭用清水洗净，置生蜂蜜中浸6小时，取浸液过滤装瓶备用。每次一滴点眼。

疗效：经治3,300余例，疗效满意。

典型病例：矿工任××，男，成年。左眼患急性结膜炎。用上方一次症状显著好转，两次痊愈。

注：1.不能多次点眼，否则易引起结膜下出血水肿。2.对翼状胬肉亦有疗效。

（淮南市第二矿工医院、郎溪县涛城公社医务所）

【处方】　冬桑叶三钱，净蝉衣二钱，荆芥穗一钱，黄芩二钱，白蒺藜三钱，菊花二钱，川黄连六分，蔓荆子二钱，地肤子三钱，决明子三钱，麦冬二钱，女贞子三钱。

用法：每日一剂，两次煎服。

注：本方对滤泡性结膜炎，泡疹性结膜炎亦有疗效。

（安徽医学院附属医院）

【处方】　狗尾草一两。

用法：上药加冰糖煎服，每日一剂，连服7天。

疗效：经治7例，治愈6例，无效1例。

（阜南县袁集公社卫生院）

1949
新 中 国
地方中草药
文 献 研 究
(1949—1979年)
1979

258 五官科疾病

【处方】 炙僵蚕二钱，净蝉衣二钱，白菊花二钱，甘草一钱，决明子三钱，地肤子三钱，白藓皮三钱，川黄连六分，紫花地丁三钱，黄芩二钱，生地三钱，千里光一钱，白蒺藜三钱。

用法：每日一剂，两次煎服。

注：本方对春季结膜炎有显效。

（安徽医学院附属医院）

【处方】 乌公蛇蛇胆。

用法：将蛇胆完整取出洗净，吞服，每日一次，每次一个。

疗效：经治2例，均愈。

（和县绰庙公社中山大队）

【处方】 草决明三钱，夜明砂三钱，密蒙花二钱，红茜草二钱，青葙子三钱，谷精草三钱，蝉蜕一钱五分。

用法：水煎，先熏后服。

疗效：治愈50余例。

（庐江县泥河区医院）

【处方】 皮硝一斤，子瓜（打瓜）一个，麝香一分，冰片五分，琥珀适量，牛尿脬一个。

用法：子瓜开口去瓤，把皮硝装入子瓜内，再把子瓜装在牛尿脬内放背阴处，一周后将牛尿脬外面霜样物扫下加冰片、麝香、琥珀共研极细粉，备用。用时将药粉点眼，每日1～3次。

疗效：经治100余例，均愈。

（五河县头铺公社西陵大队合作医疗室）

翼状胬肉

【处方】 白菊花二钱，净蝉衣二钱，丹皮三钱，山栀三钱，决明子三钱，甘草一钱，连翘二钱，银花二钱，白蒺藜三钱，大生地三钱，川黄连六分，黄芩二钱。

用法：每日一剂，两次煎服。

（安徽医学院附属医院）

【处方】 蛇蜕一条，绿豆三两，砂糖一两。

用法：蛇蜕用甘草水洗净，以麻油炒黄，加炒绿豆及砂糖水煎服，每日一剂，连服数剂。

疗效：经治3例，效果显著。

（金寨县▨▨▨▨卫生局）

角膜溃疡

【处方】 蜘蛛一个，指甲二分。

用法：将上药焙干，共研细末，撒膏药上，贴太阳穴处。

疗效：治愈2例。

（歙县竹铺公社卫生院）

【处方】 鲜十大功劳根皮一两，猪肝三两。

用法：上药共煎，吃肝喝汤，每日一剂。

疗效：经治多例，效果显著。

（庐江县梁山公社医院）

【处方】 匐匍蓋、车前草、白马兰、白水荆、铁角蕨、凤凰草、酢浆草各等量。

用法：上药洗净捣烂；外敷眼睑，每日换一次。

疗效：治愈 7 例。

（歙县霞坑公社洪琴大队）

角膜白翳

【处方】 谷精草三钱。

用法：每日一剂，水煎服。

疗效：经治 3 例，效果良好。

（金寨县▨▨▨卫生局）

【处方】 羊胆一个，蜂蜜三钱。

用法：将蜂蜜灌入胆内，放置 6 天后，高压消毒备用。取药汁点眼，一日两次。

疗效：经治数例，效杲显著。

（金寨县▨▨▨卫生局）

【处方】 金银花叶、松针、五倍子树根、黄菊花、算盘珠根各适量。

用法：煎水乘热熏患眼，一日数次。

疗效：经治 5 例，效果显著。

（金寨县▨▨▨卫生局）

【处方】 *破铜钱（鹥子草）三至五钱。

用法：鲜草洗净泥沙，切碎，炒鸡蛋或用糯米做粑吃，每日一次。

（原安庆市下放医务人员）

角膜炎（混睛障症）

【处方】　银柴胡一钱，川黄连六分，秦艽一钱，炙鳖甲三钱，
　　　　　地骨皮二钱，青蒿一钱，知母二钱，甘草一钱，大
　　　　　熟地三钱，白芍二钱，制茵乌、桑椹子、白蒺藜、
　　　　　女贞子、枸杞子各三钱，川柏一钱。

用法：每日一剂，两次煎服。

（安徽医学院附属医院）

【处方】　紫花地丁三钱，连翘二钱，川黄连六分，川柏一钱，
　　　　　地骨皮二钱，地肤子三钱，决明子三钱，甘草一钱，
　　　　　白菊花二钱，女贞子三钱，大熟地三钱，黄芩二钱。

用法：每日一剂，两次煎服。

注：本方适应症为浅层性角膜炎、树枝状角膜炎及点状角膜
炎，中医病名：花翳白陷症。

（安徽医学院附属医院）

白 内 障

【处方】　鲜虎耳草一把，鲜车前草一把，淡竹叶一把，鲜金
　　　　　钱草一把，鲜蛇莓一把，络石藤头七至九个。

用法：上药捣烂加盐少许，放菜油一匙调匀，用白布包扎，
放在面盆内，冲入开水。将患眼对准白布包熏，用毛巾连头盖
住，每日熏一次。

疗效：经治8例，均愈，初起者2～3次即愈。

（休宁县　　卫生局）

1949
新 中 国
地方中草药
文 献 研 究
(1949—1979年)

1979

262 五官科疾病

急、慢性青光眼

【处方】 决明子一两，车前子二两，夏枯草五钱，杭芍三钱，丹皮三钱，云苓三钱，生地三钱，山萸肉三钱，滁菊四钱，归尾三钱，炒神曲二钱。

用法：每日一剂，两次煎服。

疗效：经治12例，均能控制症状，降低眼压，有3例复发。

注：必须连服10剂以上，以防复发，特别是不宜手术者。

（铜陵市人民医院）

夜 盲 症

【处方】 菠菜一斤，谷精草一两，羊肝一个。

用法：上药加水炖煮，吃肝喝汤。

疗效：经治7例，治愈6例，无效1例

（阜南县袁集公社卫生院）

【处方】 苍术五钱，首蓿三钱。

用法：每日一剂，两次煎服，连服10剂。

疗效：经治13例，痊愈11例，无效2例。

（阜南县袁集公社卫生院）

【处方】 马尾松叶一两。

用法：水煎服。

（原载《绩溪县中草药单验方选编》）

急、慢性青光眼 夜盲症 眼底疾病 263

【处方】 夜明砂适量。

用法：上药用净水浸透，纱布滤去泥沙，将净夜明砂晒干后，研成粉末，过筛备用。每日一剂，每剂3钱，配猪肝或羊肝若干，加水煎熬，吃肝喝汤。一般连服3剂。

疗效：经治7例，均愈。

（濉溪县蔡里公社南庄大队）

眼底疾病

【处方】 全当归二钱，炒白芍二钱，银柴胡一钱，茯苓三钱，炒白术三钱，甘草一钱，功劳叶三钱，丹皮二钱，夜交藤三钱，黑山栀三钱，决明子三钱，桑寄生三钱，桑椹子三钱。

用法：每日一剂，两次煎服。

注：上方适应症为中心性视网膜炎、球后视神经炎、视神经乳头炎、视神经乳头水肿、中心窝反射光消失或模糊、黄斑部污暗水肿和视网膜脱离等症。

（安徽医学院附属医院）

【处方】 紫花地丁三钱，生石膏六钱，知母二钱，甘草一钱，川黄连六分，川柏一钱，败酱草三钱，女贞子三钱，菊花二钱，决明子三钱，地肤子三钱，连翘二钱。

用法：每日一剂，两次煎服。

注：上方适应症为特发性葡萄膜炎、弥漫性视神经乳头水肿、眼底渗出性病变和视网膜与脉络膜脱离等症。

（安徽医学院附属医院）

1949

新 中 国
地方中草药
文 献 研 究
(1949—1979年)

1979

264 五官科疾病

【处方】 蔓荆子二钱，升麻六分，葛根二钱，党参三钱，全
当归二钱，炒白芍二钱，银柴胡一钱，茯苓三钱，
炒白术三钱，甘草一钱，大熟地三钱，炒川芎一钱，
桑椹子三钱，五味子一钱，藁本一钱，威灵仙一钱，
石菖蒲一钱，川续断二钱，黄芪二钱。

用法：每日一剂，两次煎服。

注：上方适应症为视神经萎缩。

（安徽医学院附属医院）

【处方】 炙黄芪三钱，甘草一钱，炒白术三钱，升麻六分，
银柴胡一钱，党参三钱，全当归二钱，菟丝子三钱，
制首乌三钱，大熟地三钱，桑椹子三钱，广陈皮二
钱，桑寄生三钱，蔓荆子二钱，炒白芍二钱，茯苓
三钱。

用法：每日一剂，两次煎服。

注：上方适应症为视网膜色素变性、黄斑部变性和无色素性
视网膜色素变性，中医病名：高风内障症。

（安徽医学院附属医院）

【处方】 全当归二钱，炒白芍二钱，川续断二钱，黄芩二钱，
炒丹皮二钱，大生地三钱，旱莲草三钱，侧柏炭二
钱，决明子三钱，白药二钱，连翘二钱，夜交藤三
钱，大蓟炭二钱，桑寄生三钱。

用法：每日一剂，两次煎服。

注：上方适应症为眼底出血、视网膜前出、视网膜静脉周围
炎、玻璃状体积血和增殖性视网膜炎。

（安徽医学院附属医院）

【处方】 生石膏六钱，知母二钱，甘草一钱，川黄连六分，
　　　　决明子三钱，白藓皮三钱，白菊花二钱，川柏一钱，
　　　　忍冬藤三钱，黄芩二钱，紫花地丁三钱，地肤子三
　　　　钱，板蓝根三钱，女贞子三钱。

用法：每日一剂，两次煎服。

注：上方适应症为葡萄膜炎和交感性眼炎。

　　　　　　　　　　　　　　　　　　（安徽医学院附属医院）

〔鼻部疾病〕

鼻　炎

【处方】 30%芫花酊溶液（芫花根加75%酒精浸出液）。

用法：用浸出液滴鼻内。

疗效：经治146例，有效率达91%以上。

　　　　　　　　　　　　　　　　　　（芜湖市第二人民医院）

【处方】 ゜石胡荽（鹅不食草）四两，薄荷二两，冰片五钱，
　　　　凡士林适量。

用法：上药研成细末，用凡士林调成软膏，抹患处。

疗效：经治35例，治愈32例，无效3例。

　　　　　　　　　　　　　　　　　　（阜南县柳沟公社卫生院）

【处方】 辛夷花一两，鸡蛋十个。

用法：辛夷花熬水煮鸡蛋，吃蛋喝汤。

疗效：经治10例，均愈。

　　　　　　　　　　　　　　　　　　（歙县黄山医院）

1949

新 中 国
地 方 中 草 药
文 献 研 究
(1949—1979年)

1979

【处方】 鲜桃树叶一把。

用法：上药用手搓烂，取汁滴鼻。

（中国人民解放军安徽生产建设兵团十五团十八连卫生班）

【处方】 冬桑叶三钱，白蒺藜三钱，荆芥穗一钱，白菊花二
钱，甘草一钱，黄芩二钱，薄荷叶一钱，蔓荆子二
钱，银花二钱，白芷一钱。

用法：每日一剂，两次煎服。

（安徽医学院附属医院）

副鼻窦炎

【处方】 石膏一两，白菊花三钱，桔梗三钱，苍耳子四钱，
辛夷四钱，白芷三钱，薄荷三钱，甘草一钱。

用法：每日一剂，两次煎服。

疗效：经治 4 例，均愈。

（金寨县████卫生局）

【处方】 *水龙骨（石蚕）五钱至一两。

用法：每日一剂，两次煎服。

疗效：经治多例，效果显著。

（金寨县████卫生局）

【处方】 苍耳子三钱，辛夷花三钱，薄荷二钱，白芷二钱，
野菊花一两。

用法：每日一剂，两次煎服。

注：忌饮酒及辛辣食物。

（五河县武桥公社医院）

【处方】 鱼腥草一两，蒲公英三钱，*杜衡一钱五分，辛夷花二钱，苍耳子三钱。

用法：每日一剂，两次煎服，连服2～3剂。

疗效：经治2例，均愈。

（歙县小洲公社苏川大队）

鼻　衄

【处方】 白芨二钱，大蓟二钱，*蚊母草（仙桃草）三钱，小蓟三钱。

用法：每日一剂，两次煎服。

疗效：经治20例，治愈19例，无效1例。

（阜南县柳沟公社卫生院）

【处方】 茜草根一两，猪蹄二只，红枣五枚。

用法：每日一剂，水煎，分两次吃肉喝汤。

疗效：经治3例，均愈，一般1～2剂即可。

（郎溪县毕桥公社施宏大队合作医疗室）

【处方】 *荔枝草（癞蛤蟆草）。

用法：以鲜草搓成小团（搓出汁），塞鼻孔。

（中国人民解放军安徽生产建设兵团十五团十七连卫生班）

【处方】 血余炭二钱五分，人乳两酒杯。

用法：将乳汁冲血余炭，十次服。

注：心脏病、水肿病人忌用。

（金寨县双河公社防治院）

1949

新 中 国
地 方 中 草 药
文 献 研 究
(1949—1979年)

1979

268 五官科疾病

【处方】 茜草一两，艾叶一两，乌梅五钱。

用法：共研细末，炼蜜为丸，日服 3 次，每服 1 钱，连服半月。

疗效：经治15例，治愈13例，无效 1 例。

（阜南县袁集公社卫生院）

【处方】 小蓟一两，红枣适量。

用法：每日一剂，两次煎服。

病例：木工王××，男，成年。鼻经常出血，最后一次出血不止，用安特诺新、维生素 C 等治疗及局部止血均无效。用上方第一天出血停止，共服 3 剂，随访至今未复发。

（马鞍山市第十七冶金医院）

【处方】 线两条。

用法：鼻出血时，用线扎中指第二节，左鼻出血扎右边，右鼻出血扎左边。

疗效：经治20余例，均有效。

（宿县夹沟公社医院）

〔 咽喉部疾病 〕

急性扁桃体炎

【处方】 土牛膝一斤，黄花地丁一斤。

用法：黄花地丁研为细末，用牛膝煎水泛为丸，如黄豆大。每日 3 次，每次服10～12粒。

（和县乌江公社医院）

【处方】　**土牛膝**一至二两。

用法：每日一剂，洗净切碎，加水 150 毫升，浓缩至 100 毫升，分 3 次服。或取鲜品捣汁内服及滴鼻。

疗效：铜陵市人民医院以水煎内服治疗 50 多例，有效率达 95%。歙县小洲公社苏川大队医疗室以捣汁内服治疗21例，治愈 18例。歙县石门公社石门大队医疗室以捣汁滴鼻治疗 100 例，均愈。

典型病例：汪××，女，成年。因咽疼，畏寒发热，体温 39℃，咽部充血，扁桃体肿大。用上方次日体温正常，咽不痛，充血显著减轻，续用一剂痊愈。

（铜陵市人民医院、中国人民解放军安徽生产
建设兵团十五团卫生队、歙县小洲公社苏川
大队医疗室、歙县石门公社石门大队医疗室）

【处方】　**天名精叶**（鲜品）二两。

用法：捣烂取汁，加水少许含漱，每隔两小时一次。

疗效：经治100多例，一般含漱1～3次可愈。

典型病例：大坑大队程××，女，58岁。发热喉痛 3 日，吞咽困难，两侧扁桃体明显红肿，服四环素无效。用上方一日症状改善，至第三日痊愈。

注：天名精汁甚苦，入口有灼热感。

（绩溪县瀛洲公社）

【处方】　**点地梅**（喉咙草）鲜品二两。

用法：每日一剂，两次煎服。

疗效：庐江县七里公社医院经治40例，有效36例，无效4例。

（庐江县七里公社医院、郎溪县钟桥公社金牛大队）

1949

新　中　国
地方中草药
文　献　研　究
(1949—1979年)

1979

270　五官科疾病

【处方】　野佩兰(林氏佩兰)全草七钱，小儿酌减。

用法：每日一剂，两次煎服。

疗效：经治7例，均愈。

典型病例：高××，女，5岁。患急性扁桃体炎，体温40℃，一日后就医。下午4时用上方一剂(4钱)，6时热退，第二天又将药渣二煎服完，病愈。

(嘉山县涧溪公社团结大队合作医疗室)

【处方】　*鲜筋骨草(白毛夏枯草)二两。

用法：将上药洗净捣烂，纱布绞汁内服。

(郎溪县幸福公社沙滩大队)

【处方】　一枝黄花五钱，醉鱼草一两。

用法：每日一剂，两次煎服。

疗效：经治2例，均愈。

注：醉鱼草有小毒，用时须注意。

(歙县霞坑公社洪琴大队)

【处方】　*天葵五钱。

用法：每日一剂，水煎顿服。

疗效：经治10例，均愈。

(歙县长潭公社)

【处方】　鲜芦根一两，生石膏二两。

用法：每日一剂，煎水加冰糖顿服。

疗效：经治5例，3例痊愈，2例好转。

(庐江县天井公社医院)

【处方】 鲜土牛膝一两，南瓜子（去外皮）七粒，明矾适量。

用法：每日一剂，两次煎服。

病例：王××，女，6岁。诉说咽部疼痛，体温39.4℃，两侧扁桃体三度肿大、充血。用上方两小时后患儿外出游玩，体温降至37.4℃，自诉咽部不痛，次日痊愈。

注：忌荤腥食物。

（中国人民解放军安徽生产建设兵团六团一营卫生所）

【处方】 忍冬花、灯心草、芦根各五钱。

用法：每日一剂，两次煎服。

（庐江县福元公社医院）

【处方】 鲜龙葵二两。

用法：每日一剂，水煎顿服。

疗效：治愈11例。

（庐江县晨光公社医院）

【处方】 壁蟢窝三个，人指甲少许，鲜土牛膝根二两，甜酒若干。

用法：先将壁喜窝、人指甲研末塞入卷烟中，点燃后缓缓抽吸。后将牛膝根捣烂取汁，加入甜酒含嗽。

疗效：经治3例，均愈。

典型病例：浩寨手工业社叶××，两侧扁桃体脓肿，用青霉素、磺胺药等中西药治疗效果不显，3日后咽部胀痛，吞嗽困难，高热39℃。用上方4小时后症状大减，体温下降，肿胀消退，次日基本痊愈。

（原载《绩溪县中草药单验方选编》）

【处方】　*鲜半边莲二钱，土牛膝五钱。

用法：每日一剂，水煎顿服。

疗效：经治100例，70％治愈。

（原载《绩溪县中草药单验方选编》）

【处方】　紫花地丁三钱，蒲公英三钱，板蓝根三钱，连翘二钱，金银花二钱，白菊花二钱，女贞子三钱，山豆根三钱，桑椹子三钱，甘草一钱，川柏一钱，黄芩二钱。

用法：每日一剂，两次煎服。

（安徽医学院附属医院）

急性咽喉炎

【处方】　土牛膝一两，挂金灯五钱。

用法：每日一剂，两次煎服。

疗效：经治7,000人次以上，有效率达80％以上。

（芜湖市第二人民医院）

【处方】　*乌蔹莓一两，车前草一两，马兰花一两。

用法：每日一剂，两次煎服。

疗效：经治18例，均愈。

（阜南县袁集公社卫生院）

【处方】　干中华常春藤一两，干土牛膝五钱，鲜品加倍。

用法：每日一剂，两次煎服。

疗效：经治15例，均愈。

（祁门县大坦公社卫生院）

【处方】 ＊荔枝草鲜草四至六两，如干草用一至二两。

用法：每日一剂，水煎顿服。

疗效：经治多例，一般2～3次即愈。

注：此方对肝炎也有效。

（灵璧县尤集公社尤集大队卫生室）

【处方】 冬青叶适量。

用法：上药水煎数沸，滤渣取汁含漱，每日三次。

（和县江浦公社和平大队）

【处方】 冬桑叶三钱，荆芥穗一钱，薄荷叶一钱，白菊花二
　　　　钱，金银花三钱，黄芩二钱，甘草一钱，板蓝根三
　　　　钱，山豆根三钱，炒全瓜蒌三钱，女贞子三钱，败
　　　　酱草三钱。

用法：每日一剂，两次煎服。

（安徽医学院附属医院）

咽感异常

【处方】 鳜花鱼头(桂鱼头)二个，白苏子二两。

用法：将鱼头焙干，和白苏子共研成粉，用香油调，抹咽喉
处，或用干粉吹入咽喉中。

病例：邓××，男，28岁。喉中自觉有异物，忽上忽下，咳
不出，吞不下，已两年。用上方3次痊愈。

（五河县头铺公社方台大队卫生室）

【处方】 旋复花三钱，代赭石四钱，制半夏二钱，党参三钱，甘草一钱五分，大枣三枚，生姜三钱。

用法：每日一剂，两次煎服。

（金寨县████卫生局）

喉 炎

【处方】 威灵仙鲜叶。

用法：夏秋之间采取新鲜威灵仙叶，用冷开水洗净，入石臼内捣烂，布包绞取汁液瓶装备用，久贮者刺激性小。用时将消毒纱布捻成条（适应患者鼻孔大小）约1寸长，蘸药汁插入鼻孔，达上鼻道。

疗效：经治60余例，有效率达90％以上。另外，用治各种骨刺咽喉部10余例，均愈。

典型病例：太湖县李××，男，14岁。咽喉肿痛两天，在医院门诊治疗无效，至夜咽喉疼痛加剧，口流痰涎，米糊难下咽，伴发热。用上方塞鼻，不到30分钟，诸症消除，次日痊愈。

又 太湖县城关吴××，男，40岁。因鸡骨卡喉，咽喉疼痛，汤水难进。用上方约5～6分钟后喷嚏一次，自觉喉内如车轮样旋转（是否因药物刺激使食道平滑肌产生强烈的蠕动，尚待研究），20分钟后喷出鸡骨一根，长约1寸多，一端尖锐染血。

（太湖县████卫生局）

【处方】 硼砂五钱，石膏二钱，冰片三钱，消炎粉一钱，海金砂二钱，射干二钱。

用法：上药共研细末，筛去粗渣，密封瓶中备用。用时先取脱脂棉球沾净患处污物，将药粉吹入咽喉部。

疗效：经治61例，治愈58例，好转3例。

（淮南市新庄孜矿医院）

音　哑

【处方】　**水竹节**两个，**生姜**一小块。

用法：火烤竹节取沥汁，生姜捣烂取汁，混匀。每日一剂，分两次开水冲服。

疗效：治愈 4 例。

注：适用于喉部及声带发炎而引起的音哑。

（金寨县 卫生局）

【处方】　**蝉蜕**二钱，**木蝴蝶**五分，**胖大海**三个。

用法：每日一剂，两次煎服，连服数剂。

注：忌食酸辣生冷及有刺激性食物。

（五河县武桥公社）

咽喉异物梗阻

【处方】　**凤仙花子**（急性子）适量。

用法：上药焙干研末，吹入喉内。另用1～2钱冲水服。

疗效：经治鱼刺鲠喉 2 例，均愈。

（金寨县 卫生局）

【处方】　**威灵仙**一两，**醋**一两，**红糖**一两。

用法：威灵仙煎水冲糖醋，待温时徐徐咽下。

注：忌食刺激性食物。

（五河县城关镇医院）

〔耳部疾病〕

外耳道炎

【处方】 **蟾酥**1克，**薄荷**适量，**甘油**200毫升。

用法：上药混合，用棉花蘸药液涂于患处，每日2～3次。

疗效：经治55例，镇痛消炎效果显著。

（淮南市人民医院耳鼻咽喉科）

中 耳 炎

【处方】 **黄连、黄芩、黄柏**各等量。

用法：上药共研极细末，过筛，瓶贮备用。将患耳道洗干净，用药粉吹入耳内，每日两次。

疗效：经治20例，效果良好。

典型病例：吴××，男，8岁。患化脓性中耳炎已年余，长期流脓恶臭，时好时发，多方治疗无效。用上方3日即愈。

（马钢医院）

【处方】 **虎耳草**鲜草。

用法：上药捣烂，包纱布拧出液汁，加95％酒精（按150毫升液汁加50毫升酒精）即成。先将耳内污物用脱脂棉球拭净，再将药液点入，每日两次。

疗效：经治37例，治愈26例，显著好转9例，进步1例，无效1例。

（铜陵县钟鸣公社红星大队、和县绰庙公社中山大队）

【处方】 枯矾一钱五分，冰片一钱五分，煅硼砂二两。

用法：上药共研极细末过筛，瓶贮备用。先将耳内分泌物洗净擦干，再将药粉吹入耳内，每日一次。

疗效：经治200余例，均愈。

（淮南市淮丰公社医院）

【处方】 轻粉二钱，地骨皮一两，冰片五分，三七粉二钱。

用法：上药共研成粉，将患处用脱脂棉沾净后，以药粉吹入患耳道。

疗效：经治71例，痊愈69例，好转 2 例。

（淮南市新庄孜矿医院）

【处方】 猪胆一只，枯矾一钱，龙骨粉五分。

用法：猪胆稍风干，缩至三分之二大小时,在上方开一小口，将枯矾、龙骨研粉填入，文火焙干(勿使胆汁外溢)至脆，研末过筛吹入耳中，每日一次。

（青阳县木镇公社）

【处方】 鲜马兰花适量。

用法：鲜草捣汁加醋，滴入耳内，每日1～2次。

疗效：经治30例，治愈25例，无效 5 例。

（阜南县袁集公社卫生院）

【处方】 田螺、冰片各适量。

用法：将田螺放清水里吐出泥渣，再掀开田螺盖放入冰片，即流出粘液。用棉球把耳内脓水沾净，将粘液滴入耳内,每日 3 次。

（五河县武桥公社医院）

1949
新中国
地方中草药
文献研究
(1949—1979年)
1979

278 五官科疾病

【处方】 炉甘石二钱，青黛二钱，冰片一钱五分。

用法：上药研极细末。用前，耳内用淡盐水或双氧水洗净，然后将药末吹入耳内，每日两次。

病例：吴××，男，成年。患中耳炎10年余，经常流脓。用上方治愈。

（中国人民解放军安徽生产建设兵团三师医院）

【处方】 猪胆一个，枯矾五钱。

用法：用铁勺熔化明矾即成枯矾，趁热把猪胆刺破，使胆汁流入枯矾内，干后刮下研粉。将药粉吹入耳内，每日一次。

疗效：经治28例，治愈22例，好转3例，无效3例。

典型病例：宋××，男，成年。患慢性中耳炎5年。用上方6～7次即愈。

注：忌饮酒。

（五河县头铺公社四庄大队卫生室）

【处方】 黄连五分，冰片五分。

用法：上药共研粉，加凉开水30～50毫升，泡3天再用细纱布过滤。将药液滴入耳内，每日5～7次。

（五河县████卫生局）

内耳眩晕症

【处方】 泽泻一两，焦白术五钱，川牛膝三钱。

用法：每日一剂，两次煎服。

疗效：经治10余例，一般3剂后症状消失。

（含山县医院内科）

神经性耳聋

【处方】 石菖蒲根二至五钱。

用法：每日一剂，水煎顿服，连服数旬。

病例：姜××，18岁。患病后失去听觉。用上方听觉恢复。

（庐江县新渡公社医院）

【处方】 熟地黄三钱，山萸肉二钱，淮山药三钱，丹皮二钱，
茯苓三钱，泽泻二钱，银柴胡一钱，蔓荆子二钱，
制黄精三钱，金毛狗脊三钱，桑椹子 三 钱，磁石
（火煅醋淬）三钱。

用法：每日一剂，两次煎服。

注：此方适用于老年神经性耳聋。

（安徽医学院附属医院）

〔 口腔疾病 〕

牙 痛

【处方】 鲜毛茛叶数片。

用法：上药揉成团，填塞于患牙处咬紧，5分钟左右即可止痛。

疗效：经治20例，均能止痛。

注：毛茛有毒不可内服。

（歙县王村公社红庆大队）

【处方】 紫玉簪根一两。

用法：上药水煎漱口。

疗效：经治6例，均有效。

（歙县小洲公社苏川大队）

【处方】 *水蜈蚣（牙痛草）一至二两。

用法：每日一剂，两次煎服。

（广德县同溪公社田沟大队医疗室）

【处方】 雄黄、红枣肉各适量。

用法：上药共研成糊状，搓成丸，放入蛀牙的空洞内。

疗效：经治数十例，效果良好。

（合肥市模型厂医疗室）

【处方】 川椒三钱，细辛三钱，白芷一钱，防风一钱。

用法：上药加水煎煮，用药汁含漱。

疗效：经治20例，效果良好。

（合肥市模型厂医疗室）

【处方】 松香50克，60％白酒250毫升。

用法：将松香研成粉，浸入白酒内，以棉球蘸咬痛牙处。

疗效：经治30例，均有效。

（淮南市长青公社医院）

【处方】 *秋葵花（黄蜀葵花）。

用法：上药晒干研细末，撒在痛牙周围。

疗效：经治6例，均有效。

（嘉山县████卫生局）

牙　痛　281

【处方】　荜茇二钱，川椒二钱，樟脑二钱。

用法：上药文火水煎，取药水擦痛处。

疗效：经治13例，疗效显著。

典型病例：胡××，牙痛多年，经治无效。用上方而愈，3年未发。

（金寨县双河公社桐岗大队合作医疗室）

【处方】　鸡蛋一个，75％酒精20毫升。

用法：将鸡蛋打入酒精内拌合，漱口，一日数次。

（中国人民解放军安徽生产建设兵团三师十团三连卫生室）

【处方】　雄黄、麻油各适量。

用法：雄黄研成细末，加麻油调匀，含牙痛处，痛即止，复发再含。

疗效：经治200多例，有效率达90％。

（祁门县横联公社卫生院）

【处方】　蜂窝一块（鸡蛋大），花椒十五粒，葱头四个，明矾一块（铜钱大）。

用法：上药煎水，漱口。

疗效：经治10例，均有效。

（五河县头铺公社冯井大队卫生室）

【处方】　黄连五分，黄芩五分，花椒一钱，防风一钱，荆芥一钱，一枝黄花一钱，麦苗一把，醋一杯。

用法：上药加水煎汁，频频漱口。

（五河县头铺公社西陵大队卫生室）

【处方】　*八角莲（八角金盘）三钱，山胡椒子一钱，虎杖根一两，75%酒精500毫升。

制法：前3药捣碎，浸酒精中数日，用脱脂棉球蘸塞于痛牙处。

疗效：经治20多例，均有效。一般搽药后即可止痛。

注：此药不可内服。

（祁门县凫丰公社卫生院、凫原大队医疗室）

【处方】　蟾酥1克，樟脑粉1克。

用法：上药共研粉，涂患牙处。

疗效：经治11例，均有效。

注：涂后将唾液吐出，不可吞咽。

（五河县头铺公社洼冲大队卫生室）

【处方】　潮脑、冰片各等量。

用法：上药放小杯内，用纸密封，文火隔水蒸，待杯内药物挥发尽，刮下封杯纸上及杯壁上凝结的干粉备用。用药粉涂患牙处，自觉局部有麻凉感，连吸凉气数口，痛可立止。

疗效：经治23例，均有效。

（五河县头铺公社四庄大队卫生室）

【处方】　大蓟根三至五钱。

用法：上药加工成粉。每日一剂，1～2次煎服。

疗效：经治35例，均有效。

典型病例：：工人杨××，男,50岁。牙痛5年余,反复发作,曾服用西药及针灸无效。用上方3天即愈。

（中国人民解放军安徽生产建设兵团八团）

牙 龈 炎 283

【处方】 鲜桃树皮、鲜杉树皮各等量。

用法：上药用酒浸泡，用棉花沾酒敷痛牙。

疗效：经治数例，效果良好。

注：此药酒不可吞下。

（枞阳县老洲区卫生院）

【处方】 芫花根、大蓟根各适量。

用法：上药捶烂，敷额头。

疗效：经治30多例，能立即止痛。

（怀宁县温桥公社碚石大队）

牙 龈 炎

【处方】 *徐长卿三钱，忍冬藤一两，*石竹二钱，地丁五钱。

用法：每日一剂，两次煎服。

疗效：经治16例，效果显著。

（郎溪县毕桥公社施宏大队合作医疗室）

【处方】 野樱桃树根内皮、高粱酒各适量。

用法：将根的第二层皮浸酒数天，待酒色如浓茶即可。上、下午各含一次药酒，约含15分钟后将酒吐掉。

疗效：经治50例，痊愈47例，无效3例。

典型病例：倪××，男，37岁。牙龈肿胀，吃冷、热东西都痛，含漱此药每次7分钟，一日两次，次日肿消痛止。

（祁门县 卫生局）

【处方】 鲜薄荷叶适量。

用法：上药揉烂，贴于患处面部，每日数次。

疗效：经治10余例，一般几次见效。

（庐江县石头公社医院）

牙 疳

【处方】 大红枣五个，白砒（黄豆大）五粒。

用法：上药火煅存性共研细末，吹患处。

疗效：经治100例，治愈92例。

（阜南县官堂公社张楼大队卫生所）

【处方】 元红枣半斤，白砒一钱半，青黛二钱，冰片一钱。

用法：红枣去核，白砒研细，用枣肉沾白砒，放在铁片上焙存性，同青黛、冰片共研细。先用淘米水或川柏煎水漱口，再将药粉敷患处，流涎要吐出。

病例：丁××，女，5岁。牙龈出血、糜烂，伴发烧，用上方治愈。

注：1.忌甜食和油类。2.白砒有毒，仅供外用。

（五河县 卫生局）

牙龈出血

【处方】 枯矾少许。

法用：擦患处，一日数次。

疗效：经治10余例，收效良好。

（和县城北公社十里大队合作医疗室）

【处方】　鲜松针、鲜棕皮、红枣各一两。

用法：每日一剂，两次煎服。

（祁门县██████卫生局）

口 腔 炎

【处方】　木通、车前草、瓜子金各一钱五分。

用法：每日一剂，两次煎服。

疗效：经治6例，均愈。

（祁门县沥口公社）

【处方】　冰片二钱，青黛二钱，柳树须三钱。

用法：柳树须焙干与前两药共研细末。先洗净患处，用药粉涂擦。

疗效：经治35例，治愈30例，5例出血严重的无效。

（和县乌江公社建设大队）

【处方】　黄连二钱，黄柏一钱，青黛一钱，冰片五分。

用法：上药共研细末，过筛，取药粉吹入患处，每日3次。

病例：夏××，男，成年。口腔糜烂，齿龈肿胀，兼有白腐斑点，食咸味尤痛。用上方数次，诸症消失。

（滁县地区医院）

【处方】　鲜紫苏适量。

用法：上药煎水，含漱，每日3～4次。

疗效：经治3例，均2日而愈。

（原载《绩溪县中草药单验方选编》）

1949
新 中 国
地方中草药
文 献 研 究
(1949—1979年)
1979

286　五官科疾病

【处方】　*鲜杜衡（马蹄香）一把，小叶麦冬五至六粒，生半夏三粒。

用法：上药共捣烂，加鸡蛋清调和，敷贴涌泉穴。

病例：瀛洲公社汪××，男，4岁。营养不良，口腔溃疡一个月，粘膜有白色斑点，流涎，拒食。用上方第二日症状减轻，数日后痊愈。

（原载《绩溪县中草药单验方选编》）

口　角　炎

【处方】　蛇莓二两。

用法：上药烧焦研粉，麻油调搽患处。

疗效：经治数十例，均愈。

（庐江县柯坦公社医院）

拔牙麻醉术

【处方】　细辛6克，生半夏6克，生南星6克，生草乌6克，樟脑2克，薄荷4克，75%酒精100毫升。

用法：上药共研细粉，浸泡于酒精中3天，取上清液应用。取纱布一小块蘸药液放在需拔牙的唇、舌面(或颊、舌面)，用手压迫，边摇动牙齿，持续5分钟，使牙龈发白，即用钳拔牙。

注：1.此法麻醉不易达到深层组织，在拔牙时少用牙挺，动作要迅速。2.拔牙或刮创时，可用小棉球蘸药液塞于创口内，待5～10分钟再操作即可不疼。3.上药有毒性，不能内服。4.如出现下颌长时间麻木，可口嚼姜片片刻或内服姜汁、蜂蜜。

效果：应用155例，均成功。

（合肥市人民医院口腔科）

皮肤科疾病

1949
新　中　国
地　方　中　草　药
文　献　研　究
（1949—1979年）
1979

过敏性皮炎

【处方】　薏苡仁一两，苍术八钱，蝉蜕六钱，薄荷八钱，防风六钱，当归六钱，全蝎八钱，生地一两，红花八钱，白藓皮六钱，刺蒺藜八钱，地肤子六钱，五加皮六钱，乌蛇六钱。

用法：上药共研细末，过筛，面糊调和为丸，日服两次，每次3钱。

疗效：经治13例，7例治愈，5例好转，1例无效。

注：此方主要作用为活血祛风，解毒利湿，止痒，对过敏反应引起的荨麻疹效果较为理想。

（淮南市第二人民医院）

【处方】　白英（鲜品）适量。

用法：上药捣烂，绞汁外搽。

疗效：经治漆过敏20多例，一般2～3日可愈。

注：本方治痱子亦有很好效果。

（绩溪县临溪公社）

【处方】　鲜马尾松二两，鲜野菊花全草二两，鲜苍耳草二两。

用法：上药煎水外洗。

病例：李×，男，56岁。阴雨天在野外放牧，下午自觉胸背部瘙痒，并有粟粒状丘疹出现，很快密布颈、上肢、大腿内侧、腹部，烦躁不安。用上方痒感很快消失，当夜疹子消退，一切如常。

（中国人民解放军安徽生产建设兵团一营、四营卫生站）

【处方】 韭菜汁。

用法：将鲜韭菜洗净晾干，拧汁外搽。

病例：纪××，男，成年。因工作时用漆，当夜自觉满脸瘙痒难忍。用上方治愈。

（中国人民解放军安徽生产建设兵团十五团十七连卫生班）

【处方】 嫩杉树苗或杉树皮（鲜品）一斤。

用法：上药煎水外洗。

疗效：经治30余例，治愈率达95％以上。

典型病例：陈×，男，33岁。因接触新漆器，当天手、脸发痒，皮肤红肿，搔之渗出黄水，多方治疗无效。用上方约7～8日痊愈。

（祁门县闪里区卫生院）

【处方】 鲜龙葵半斤，苍耳草半斤。

用法：上药加水7斤，煎水洗澡，每日1～2次。

病例：周××，男，20岁。因喷洒农药引起过敏性皮炎，面部、上下肢发痒，起红色丘疹，搔破后流黄液。用上方每日1～2次，6日治愈。

（中国人民解放军安徽生产建设兵团三师十团三连卫生室）

【处方】 金钱松树根白皮三两。

用法：上药放入50％白酒约半斤中浸泡一周，外擦患处，每日1～2次。

疗效：经治5例，均愈。

注：皮肤溃破的忌用。

（歙县杞梓里公社）

1949
新中国
地方中草药
文献研究
(1949—1979年)
1979

290 皮肤科疾病

【处方】 *鲜土三七适量。

用法：上药洗净捣烂擦患处。

疗效：经治10例，效果显著。

（安徽省基建局职工医院）

【处方】 乌桕树根皮或叶一斤。

用法：上药煎水洗澡。

疗效：经治43例，3例无效，其余均愈。

（含山县谢集公社昭关大队）

湿 疹

【处方】 乌蛇三钱，蝉蜕三钱，荆芥三钱，生地三钱，当归
二钱，苍术二钱，薏苡仁二钱，甘草一钱，

用法：每日一剂，两次煎服。

疗效：经治23例，治愈18例，好转5例。

注：1.为巩固疗效，可将上药研粉，水泛为丸，日服两次，
每次3钱。2.本方对全身性皮肤瘙痒症亦有疗效。

（淮南市矿机厂医院）

【处方】 苦参二钱，羊蹄二钱，独角莲四钱，*八角莲四钱，
辣蓼一两，臭蒲根二两，天南星一两，半夏一钱五
分。

用法：上药共研细末泡酒，外擦患处。

疗效：经治8例，治愈7例，好转1例。

（淮南市新庄孜矿医院）

【处方】　**十大功劳**适量。

用法：上药浓煎取汁，用纱布蘸药汁敷患处，每日1～2次。

疗效：经治50例，均愈。一般用药1～2天后，病情即好转。

注：本方对天疱疮、皮肤化脓性感染等亦有疗效。

（祁门县凫丰公社医院）

【处方】　***稀莶草**三钱，**白藓皮**三钱，　**银花**三钱，　**土茯苓**三钱，**小木通**一钱五分，**地肤子**三钱，**细生地**三钱，**丹皮**二钱，**赤芍**二钱，**泽泻**二钱，**生甘草**八分，**苦参**三钱。

用法：每日一剂，两次煎服。

疗效：经治30余例，有效率达90％以上。

典型病例：徐××，男，成年。全身湿疹满布，作痒异常，搔破后出黄水，日夜不安，经多方治疗无效。用上方连服10余剂，症状消失。

注：用药期间忌食牛肉和辣椒、姜蒜等刺激性食品。

（祁门县城关镇卫生所）

【处方】　***杠板归**（干品）。

用法：将上药茎叶切碎研末，用凡士林调配成20％软膏外擦。或用上药适量煎水洗患处；再用1～2两，水煎服。

（池州地区　　卫生局）

【处方】　**九层塔**（香草子）适量。

用法：上药煎水外洗。

疗效：经治35例，治愈30例。

（阜南县袁集公社卫生所）

1949

新 中 国
地 方 中 草 药
文 献 研 究
(1949—1979年)

1979

292 皮肤科疾病

【处方】 枯矾20克，熟石膏20克，雄黄14克，冰片2克，黄连30克，炉甘石80克，硫黄6克。

用法：上药共研细粉，外用。

疗效：经治200例，有效率达90%。

（淮南市洞山公社医院、和县乌江公社医院）

【处方】 佛甲草(鲜品)适量。

用法：上药捣烂外敷患处。

疗效：经治3例，均愈。

典型病例：宋××，男，成年。臂部患湿疹，奇痒，用西药多次治疗无效。用上方函次治愈。

（望江县翠岭公社新华大队医疗室）

【处方】 野胡萝卜、苍耳草各一把。

用法：上药煎汁熏洗患处，一日2～3次。

疗效：经治10余例，一般洗2～3次即愈。

典型病例：王××，男，42岁。下肢满布湿疹，发痒，部分有感染。用西药治疗效果不显。用上方熏洗3～4次即愈。

注：野胡萝卜即鹤虱。

（马鞍山市第十七冶金医院）

【处方】 地肤子适量。

用法：全草揉碎外擦，或水煎汁熏洗。

疗效：经治数十例，一般1～3天即愈。

典型病例：陈××，女，75岁。患湿疹多年，皮肤瘙痒，经治不愈。用上方一日洗两次，一周痊愈。

（和县城北公社十里大队合作医疗室）

【处方】　内服：**忍冬藤**一两，**野菊**一两。

外用：**千里光、苦参**各适量。

用法：内服方水煎服。外用方水煎熏洗。

疗效：经治3例，近期痊愈。

（郎溪县　　　　卫生局新医小分队）

【处方】　**蛇床子**一两，**苦参**五钱，**赤芍**三钱，**苍术**五钱，**益母草**一两。

用法：上药煎水洗澡。

疗效：经治35例，治愈33例。

（阜南县柳沟公社卫生院）

【处方】　**苍耳子**一两。

用法：上药煎水洗患处。

疗效：经治2例，均愈。

（祁门县沥口公社）

【处方】　**干荷叶、麻油**各适量。

用法：干荷叶烧成灰，调麻油涂擦患处，一日两次。

病例：方××，男，4岁。阴囊、腹股沟部湿疹，经常瘙痒已两年多，曾用软膏外涂未根治。用上方治愈，未再复发。

（中国人民解放军安徽生产建设兵团十一团一连卫生队）

【处方】　**紫草**一两，**炉甘石**二钱，**麻油**半斤。

用法：紫草、麻油混合，文火煎一刻钟，去渣，加入炉甘石，外擦患处，一日2～3次。

（中国人民解放军安徽生产建设兵团九团卫生队）

1949
新中国
地方中草药
文献研究
(1949—1979年)
1979

294 皮肤科疾病

【处方】 黄柏五钱，黄芩三钱，茶叶三钱，枯矾二钱。

用法：上药共研极细粉与香油调和搽患处。

疗效：经治60余例，均愈。

注：本方对小儿湿疹疗效尤著。

（五河县头铺公社冯井大队卫生室）

【处方】 蛤粉三钱，川椒二钱，陈皮炭三钱，冰片五分，枯矾二钱，黄柏二钱。

用法：上药共研细末，调和麻油外用。

疗效：经治3例，均愈。

（阜南县于集公社医院）

【处方】 "地锦草适量。

用法：取鲜草折断茎部，用冒出的白浆涂患处，一般用6～7次后即愈。

注：本方适用于婴儿湿疹。

（庐江县戴桥公社医院）

剥脱性皮炎

【处方】 内服：净蝉蜕三钱，白蒺藜三钱，牛蒡子三钱，黄芩四钱，川黄柏三钱，金银花一两，生山栀三钱，生甘草二钱。

外用：全当归五钱，紫草二钱，生大黄四钱，川黄柏四钱，黄蜡二钱，麻油一斤。

用法：内服方，每日一剂，两次煎服。外用方，前4药放麻油中熬枯，过滤去渣，再把黄蜡熔化加入调匀，待冷却即成红色软膏，涂擦全身皮肤剥脱处。

病例：宿县孙××，女，成年。因服磺胺药引起剥脱性皮炎，先用西药治疗20天，进步缓慢。用上方内服、外敷，20天后基本治愈。

（安徽医学院附属医院）

水田皮炎

【处方】　蜈蚣杨柳（龙爪柳）若干。

用法：取蜈蚣杨柳叶 1 斤，加水2～3斤，煎煮半小时，并加食糖少许（可以防止涂后干燥）过滤取液（贮存时可加少量防腐剂），涂搽患处。

疗效：经治40例，均愈。一般涂药后立即止痒，大多 1～2 次即愈。

注：浓度过高时有刺痛感。

（原载《绩溪县中草药单验方选编》）

神经性皮炎

【处方】　*斑蝥三十个，雄黄五钱，山楂二两。

用法：上药放入95％酒精 250 毫升内浸泡一周，去渣，用小毛刷蘸药液外擦患处，一周两次，两周为一疗程。

疗效：经治 7 例，6 例治愈，1 例好转。

注：敷药 3 小时后，局部可出现密集小疱，并聚合为大疱，可用消毒针将水疱挑破，放出液体后，用消毒纱布复盖保护，病皮脱落新皮生出即愈。

（合肥市工农兵医院）

1949

新 中 国
地 方 中 草 药
文 献 研 究
(1949—1979年)

1979

296 皮肤科疾病

【处方】 砒霜五分，蛇床子一钱，砂仁一钱，川椒一钱，百部一钱，大枫子一钱。

用法：上药用75%酒精100毫升浸泡一周后去渣，用净毛笔或脱脂棉球蘸药液外擦患处。

疗效：经治61例，治愈33例，好转25例，无效3例。

典型病例：黄××，男，成年。两腿患神经性皮炎已8年，色素沉着，奇痒。用上方50毫升后即愈。

注：1.上药有毒，忌内服及沾入眼内或其他粘膜。2.个别人有过敏现象，应停用。3.病程10年以上每天搽两次，10年以下每天搽一次，不要多搽。4.搽药棉球干湿要适宜。

（中国人民解放军九七医院）

【处方】 鲜辣蓼嫩头或叶适量。

用法：上药捣烂布包绞汁，用棉球蘸汁液涂擦患处，每日3～5次。

疗效：经治11例，痊愈5例，好转6例。

典型病例：胡××，男，成年。颈后患神经性皮炎已10余年，屡治无效。用上方两月痊愈。

注：本药味辣，对皮肤有些刺激，用后常有红肿现象，但停药3～5日即消，仍可继续涂擦。

（合肥市人民医院）

【处方】 土槿皮150克，*斑蝥30克，樟脑5克，硫黄5克。

用法：前2药研末，放入95%酒精500毫升内浸泡24小时后，去渣，加后2药混和均匀，用脱脂棉球或净毛笔蘸药液涂擦患处。

（定远县卫生站）

【处方】 蜂窝一个，明矾一两，甜酒半斤。

用法：将蜂窝烤焦存性与明矾共研成粉，放入甜酒中煮成糊状。洗净患处，刮去皮屑，涂搽糊剂，每日两次。

疗效：经治2例，1例5天后愈，1例14天后愈。

（马鞍山市五·七采矿诊所）

【处方】 鲜白英适量。

用法：捣烂绞汁外搽。

病例：王××，男，42岁。左腕患神经性皮炎4～5个月，皮肤粗糙，奇痒，有时流水。用上方一次痒止，数日后皮肤渐渐平滑，随访4个月未见复发。

（原载《绩溪县中草药单验方选编》）

皮肤瘙痒症

【处方】 蛇床子一两，猫儿眼一两，蒜苔三个，艾节三个。

用法：上药同煮，滤渣取汁，加冰片少许、盐一小撮，外洗，每日两次。

疗效：经治50余例，均愈。

（五河县头铺公社冯井大队卫生室）

【处方】 石胡荽、百部、薄荷各适量。

用法：上药煎水洗患处，每日1～2次。

疗效：经治8例，痊愈6例，好转2例。

（马鞍山市医院）

新中国
地方中草药
文献研究
(1949—1979年)

1949

1979

298 皮肤科疾病

风 疹

【处方】 **鲜紫背浮萍**适量。

用法：上药煎水，外洗患处。

疗效：治愈 3 例。

（庐江县泥河公社医院）

【处方】 **百部**四钱，**光风轮、马齿苋**适量。

用法：上药水煎，洗患处，每日 3 次。

疗效：经治20多例，一般 1～2 天即愈。

（怀宁县温桥公社硖石大队）

【处方】 **荆芥**二钱，**防风**二钱，**赤芍**二钱，**当归**二钱，**炒牛子**四钱，**粉丹皮**一钱，**净蝉衣**八分。

用法：每日一剂，两次煎服。

疗效：经治10例，均愈。

（淮南市矿工医院中医科）

秃疮（头癣）

【处方】 **塘底黑绿泥**一斤，**烟叶**四两。

用法：烟叶研末，和塘底泥拌匀，外敷局部，每日一次，共用 3～4 次。

疗效：经治数百例，效果满意。

（皖南民间验方、安徽省人民医院中医外科）

【处方】　嫩猫儿眼草二十斤，乳香四两，没药四两，冰片二两，轻粉一两。

用法：将猫儿眼草切碎放锅里加水少许煮，待冷后用纱布包裹绞取汁水。其余药物共研成粉放入汁水中再熬，熬到糊状装瓶。洗净秃疮，涂敷药糊，每日一次。

疗效：治愈24例。

典型病例；尤××，女，成年。患秃疮10余年。用上方7次痊愈。

（五河县头铺公社西陵大队卫生院）

脚气病(脚癣)

【处方】　轻粉二两，赤金八张，石膏四两，滑石二两，冰片五钱。

用法：共研细末，外撒患处。

疗效：经治100例，治愈85例，好转15例。

（淮南市东风区防治院）

【处方】　木槿皮二两，酒精二两。

用法：木槿皮放入酒精浸泡后，外搽。

疗效：经治3例，均愈。

注：本方能收水止痒。

（庐江县黄屯公社医院）

【处方】　枯矾、白矾各二两，冰片二钱。

用法：上药共研极细末，撒患处。

疗效：经治200例，治愈率达80%，好转15%，无效5%。

（淮南市东风区防治院）

1949

新　中　国
地 方 中 草 药
文　献　研　究
(1949—1979年)

1979

300　皮肤科疾病

【处方】　**黄连**一钱，**黄芩**二钱，**黄柏**二钱，**轻粉**一钱，**血竭**二钱，**红花**二钱，**黄、白蜡**各一两，**麻油**半斤。

用法：前6药研粉放入麻油煎熬，待温时，加黄、白蜡收膏。将膏涂擦患处。

疗效：经治70例，治愈90％，好转5％。

（淮南市洞山公社医院）

汗　斑

【处方】　**干浮萍**四两。

用法：上药加水1～2斤煎汁洗擦，每日1～2次，连擦10天。

疗效：治愈3例。

典型病例：黄××，男，30岁。上身患汗斑4～5年，经治无效。用上方10天左右治愈，未再复发。

（泾县医院茂林分院）

白　癜　风

【处方】　**菟丝子**(全草)适量。

用法：上药捣碎与醋研磨，取汁液外擦患处，一日2～3次。

疗效：治愈小面积白癜风2例。

（金寨县▆▆▆卫生局）

【处方】　**炒沙苑蒺藜**二两，**猪肝**一个。

用法：沙苑蒺藜研成末，猪肝煮熟切成薄片，蘸药末吃，同时喝肝汤。

疗效：治疗1例见效。

（合肥市模型厂医务室）

黄 水 疮

【处方】 **枯矾、炉甘石、黄柏**各30克，**冰片**3克，**轻粉**3克，**雄黄**4克。

用法：上药共研细末过筛，外撒患处，每日１～２次。

疗效：经治150例，治愈率达90％。

（淮南市洞山公社医院）

【处方】 **侧柏树皮**若干。

用法：上药烧存性，研成细粉，用麻油调敷患处，每日１～２次。

疗效：经治30例，有效率达80％。

（合肥市基建局职工医院）

【处方】 **毛芋头秆子**(旱藕梗子)。

用法：上药烧存性研末，撒患处。

疗效：经治30余例，痊愈25例。

（阜南县袁集公社卫生院）

【处方】 ﹡**杠板归**适量。

用法：上药晒干切碎研粉与凡士林调成20％软膏。疮面用浓茶或黄荆条煎水洗净，以软膏外搽患处。

注：上药对渗出性皮炎及过敏性皮炎亦有效。

（池州地区 ▨▨ 卫生局）

1949

新　中　国
地方中草药
文　献　研　究
(1949—1979年)

1979

302 皮肤科疾病

带状疱疹

【处方】 蚕砂一两，雄黄四钱。

用法：上药研末，用香油调敷患处。

疗效：经治100例，疗效显著。

（五河县头铺公社冯井大队卫生室）

【处方】 艾叶一两，威灵仙六钱，龙胆草六钱，枯矾五钱，雄黄一钱。

用法：前3药炒炭存性，与枯矾、雄黄共研细末。用时加入麻油调敷患处。

注：忌食荤、酒。

（中国人民解放军安徽生产建设兵团六团一营卫生所）

【处方】 高粱秆及根，陈篾器若干。

用法：将高粱秆、根及陈篾器烧灰，过筛除去粗渣和颗粒，用麻油调敷患处。

疗效：经治40余例，均愈。

典型病例：朱××，男，87岁。起病寒热，随即在胸前和背部呈现带状透明球形疱疹，如火灼样疼痛，夜不能寐。用上方两天显效，4天后痊愈，随访未复发。

（芜湖县和平公社周桥大队）

【处方】 油菜若干。

用法：将油菜搓烂擦患处。

（枞阳县白梅公社一青大队）

【处方】　烟袋油。

用法：竹烟袋杆内烟油，用冷开水洗出，涂患处，一日两次。

病例：康××，男，32岁。因左腰肋部突然刺痛后出现皮疹，用青霉素治疗无效，后患侧上肢又出现疱疹，疼痛加重。用上方第二次时就控制了扩散面，第三次疼痛减轻，连用 5 天 即愈。

注：1．涂药后15分钟内，疼痛可能暂时加剧，后即消失。2．本药有毒，涂面不可过大，以防吸收中毒。3．如涂后有头晕感，应将油擦去，饮以绿豆或甘草汤。

（中国人民解放军安徽生产建设兵团三师十团三连卫生室）

【处方】　大黄五钱，黄柏四钱，雄黄三钱，黄连三钱，韭菜地里的蚯蚓粪适量。

用法：上药共研细末，用冷开水调敷患处，干则再敷。一般 3 日后即愈。

（五河县武桥公社医院）

痱　子

【处方】　大黄一两，冰片三钱。

用法：上药浸泡于50％酒精 200 毫升中。将溶液外擦，一日数次。

疗效：经治多例，效果满意。

（安徽医学院附属医院）

疣

【处方】 **鸦胆子**适量。

用法：上药去壳捣烂，将疣挑破出血，然后敷药，用胶布固定。

病例：张××，男，成年。后枕部长刺瘊多个。用上方一次即脱落。

（中国人民解放军安徽生产建设兵团十二团综合加工连）

【处方】 **鲜艾头嫩叶**。

用法：将疣挑破，用搓烂的艾头擦之。

病例：程××，女，61岁。胸部顽瘊多年，用上方擦10次即愈。

（中国人民解放军安徽生产建设兵团十五团卫生队）

鸡　眼

【处方】 **活蜈蚣**一至二条，**冰片**少许。

用法：上药研成糊状，用温水将皮肤浸软，刮去鸡眼外皮后，敷上此药，外用膏药固定。

（舒城县████卫生局）

皮肤皲裂

【处方】 **鲜白芨**适量。

用法：将白芨打碎，研如泥糊，涂患处，一日数次。

疗效：经治120例，均愈。

（绩溪县石门公社春光大队合作医疗室）

牛 皮 癣

【处方】　白花蛇舌草一两，白藓皮三钱，苦参五钱，地龙三
　　　　　钱，生甘草三钱。

用法：每日一剂，两次煎服。

病例：××，女，18岁。十几年前左小腿前面有铜钱大小样
皮肤病，奇痒，有白色皮样脱屑。1970年7月发展到小腿前面及
头部，1971年1月发展至全身。用上方5剂，全体红色湿疹样小
斑块全部消退，萎缩；服至7剂，全身斑块全部消退，仅有色素
沉着；又以上方加红花3钱，桃仁2钱，地鳖虫2钱，续服25剂，
色素沉着亦消退，仅下肢患处皮肤略增厚。

（中国人民解放军安徽生产建设兵团一师医院内科）

【处方】　草藓一两。

用法：每日一剂，两次煎服。

病例：毛××，女，29岁。13年前患牛皮癣，从未治疗。用
上方50多剂，皮损基本消失，留色素减退斑。

（淮南市第二矿工医院）

臁 疮 腿

【处方】　黄柏、猪油各适量。

用法：黄柏研粉，用猪油炒，敷患处。

疗效：经治30例，疗效显著。

注：忌食鱼腥及辛辣食物。

（五河县头铺公社冯井大队卫生室）

306 皮肤科疾病

【处方】 铁落一两，冰片一钱。

用法：上药研极细末，加麻油调敷患处。

疗效：经治5例，治愈3例，无效2例。

典型病例：姜××，患臁疮腿10余年，经多方治疗无效。用上方一月治愈。

（宿县城郊公社医院）

冻　疮

【处方】 *荔枝草适量。

用法：全草捣烂，外敷患处，两小时后去掉，防止起疱，每日一次。

疗效：经治100余例，效果良好。

（肥东县复兴公社国光大队）

【处方】 蟹壳一两，生石膏二两，炉甘石五钱。

用法：上药共研成细末，用猪油调搽。

疗效：治愈多例。

（阜南县于集公社卫生所）

皮肤结核

【处方】 蚂蚁窝内的卵（成虫俗称"臭蚂蚁"）。

用法：将虫卵放铜锅内微火炒至焦黄，研细末，以麻油调搽患处，一日两次。

病例：姜××，女，31岁。5、6岁时患臀后浅表溃疡，直径7～8厘米，痒，流黄水间有脓血，表面高出皮肤不平，已20年不愈。一年前疮面渐大，经某医院诊断为皮肤结核。曾用链霉素、异菸肼、青霉素及外搽药，半年未愈。用上方第一次疮面有虫钻及蚁走感；数日后常年痒感消失；半个月后病变部位平整光滑；半年后随访，未见复发。

（原载《绩溪县中草药单验方选编》）

鹅 掌 风

【处方】 白矾一两，儿茶五钱，皂矾一两。

用法：上药水煎趁热熏洗约半至一小时，再用桐油少许擦手一次，一日两次。每剂可连用数次。

疗效：治愈数例。

（萧县███卫生局）

【处方】 苍耳子五钱，蛇床子五钱，苦参五钱，白矾五钱。

用法：上药加水1,500毫升，煎至1,000毫升，每晚浸泡一小时，每剂可用两天。

疗效：经治20例，均愈。

（萧县███卫生局）

狐 臭

【处方】 青木香（粗大）。

用法：上药切片醋浸后，挟腋下，一日换两次。

（民间验方）

1949

新 中 国
地 方 中 草 药
文 献 研 究
(1949—1979年)

1979

【处方】 大田螺一个，巴豆二粒。

用法：将巴豆 2 粒放入大田螺内，以药棉蘸田螺渗出液搽腋下，每日 3～4 次。如能加入麝香少许更好。

病例：裴××，患狐臭10余年。用上方 3 个田螺渗出液后，狐臭完全消失。

注：用药期间可能有腥臭，无妨。

(含山县████卫生局)

肿瘤

宫颈癌
食管癌
脑　瘤
肝　癌
胃　癌
肺　癌
膀胱癌
乳腺癌
卵巢癌
胰腺癌
鼻咽癌
皮肤癌

新 中 国
地 方 中 草 药
文 献 研 究
(1949—1979年)

1949

1979

310 肿　瘤

宫 颈 癌

【处方】　山豆根、坎炁、贯众、黄柏各一两，白花蛇舌草二两。

用法：上药制成浸膏，干燥研粉，每次服一钱，一日3次；或每日一剂，两次煎服。

疗效：经治26例，近期治愈5例，显著好转13例，进步6例，无效2例。

典型病例：吴××，女，33岁。阴道不规则流血，白带多，有腥臭。病理活体检查诊断为宫颈鳞状上皮癌（浸润型）。用上方5个月后，症状消失；妇科检查，局部病灶消失。随访3年，无复发现象。

注：坎炁即脐带。

（安徽省人民医院肿瘤科）

【处方】　青葙花一两，二花六钱，女贞子四钱，芡实六钱，薏苡仁六钱，地榆六钱。

用法：上药加水800毫升，煎成400毫升。每日一剂，分两次服。

病例：丁××，女，62岁。4年前下部分泌物多，越来越重，并发生血崩，经诊断为子宫颈癌。用上方21剂，症状消失，4个月未见复发。

注：要注意休息，增加营养。

（怀宁县温桥公社卫生所）

新医疗法

〔新针疗法〕

哮 喘

【取穴】 先针**平喘**、**天突**。痰多，加**丰隆**；体弱，加**足三里**；
气喘，加**膻中**。

疗效：经治 8 例，效果显著。

（合肥市模型厂医疗室）

肝 炎

【取穴】 **黄疸型肝炎：后溪**、**合谷**、**中封**、**足三里**。
无黄疸型肝炎：中封、**足三里**。
以上两型肝炎，若有呕吐者，加**内关**；腹胀者，加
中脘；黄疸指数降至正常者，去**后溪**；肝功能正常
后，只针**中封**、**足三里**一星期以巩固疗效即可。

方法：提插捻转，以提插为主，每日取单侧穴位，留针30分
钟。双侧交替使用，每10分钟加强刺激一次（即催针，动作是捻针）。
2～3 周为一疗程。

疗效：经用针刺治疗两型肝炎1,000例，均在 1～2 周内症状
消失，黄疸指数、肝脾大小、谷丙转氨酶均在 2～3 周内恢复正
常。

（中国人民解放军一○五医院传染病防治所）

小儿麻痹症

【取穴】 上肢：**大椎**，**肩贞**透腋前纹头上一寸，**曲池**透**少海**，**手三里**，**合谷**，治瘫1①、2②、3③穴。

下肢：**秩边**透胞肓，**环跳**，**风市**上二寸，**阴市**，**血海**上五寸，**阳陵**透阴陵，**足三里**，**伏兔**上三寸、外开一寸。

腰部：**肾脊**④，**大肠俞**。

方法：强刺激，不留针。

疗效：经治7例，其中除3例因其他原因中断治疗外，4例痊愈。病史长者30天，短者3天。治疗次数长者60次，短者18次，效果显著。

典型病例：孙××，男，4岁。先发烧3天，经打针吃药退烧，但发现一足不会站立行走。检查：右下肢呈弛缓性瘫痪，膝与跟腱反射均消失。确诊为小儿麻痹症。用上法针至第十次能站；18次后，能行动自如。

注：①治瘫1穴：肩锁关节、锁骨头下方取之，刺1～2寸，也可透穴，治高血压引起瘫痪。②治瘫2穴：三角肌正中点取穴，直刺1～2寸，治偏瘫。③治瘫3穴：伸臂仰掌，于肘横纹和腕横纹联线中点，尺桡骨之间取之，刺1～2寸，也可透穴，治上肢麻木瘫痪。④肾脊：命门穴两侧，各向外开5分处取之。

（合肥市人民医院）

【取穴】 第一组：**肾俞、秩边、殷门、新1**①。

第二组：**纠外翻**②、**三阴交、阳陵泉、新2**③、**承山**内开一寸。

病例：吕××，女，2岁。患小儿麻痹症年余。检查：两下肢瘫痪，右侧较重，肌肉松弛，轻度萎缩，体温偏低，足外翻。用上法（一、二组同用）针13次，疗程15天痊愈。

注：①新1：承山直下1.5寸，直刺1寸。②纠外翻：三阴交下半寸。③新2：血海直上1尺2寸，直刺1.5至2寸。

（郎溪县████卫生局）

胆 囊 炎

【取穴】 **膈关**（右）、**鸠尾**。

方法：针膈关用点刺（切勿伤肺），至患者觉上腹部胆囊处有针感。针鸠尾在呼气时进针，用轻度捻转提插手法，至两胁下有针感，仍在呼气时快速出针。

疗效：经治4例，均愈。其中一次治愈者2例，两次治愈者2例。

典型病例：东方红公社李××，女，70岁。经X光检查与临床诊断，确诊为胆囊炎，曾多方治疗无效。用上法第一次施针，针出痛止，饮食增加，但次日右上腹仍有隐痛，连续3次后病愈，半年后复查，未复发。

（合肥市人民医院）

疟　疾

【取穴】　症状典型者，取**大椎、陶道**；症状不典型者，除**大椎、陶道**外，另加双侧**间使**。

方法：在发作前１～２小时，用小号三棱针顺序先针大椎、陶道，然后用毫针刺间使。用针宜快而直，强刺激不留针。

疗效：经治小儿８例，一般１～２次治愈，仍继续针治一次，以巩固疗效。

典型病例：吴××，男，３岁。先有寒战怕冷，后即发烧，４～５小时后，汗出而热即退，伴有嗜睡，诊断为脑型疟疾，验血找到疟原虫。于次日发作前，用上法刺大椎、陶道，当天即未发作，一般情况好转；第三日，仍在发作前两小时，取相同穴位针刺一次，未再发。

（合肥市人民医院）

输液反应

【取穴】　双**曲池**直刺一寸半至二寸。
疗效：经治２例，均在一分钟内见效。

（郎溪县　　卫生局）

麻醉拔牙
（适用于１～３度松动牙齿及儿童交换期乳齿）

【取穴】　体针：**合谷、内关、下关、颊车**（下关可透颊车）。
　　　　　　耳针：**牙、牙痛点、上颌、下颌、交感、神门**。

1949
新 中 国
地 方 中 草 药
文 献 研 究
(1949—1979年)
1979

324 新医疗法

方法：拔牙前须诱针15～20分钟。针捻每分钟120次为准，拔牙时须强刺激。手法宜由轻到重，以防晕针。

效果：应用31例，取得良好效果11例，有效15例，无效5例。

注：术前要向病人讲清楚针麻的作用，解除顾虑。病人不能有过度的饥饿和疲劳。

(合肥市人民医院)

癫　痫

【取穴】　第一组：**风池下一寸、后溪、申脉、照海、腰奇。**

第二组：**风池下一寸、后溪、申脉、合谷。**

方法：两组穴位交替使用，每日一次，7日为一疗程，中间休息3日。

病例：光明大队罗××，男，成年。患癫痫已18年,平均每月发作2～3次，轻则每次持续2～3分钟，重则10～15分钟,用西药治疗无效。用上法治疗,并在病后萎缩肢体半边加刺委中穴,同时内服中药,仅在第三次治疗时发作一次，随访5个月未复发。

注：内服中药方：将丹参2两切片晒干，放白酒1斤内浸泡10日，每日早晚各饮一杯。

(广德县誓节公社高峰、光明两大队合作医疗室)

瘫　痪
(适用于高血压、脑溢血后遗症)

【取穴】　第一阶段，以治疗神志为主。

取**大椎、风池、百会、哑门、下关、地仓、颊车、**

人中、廉泉、内关、涌泉、太冲等穴。

第二阶段，在神志清醒的情况下，辅以降压和恢复肢体功能的治疗。

取风池、风府、曲池、合谷、内关、太冲、足三里，以及上下肢相关穴位为主。

第三阶段，以加强肩背及下肢功能为主。

上肢：取大椎、为农①、肩三针②、曲池透少海、间使透支沟、合谷透劳宫、后溪透劳宫、八邪等穴。

下肢：取腰阳关、秩边、承扶、委中、承山、昆仑、太溪、环跳、风市、风市上二寸、解溪、足三里、髀关、髀关下一寸、阳陵透阴陵、悬钟透三阴交、血海、阴胞等穴。

以上三个阶段取穴法，可根据病情变化，适当加减使用。

方法：早期神志不清醒时，可用强刺激手法；待神志较清醒时，可用中强刺激手法；到后期仍用强刺激手法。强刺激不留针。透穴都用长而粗的针，但有时须根据病情变化分别对待，并要注意掌握矛盾转化规律，抓住主要矛盾，各个击破。一般每日一次，20次为一疗程，中间间歇7～10天。

病例：××，男，65岁。因高血压并脑出血，后遗右侧半身瘫痪。用上法治疗，经第一疗程后，面瘫明显好转，上肢肩部微动，下肢可直腿自动抬高约80度左右。第二疗程后，肩关节活动度较大，肘关节能抬起，可离床10厘米，手指能伸屈，下肢能直立，在扶持下能行走。又经第三、四、五疗程后，肩关节活动自如，运动角度大，可以耸肩，上肢能自动抬举，并可作外展、内收动作；手指握力显著增加，且可扶杖坚持天天锻炼。第六疗程

326 新医疗法

后，血压稳定，精力充实，肘关节可以抬举到胸前，肌力显著增加，功能显著好转，下肢可以单独直立，上下高10厘米的楼梯20多层，扶梯行走自如，

注：①为农：髌骨上缘 4 寸处（治瘫四穴）。②肩三针：肩前、肩后、肩髃。

（中国人民解放军一〇五医院）

周围神经炎（瘫痪期）

（适用于因服呋喃妥因引起的）

【取穴】　上肢：**大椎、陶道、哑门、肩三针、曲池透少海、内关透外关、间使透支沟、合谷透劳宫、后溪透劳宫、八邪**等穴。

下肢：**腰阳关、秩边、殷门、承山、委中、环跳、风市、前进①、阴胞、血海、梁丘、阳陵透阴陵、悬钟透三阴交、太冲、涌泉**等穴。

以上穴位，可根据病情调配。

方法：抓住主要矛盾，以上带下，以刺激中枢为主，末梢为辅，上下结合的治法，强刺激不留针。10次为一疗程，中间休息一周。

病例：孙××，女，45岁。因内服呋喃妥因，引起末梢神经炎，开始小腿发麻，后来上肢也发麻，失去自主能力。用上法治疗30次，可步行 6 ～ 7 里，麻感消失，能料理家务和参加一般劳动。

注：①前进：风市穴上 2.5 寸。

（中国人民解放军一〇五医院）

食　管　癌

【取穴】　**天突**六寸深、**章门**（双）、**中脘**各六寸深、**涌泉**一寸
　　　　深。

方法：用沉香、木香、乳香、川羌、干姜、炮甲、冰片、没
药各1钱，外加麝香1分，共研细末，加艾绒3两做成艾条。先
针后灸。

注：此法有化瘀止痛作用，对于肠癌、胰腺癌、皮肤癌也有
效（对于有硬块的更有效）。

（阜阳县闻集公社两河大队卫生所）

唇　痈

【取穴】　在背部肩胛间区仔细寻找有一毛孔开大的红点，用
　　　　缝衣针刺1～1.5厘米（根据病人肌肉厚度），留针
　　　　10～20分钟，每日一次。

病例：郭××，男，19岁。唇左侧红肿热痛，全身畏寒发热，
诊断为唇痈。当时未用抗菌素，令患者脱去衣服，背部朝着阳光，
在肩胛间区找到过敏点，皮肤消毒后，用粗针刺进1.5厘米，留
针20分钟。次日复诊，疼痛减轻，红肿消失。为巩固疗效，又针
一次即愈。

（滁县皇甫公社）

胃 下 垂

【取穴】 主穴：**中脘**、胃下端与脐旁三寸之交点、**足三里**。
配穴：**内关**、**气海**或**关元**。

方法：中等刺激，留针20分钟，中脘向左上，斜刺3寸。每日一次，每次选用3～4个穴位。

疗效：经治15例，除2例因伴有溃疡效果不显外，其他均愈。

典型病例：工人李××，女，35岁。因食少，饭后腹胀，摄片诊断为胃下垂。用上法两周后症状消失；20天后饮食正常，每餐可吃饭半斤多，上班劳动。随访一年多，未复发。

（含山县医院针灸科）

坐骨神经痛

【取穴】 主穴：**闪电**。
配穴：**环跳、新环跳、委中、承山、殷门、承扶**。

方法：每日一次，以闪电穴为主，直刺4～5寸，至有传导感(得气)；再用配穴1～2个。

病例：长岗公社贺××，男，40岁。患坐骨神经痛。用上法7次后有显效，15次痊愈。

（含山县铜闸公社前进大队医疗室）

阑 尾 炎

【取穴】 主穴：**合谷、足三里、阿是穴**。
配穴：**内关、天枢**，发热者加**曲池**。
方法：用泻法。

疗效：经治10余例，均愈，其中有 2 例配合西药。

典型病例：三官公社陶××，男，25岁。诊断为阑尾炎，检验白血球12,000，中性77%。用上法一周痊愈，复检验白血球 6,100，中性62%。

注：如已化脓应手术治疗。

（含山县医院针灸科）

食道镜检查

【取穴】　双侧合谷、内关。

方法：术前半小时下针，留针半小时，每隔15分钟强刺激一次。

效果：应用27例，22例良好，2 例较差，3 例无效。

（安徽省人民医院胸骨科）

慢性单纯性鼻炎

【取穴】　鼻丘、中隔、下甲、鼻底、迎香。

方法：用细长针一根，刺鼻腔两侧各2～3个穴位，停针15～20分钟，并捻针加强刺激。3 日一次，4 次为一疗程。

疗效：经治30例，10例痊愈，15例好转，5 例无效。

注：针时一般都有明显的鼻腔发痠，少数人有疼痛、头昏和较多的分泌、喷嚏与流泪，少时鼻即通气；拔针后可稍有出血，堵鼻即止。

（淮南市人民医院耳鼻咽喉科）

1949
新 中 国
地 方 中 草 药
文 献 研 究
(1949—1979年)

1979

330 新医疗法

胸膜炎、肋神经痛

【取穴】 插义①。

方法：强刺激不留针，每日一次。

疗效：经治10余例，效果显著。

注：①插义：伸指掌背，于小指与无名指之间，指骨与掌骨相接处后缘取之。

(泾县蔡村公社大坑大队卫生所)

〔耳针疗法〕

过敏性皮疹

【取穴】 肺、肾上腺。

疗效：经治数例，疗效显著。

(郎溪县████卫生局)

牙 痛

【取穴】 体针：牙痛①、合谷。

耳针：牙痛奇穴②。

疗效：经治20例，效果显著。

注：①牙痛：伸手仰掌，于中指与无名指之间，指骨与掌骨相连接处前缘取之。②牙痛奇穴：以耳壳内分泌、三焦、内鼻三点为三角形，取其中心点。

(合肥市模型厂医务室)

肠 梗 阻

【取穴】　耳针：**大小肠、神门、交感、腹。**

　　　　　体针：**天枢、归来、足三里、上巨虚、气海。**

　　方法：耳针大幅度捻转，留针30分钟。体针强刺激，留针30分钟；腹部穴位，针后加灸。

　　疗效：经治11例，其中3例为粘连性肠梗阻，1例为蛔虫团所引起之肠梗阻，其余为绞窄性肠梗阻。治愈9例，无效2例。

　　典型病例：马××，男，38岁。原做过腹部手术，突然腹痛，X线透视可见肠腔充气，并有积液。用上法一次即愈。

（阜阳地区卫生院中医科）

腰 扭 伤

【取穴】　**腰、神门、交感、肺、胸。**

　　疗效：经治7例，均采取动静结合治疗，效果满意。

　　典型病例：王××，男，32岁。跌伤腰部，疼痛不止，3天后，诊断为**腰软组织损伤**。取穴：左耳：腰、神门、交感；右耳：胸、腰椎相透，留针15分钟，在别人帮助下，下地活动30分钟，**腰痛消失**，活动自如。

（泾县医院茂林分院）

神经性皮炎

【取穴】 心、肺、神门、内分泌及致病灶相应部位穴位。

方法：每天一次，留针半小时，7天为一疗程。

病例：工人曾××，男，成年。患神经性皮炎多年，多方治疗无效。用上法一疗程即愈。

（泾县水东公社卫生院）

风 湿 热

【取穴】 肾上腺、交感、胸、耳轮1.2.3.、腰椎。

方法：隔日针一次，每次留针一小时。

（泾县蔡村公社大坑大队卫生所）

高 血 压

【取穴】 降压沟。

方法：用消毒的三棱针刺入穴位，胶布固定埋藏10天。

疗效：经治2例，均恢复正常。

典型病例：张××，男，65岁。患高血压，血压180/160毫米汞柱。用上法一疗程后复查，血压140/110毫米汞柱，症状明显好转。

（含山县铜闸公社前进大队医疗室）

术后肠胀气

【取穴】　耳针：小肠、大肠、胃、交感。

　　　　　体针：三阴交。

方法：手法用泻法。

疗效：经治数例，一般在30分钟至一小时自行排气。

（含山县医院外科）

慢性肾炎

【取穴】　肾、膀胱、肾上腺、神门、皮质下、尿道、内分泌。

病例：腊树大队郑××，女，27岁。患肾炎，先后住院一年多未愈。后回家长期服中药也无效。用上法，15天为一疗程，几个疗程后，腰痛、浮肿基本消失，饮食增加。7个疗程后基本痊愈。治疗前后化验结果如下：

7月10日：蛋白定性+++，白血球++，红血球+，上皮细胞+++。

11月9日：蛋白定性±，白血球0～2，红血球1～3，其他无。

（怀宁县腊树公社卫生所）

〔手针疗法〕

胆道蛔虫

【取穴】 主穴：双手**胃肠痛点**①，直刺半寸。

配穴：**鸠尾**，直刺二寸半。

方法：均采用大弧度捻转强刺激，留针15分钟。

疗效：经治愈胆道蛔虫 8 例，5 例一次痊愈，3 例两次痊愈。

注：①手针胃肠痛点：伸手仰掌，在劳宫穴后，约本人中指一横指，中指与无名指缝相对处找过敏点。

（郎溪县████卫生局）

〔挑治疗法〕

痔 疮
（适用于急性发作、慢性混合痔等）

方法：患者坐在凳子上，两手扶桌面，露出背部，从第一腰椎至尾椎两侧找痔点。痔点是稍突出皮肤的血疹样的小点，一般呈红色、暗红色或棕色，压之不褪色。先用碘酒或75％的酒精在痔点上消毒，再用普鲁卡因麻醉，后用大针或三棱针挑破皮肤，进入皮下，然后改用小三棱针挑出白色纤维数条。挑完后，用酒精消毒，贴胶布。

疗效：经治435例，效果显著。

典型病例：工人魏××，男，30岁。患外痔多年。用上法每次挑2～3个痔点，连挑3次痊愈。

注：1.挑痔有按痔点挑痔法、穴位挑痔法以及腰骶部位选点挑痔法等，据临床体会，以腰骶部位选点挑痔法效果较好。2.痔在炎症时，效果较好；慢性的也有效，但效果较差。3.要严密消毒，防止感染。4.挑痔后尽量不要吃有刺激性的食物。

（马鞍山市第十七冶金医院）

〔穴位按摩结扎疗法〕

小儿麻痹症

【取穴】 以患侧为准，取环跳、风市、阳陵泉、髀关、次髎、梁丘、绝骨、悬钟、秩边、落地①、纠内翻②等。

方法：每次取3～4穴，每隔10～14天手术一次，轮换取穴。术时先局麻，在所选穴位旁切开皮肤0.3～0.5厘米长，用小止血钳分离皮下组织，探找穴位敏感点进行按摩刺激，每按摩5分钟间歇1～3分钟，反复按摩2～3次。按摩后进行穿线结扎，外加消毒敷料包扎。

疗效：经治50余例，一般效果都很好。

典型病例：张×，男，13岁。7个月时，发烧后出现下肢麻痹瘫软无力，不能行走和站立。12年来屡次治疗无效。左侧臀部和小腿肌肉有明显的萎缩，下肢发凉，行走时成跛形。迈步时向前踢和内翻，脚跟着地，左足趾呈鹰爪状，踝关节运动中度障碍，脚趾也不能屈。经用上法第一次取穴环跳、风市、阳陵泉，12天观察：患侧温度明显增高，肌力增加，左脚外踢情况消失，5个足趾可以伸展，但不能背屈，足内翻明显改善，但行走时仍是足跟着力。第二次取穴髀关、次髎、梁丘、绝骨，12天后观察：患肢温度与健

新中国
地方中草药
文献研究
(1949—1979年)

1949

1979

肢等，臂及小腿肌力增加，5个足趾均能伸直，行走有力，步态近于健足；左腿可以单独直立，行走自如，并能参加体育活动。

注：①落地：腘窝横中点直下9.5寸（或小腿后面中下⅓交界处）。②纠内翻：承山穴平直外开1寸取之。

（中国人民解放军一〇五医院）

〔穿线疗法〕

眼 翳

方法：将丝线穿在缝衣针针孔上，消毒后，穿耳后静脉穴一针，打结。左眼穿右耳，右眼穿左耳，3日后去掉线结。

疗效：经治15例，效果显著。

（歙县黄村公社卫生所）

〔灯火疗法〕

腮 腺 炎

方法：用灯草或细棉花捻蘸香油点火，对准角孙穴（位于耳壳向前折曲、耳尖正上方入发际处）点触一下，一般即能退热、止痛、消肿。第一次若不退热，第二天可以再点触一次。

注意事项：1.点触前应将穴位处头发剪掉，用硬纸片剪一小圆孔（或用铜钱）复在穴位上，使穴位露在孔中，以保护周围皮肤。2.点触点应在患侧，如两侧都患，则两侧都点。

疗效：经治184例，均愈。平均疗程3天。另用对照组4例，以抗菌素治疗，平均疗程5天，且退热不显著。

（滁县腰铺公社医院）

〔放血疗法〕

发 痧

方法：用三棱针或大缝衣针刺两臂内侧肘静脉，共放血1毫升。放血前，针和皮肤都要清毒。

疗效：经治50例，效果显著。

典型病例：李××母，发热39℃，头痛、全身疼、呕吐、胃中难过。用上法治疗，放血一次，睡觉一醒来即愈。

（五河县头铺公社方台大队）

〔发疱疗法〕

哮 喘

【处方】 鲜毛茛全草适量。

用法：上药洗净捣如糊，在大椎穴上隔3层布外敷之（不使起大疱），以局部皮肤潮红为度。

疗效：经治数例，近期止喘，效果良好。

注：毛茛有毒，不可内服。

（郎溪县凌笪公社双庙大队卫生所）

1949
新 中 国
地 方 中 草 药
文 献 研 究
(1949—1979年)
1979

338 新医疗法

肝　炎

【处方】　**鲜毛茛**全草适量。

用法：上药捣成糊，敷双侧列缺穴上，候局部有发热感时除去，可见许多小水疱，挑破表皮，流出黄水分泌物，盖以消毒纱布；如分泌物过多，可勤换纱布。如无渗出液，见有出血点，可用四环素眼膏或金霉素药膏涂表面，盖以消毒纱布，1～2天揭开即愈。

疗效：经治数例，配合内服中草药，效果良好，尤其是对黄疸型肝炎退黄染，效果显著。

注：1.毛茛有毒，不可内服。2.结合外敷，可内服白毛藤（白英）5钱，天葵3钱，水煎服，每日一剂。

（郎溪县十字公社李村大队）

老年慢性气管炎

【处方】　**白芥子**一两，**延胡索**三钱，**甘遂**三钱，**川乌**一钱。

用法：将上药研成细末，选大椎、膻中、双肺俞诸穴，用生姜汁将上药调成糊状，摊在纱布上敷贴上述穴位上。贴三次为一疗程，每次间隔10天。贴药后局部灼痛，皮肤发紫或起水疱（一般在贴药后一到两天出现），即将敷料揭去。局部保持清洁，以防感染。

疗效：经治425例，显效51例，好转304例，有效率为83.6%。

（滁县地区　卫生局）

血丝虫病

【处方】 **鲜大蒜瓣**若干。

用法：在血丝虫病急性发作期间，将鲜大蒜瓣两枚去皮捣烂，敷于哑门穴处，发疱后即取下，再用消毒针头刺破水疱，放出黄水，用无菌敷料复盖。

（泾县北贡公社卫生院）

风湿性关节炎

【处方】 **鲜威灵仙**全草若干（老的植株只用头叶）。

用法：上药洗净切碎，捣成糊状，置牙膏盖内，覆盖在下列穴位上：如关节炎以下肢较重或局限于下肢，则敷双膝眼或鹤顶穴；以上肢较重或局限于上肢，则敷曲池穴。经半小时，有痠胀灼刺感觉即取下，第二天局部可起水疱，用消毒针头挑破水疱，流出黄水，以无菌敷料复盖。

疗效：经治50多例，效果显著。一般一次见效。

（泾县＿＿＿卫生局）

疟　疾

【处方】 **鲜毛茛**全草适量。

用法：上药捣烂，于发疟疾前 6 小时敷内关穴。

疗效：经治30例，疗效显著。

典型病例：程××，男，3岁。患间日疟，典型发作。用上法一次即愈，至今未复发。

（中国人民解放军安徽生产建设兵团十团）

1949
新 中 国
地方中草药
文 献 研 究
(1949—1979年)

1979

340 新医疗法

钩 虫 病

【处方】 鲜毛茛全草适量。

用法：上药捣烂敷腕后内关穴处。

病例：于××，男，46岁。经医院镜检，确诊是钩虫病。用上法两次，大便化验阴性，症状改善。

注：本药有刺激作用，用后6小时取下，局部可起水疱，将疱内水放出，涂布龙胆紫药水，盖以纱布，以防感染。

(和县绰庙公社中山大队医疗室)

口 腔 炎

【处方】 鲜毛茛全草。

用法：上药捣烂敷印堂穴。

疗效：经治109例，疗效显著。

典型病例：老洲公社王×·×，男，8岁。先是舌头及口唇内侧有少数点状溃烂面，附着白膜渗出物，扩散至牙周溃烂，味臭，不能吃食，淋口水，诊断为口腔炎。用上法4小时后，敷处起疱，停止敷药，放出疱中黄水，加敷消毒纱布，两天即愈。

(枞阳县老洲区卫生院、和县绰庙公社中山大队医疗室)

〔电兴奋疗法〕

偏瘫（半身不遂）

【取穴】　上肢：臂神经干（**缺盆**穴内开半厘米锁骨下动脉外侧平刺），**曲池透少海，外关透内关，合谷透后溪，治瘫**1.2.3.**穴。**

下肢：**秩边直刺透胞肓，白环俞透环跳，伏兔，风市**上二寸，**伏兔**上三寸、外开一寸，**少海**上二、四、五寸，**足三里，下巨虚，阳陵泉透阴陵泉，绝骨透三阴交，解溪，解溪**上一寸处。

面部：**阳白透鱼腰，**太阳，**地仓透颊车，廉泉，哑门。**

方法：臂神经干与秩边穴用点刺法，其他穴位用捻转提插手法。强刺激，不留针。

疗效：经治9例，其中6例偏瘫，3例是神经性瘫痪。除1例因其他原因中止治疗外，余8例均有较满意的效果。

典型病例：退休工人胡××，男，73岁。1970年1月23日开始头晕，31日早晨突然右上下肢麻木感而瘫痪，同时口偏斜，语言不清，血压198/110毫米汞柱，诊断为：1.脑溢血进行期；2.高血压。用上法至第九次时，患者能单独行走，能端碗吃饭，大小便能自理，上下肢活动自如，续治3次痊愈出院。当年3月18日前病复发，血压210/108毫米汞柱，右上下肢瘫痪，且伴有面瘫。复用上法治疗13次，患侧即可活动自如，但稍缓于健侧。

注：治瘫1.2.3.穴，见321页注。

（合肥市人民医院）

阳 痿

【取穴】 **关元**下半厘米处，左**足三里**。

方法：先针左足三里，将（＋）接针柄；后针关元下半厘米处，以针点刺手法，至尿道口周围有针感。打开电针机开关通电，调节电流输出量，然后将阴极端铁夹与关元下半厘米处穴针相碰，即有电流通过。此时患者尿道口周围有触电感。一般调节电流强度，至有麻木感为好，频率7次/分，共3分钟。一般每隔日电针一次，7次为一疗程。

病例：工人周××，男，29岁。阴茎不能勃起已3年，屡治不效，别无他病，诊断为阳痿。用上法，当时觉尿道口周围有电刺样感，至第二天电刺样感仍然存在，至第五天来复诊时，自诉已治愈。为巩固疗效，又给电针一次。

（合肥市人民医院）

精 神 病
（正弦波电针疗法）

【取穴】 上肢：取两侧**神门**穴（心经）。

下肢：取两侧**趾间透涌泉**（肾经）。

头部：取主治风痫的**四神聪**之一透**百会**。

趾间：在足背第三、四蹠骨间，趾缝向上一寸处（是较敏感的部位）。

方法：患者一律取仰卧位，对极不合作者可由旁人控制肢体。皮肤消毒后，用22～26号毫针取上述诸穴，然后用一个输出电极接连每针针体。另一电极用橡皮带固定于前额部，电极与皮肤间垫以潮绒布。稳妥后，接通开关通电，调节电位器，使输出电流由小逐渐增大，约在5分钟内达到要求的强度（60～80毫安）。当时患者两手抓如爪状，两眼睑闭合并见颤动，前额部电极周围呈放射状汗，心率增速，呼吸有鼾声。维持10分钟后，逐渐减小电量，患者转为安静，有时转为浅睡或者沉睡。根据其病情，于开始通电后20～60分钟，关闭电源，结束治疗。暂定为10～15次为一疗程，特殊者延长到20次。疗程开始时，每日一次，以后可酌情延长间歇期。

病例：王××，男，23岁。因乱说吵闹，不受劝阻，夜不眠，言语增多，诊断为精神分裂症。治疗前每晚需服冬眠灵150毫克，再加肌注200毫克，仍未能控制症状。用上法两次后，睡眠转佳，白天安静。第四次电针过程中即呼呼入睡，起针后，话即减少，不再乱跑，能听劝告。当晚停用冬眠灵，晚间仍熟睡11小时。次日症状基本消失，7次后治愈。

注：1.我院采用的是正弦波低频交流电针机。2.额部电极直径2厘米，所垫绒布不拘形状，但应大于电极，绒布须用清水浸潮后应用，切忌电极与皮肤直接接触，以防烧伤。3.有严重躯体疾患或体质过差者，以及经期、妊娠期，不宜用上法。4.输出电流增加不可过速，以防反应过剧。由于皮肤电阻随着通电时间而降低，进入人体的电流会逐渐增大，故在治疗中应根据电流表读数经常调节，电流表务必准确。5.输出电流达到要求强度后，如患者难以忍受，只需稍降几毫安，就能适应。6.治疗过程中，只要患者心率齐，并仍低于140/分，可继续进行。7.毫针通电后，进入人体的针体部分会出现明显的损耗，其损耗与电流强度及通电时间成正比，因此在治疗前要检查针尖及针体，如有严重损耗时，应另换新针。8.由于电流作用下肌肉的持续收缩作用，或因患者躁动过剧，针体会折成不同的角度，起针时应顺

1949
新中国
地方中草药
文献研究
(1949—1979年)

1979

344 新医疗法

着折角方向缓缓拔出。9．头皮血管丰富，因此头部起针后，应常规加以压迫数分钟。10．针毕如有头昏等反应，可卧床休息，如患者嗜睡，则应保证睡眠。

（合肥市精神病医院）

子宫脱垂
（半导体综合治疗机）

【取穴】　维胞透子宫，曲骨，双三阴交。

方法：选用锯齿波，频率40次/分。

病例：王××，女，28岁。产后子宫脱垂。用上法治疗两次，子宫即不再脱出，有上收感；共治7次后，经妇产科检查，完全内收痊愈。

（合肥市人民医院）

面神经麻痹
（半导体综合治疗机）

【取穴】　地仓透频车，阳白透鱼腰，翳风，下关，合谷。

方法：选用疏密波、锯齿波，交替使用。电针输出频率90～100次/分。每次选3～4个穴，交替使用。

病例：黄××，男，28岁。左眼闭不紧，口角歪斜，饮时漏水已7天，诊断为面神经麻痹。用上法治疗一次，喝水不漏；5次，眼睛能闭合，口角歪斜有明显好转；8次，基本恢复正常；10次后，改为隔日一次巩固治疗；18次痊愈。

（合肥市人民医院）

脑膜炎后遗症
（半导体综合治疗机）

【取穴】 白环俞、环跳内上二分、足三里、落地、治瘫4[①]、6[②]穴。

方法：采取疏密波、锯齿波交替各5分钟，输出频率100～120次/分。每次选3～4穴。

病例：向阳公社吴××，男，7岁。患脑膜炎后，两下肢抬腿困难、走路不稳，带拖，有人扶着可慢步行走，肌肉无明显的萎缩，诊断为脑膜炎后遗症。用上法3次后，患儿扶着栏杆能抬步上楼；10次，能双脚连续蹦跳10余下，自己能爬树，单独上楼，走路不跌跤，基本治愈。

注：①治瘫4穴：膝上3寸取穴。②治瘫6穴：阑尾穴下1～1.5寸取穴。

（合肥市人民医院）

扭　伤
（半导体综合治疗机）

【取穴】 昆仑透太溪，丘墟，太冲，阿是。

方法：用锯齿波与疏密波交替使用。

病例：朱××，男，55岁。右踝关节扭伤8天。用上法治疗一次，红肿疼痛明显减轻；2次，炎症大部分消失；3次痊愈。

（合肥市人民医院）

小儿麻痹症

（半导体综合治疗机）

【取穴】 环跳上二分，阳陵透阴陵，白环俞，纠外翻①，解溪，腓肠②。

方法：每日交替使用3～4穴，强刺激。

病例：唐××，右下肢麻痹6～7月，诊断为小儿麻痹症。用上法治疗3次，患肢肌肉明显有力，右腿稍能上下拉动； 9次，扶着椅子能来回走动，不跌跤；24次，自己不扶东西能站立3～4分钟不倒。每次治疗后都能安静入睡，食欲和精神都有好转。

注：①纠外翻：三阴交下半寸。②腓肠：委中穴直下3.5分，向外旁开1.5寸。

（合肥市人民医院）

〔 卤碱疗法 〕

痢疾、急性肾炎、消化不良

用法：每日3次，每次服卤碱粉2克，小儿酌减，连服3～7天为一疗程。

疗效：经治痢疾400余例，有效率达90％以上；急性肾炎10例，单纯性消化不良20余例，均治愈。

典型病例：张××，女， 6岁。全身中度水肿、血尿3天，尿检：蛋白+，红细胞++。诊断为急性肾炎。用上方治疗3天后，症状及尿检有好转；一周后尿检阴性，症状消失。

（马钢医院）

血丝虫性象皮腿

【取穴】　一组甲：**伏兔、阴市、梁丘、足三里、上巨虚。**
　　　　　一组乙：**三阴交、阴陵泉、血海、箕门。**
　　　　　二组甲：**风市、阳关、阳陵泉、光明。**
　　　　　二组乙：**中都、蠡沟。**
　　　　　三组甲：**合阳、承山、承筋、昆仑。**
　　　　　三组乙：**复溜、太溪、筑宾。**

　　方法：将卤碱加清水煮沸两小时，静置后吸去上清液，将沉淀物烘干，取中层较白的卤碱制品调节 pH5～7，制成2％或5％～10％的注射液。对上述穴位进行封闭注射，每日一次。每疗程选一组，每次在该组中甲乙各取一个穴位，轮流注射，第二天不重复同一穴位。一般用7号针头，如患肢明显肿胀可用腰穿刺针代替。针刺进穴位，有针感后再进行缓慢注射，每穴位注入药液1毫升。10天为一疗程，中间隔5～10天，进行第二疗程。

　　疗效：经治象皮腿11例，治愈2例，显著进步4例，有效2例，无效3例。4个月后追访9例，其疗效上升者1例，保持者6例，下降者2例。

　　　（安徽省卫生防疫所、怀远县防疫保健站河溜"四病"防治组）

〔皮　针〕

腰腿痛

【取穴】　以压痛点为主，适当选择附近穴位。
　　方法：用28号1～3寸毫针。进针时，先呈30°角快速点刺，将针迅速通过皮内到达皮下，然后沿皮下进针；进针后不作任何手法，无需有针感，留针10～15分钟，针后病人配合活动。

病例：张××，男，50岁。从高处跌下（骨组织无损伤），腰髋处剧烈疼痛，卧床不起，不能自行翻身。用上法针后即能站立活动，3次后痊愈。

（安徽省人民医院中西医结合病房）

〔 头针疗法 〕

视神经乳头炎

【取穴】　根据该疾病在大脑皮质上的功能位置区，在头皮的相应部位取穴。

方法：在相应的部位，分开头发，以碘酒及酒精严密消毒，用毫针快速刺入，直到骨膜，然后从骨膜上帽状筋膜下，弧形平刺入3～5厘米，由上而下或由下而上均可，但针尖切勿戳穿前端的皮肤；以快速捻转，直至病人有麻胀感，留针20分钟，在留针期间随时给予捻转；然后取出毫针，用酒精棉球压迫片刻，以防出血。

病例：主××，男，42岁。患视神经乳头炎已两月余，两眼视力为"0"，仅有光感。当时取枕叶在头皮上的相应区，枕骨粗隆上约1厘米处，两侧上下左右各刺一针，约几分钟后即可见到眼前手指；连针10次后，能见10米远的东西，最后视力恢复为0.8。

（安徽省人民医院神经外科）

附：部分药物形态图

〔植物部分〕

			柘树	珍珠菜	秋葵
一见喜	八角莲	土三七	臭大青	徐长卿	蚊母草
大血藤	小连翘	山豆花	狼毒	臭梧桐	破铜钱
水龙骨	木半夏	木芙蓉	绵毛马兜铃		黄毛耳草
云实	火炭母	乌蔹莓	野百合	野老鹳草	黄独
天葵	水蜈蚣	叶下珠	梓树	菝葜	萝藦
过山龙	节节草	半边莲	紫金牛	筋骨草	楤木
石竹	冬青	半枝莲	锦鸡儿	滴水珠	豨莶草
石胡荽	白蔹	地锦草	瞿麦		
百蕊草	陆英	杠板归			

〔动物部分〕

杜衡	苦木	抱石莲	地鳖虫	独角蜣螂	蛞蝓
狗舌草	苦蘵	茅膏菜	斑蝥		
萌风轮	独叶金枪	荔枝草			

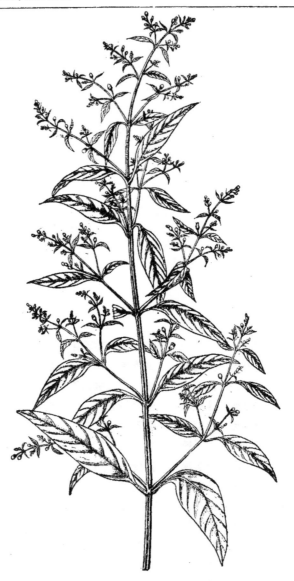

1. 一见喜 （穿心莲、榄核莲）
Andrographis paniculata Nees （爵床科）

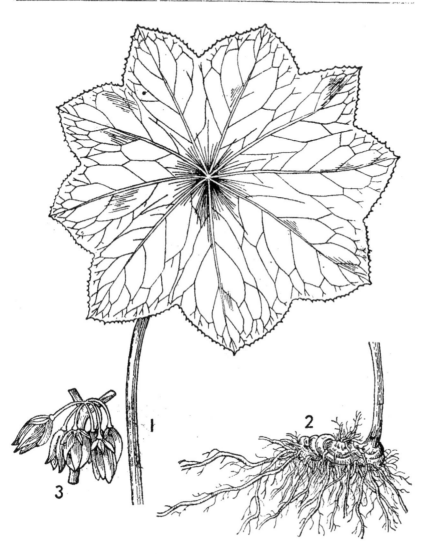

2. 八角莲 （八角金盘，植物名：山荷叶）
Dysosma chengii (Chien) Keng f. （小蘖科）

1.植物上部；2.根；3.茎及叶柄的一部分，示花的着生部位。

1949

新 中 国
地 方 中 草 药
文 献 研 究
(1949—1979年)

1979

352 部分药物形态图

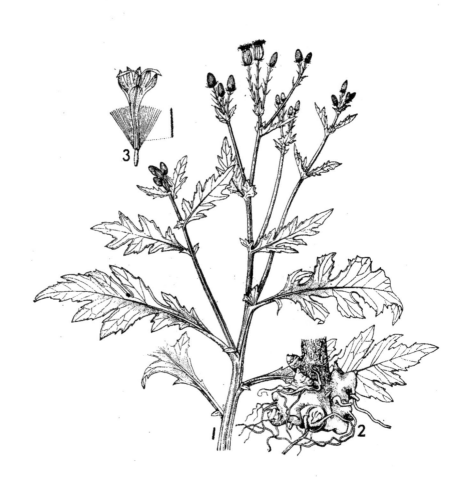

3. 土 三 七 （菊叶三七）

Gynura japonica (Thunb.) Juel. （菊科）

1.花枝；2.根；3.花冠展开，示雄蕊和雌蕊。

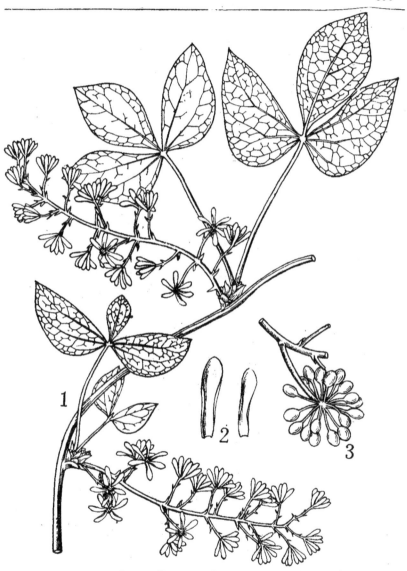

4. 大血藤（活血藤、大活血、红藤）
Sargentodoxa cuneata Rehd. et Wils. （大血藤科）
1,花枝；2.萼片；3,果序。

1949

新 中 国
地方中草药
文 献 研 究
(1949—1979年)

1979

354 部分药物形态图

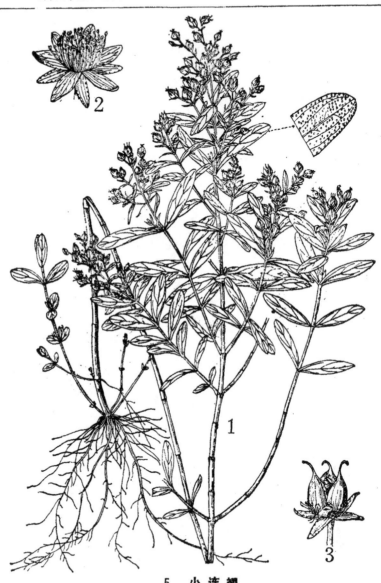

5. 小连翘

Hypericum erectum Thunb. （金丝桃科）

1.植物全形; 2.花; 3.果实。

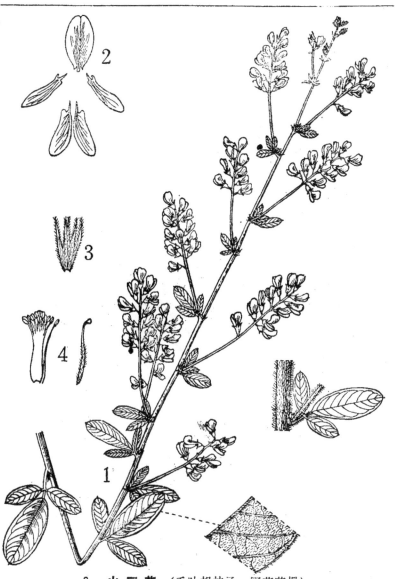

6. 山豆花（毛叶胡枝子、野茅茶根）
Lespedeza tomentosa (Thunb.) Sieb.（豆科）
1.花枝；2.花冠平展；3.花萼平展；4.雄蕊及雌蕊。

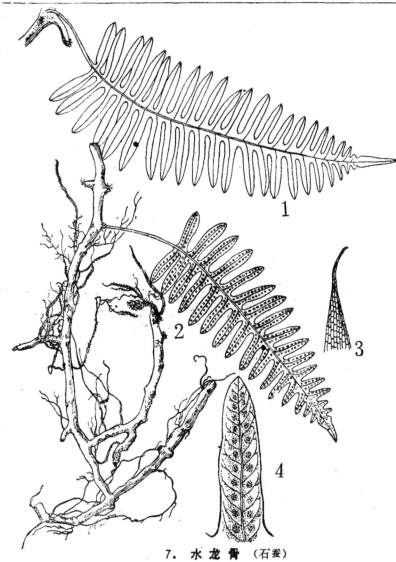

7. 水龙骨（石蚕）

Polypodium niponicum Mett. （水龙骨科）

1.叶的正面；2.叶的背面及根茎；3.根茎上的鳞片；
4.羽叶背面，示囊群叶脉及绒毛。

1949
新 中 国
地 方 中 草 药
文 献 研 究
(1949—1979年)
1979

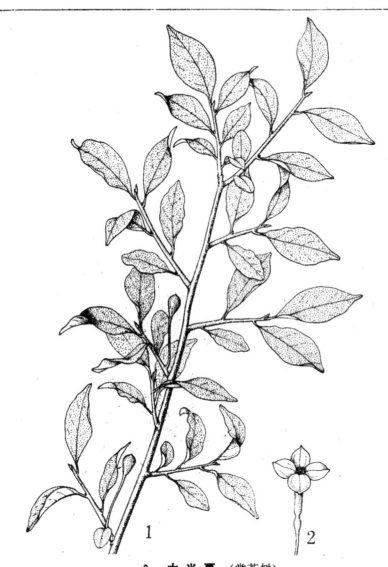

8. 木半夏 （棠苔树）

Elaeagnus multiflora Thunb. （胡颓子科）

1.果枝；2.花。

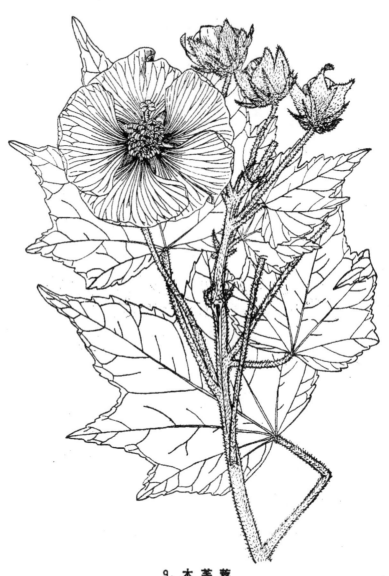

9. 木 芙 蓉

Hibiscus mutabilis Linn. （锦葵科）

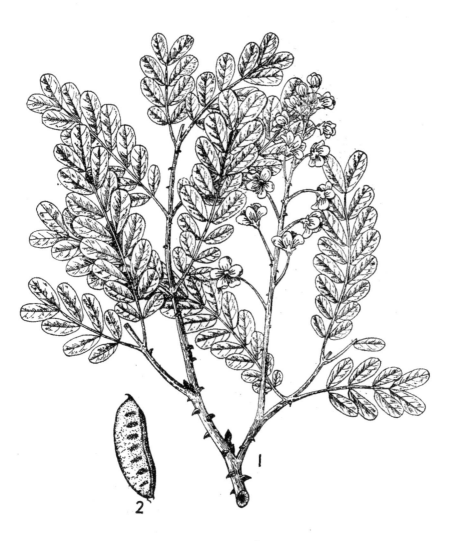

10. 云　实

Caesalpinia sepiaria Roxb. （豆科）

1.花枝；2.荚果。

1949
新 中 国
地 方 中 草 药
文 献 研 究
(1949—1979年)
1979

360 部分药物形态图

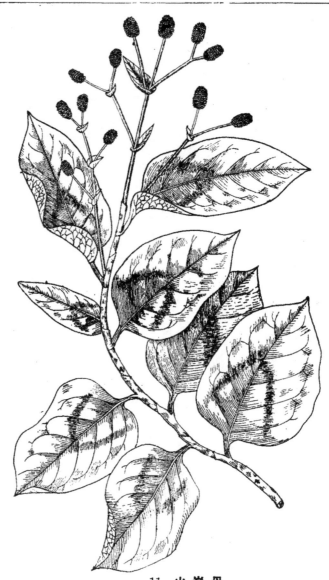

11. 火 炭 母
Polygonum chinense Linn. （蓼科）

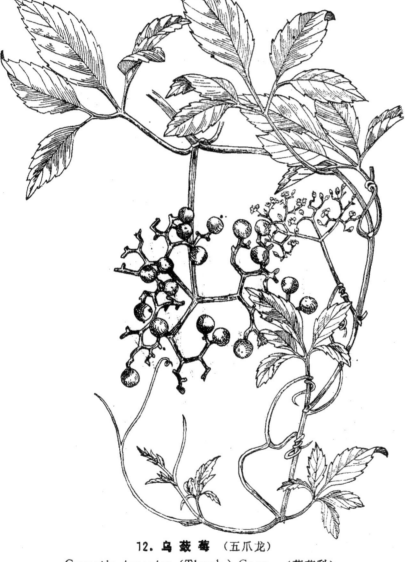

12. 乌蔹莓 （五爪龙）

Cayratia japonica (Thunb.) Gagn. （葡萄科）

1949
新 中 国
地 方 中 草 药
文 献 研 究
(1949—1979年)
1979

362 部分药物形态图

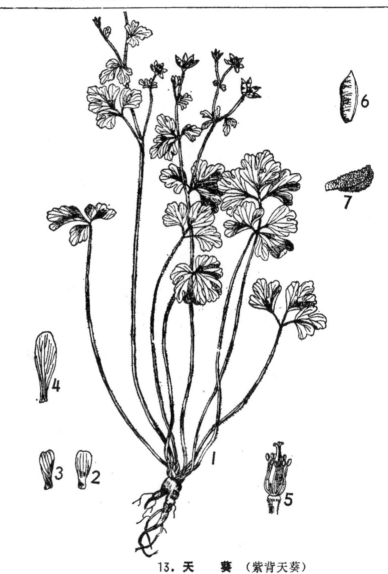

13. 天 葵 （紫背天葵）

Semiaquilegia adoxoides (DC.) Makino （毛茛科）

1.植物全形；2.花瓣的正、侧面；4.萼片；5.雌蕊和雄蕊；6.荚果；7.种子。

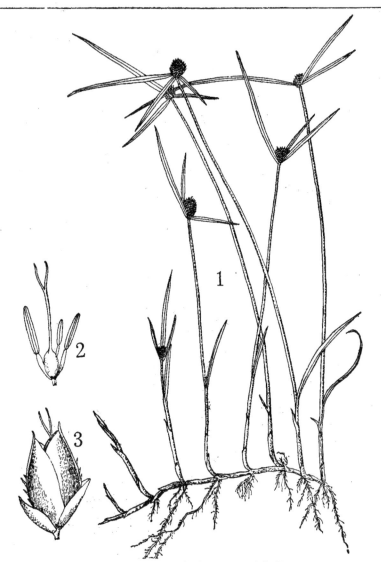

14. 水蜈蚣（牙痛草）

Kyllinga brevifolia Rottb. （莎草科）

1.植物全形；2.花（去鳞片）；3.花序中的一小穗。

364 部分药物形态图

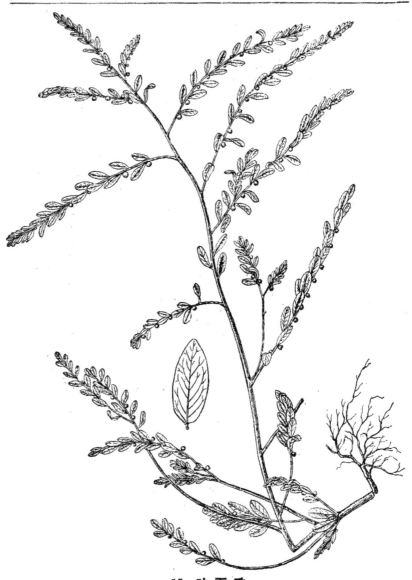

15. 叶下珠

Phyllanthus urinaria Linn. （大戟科）

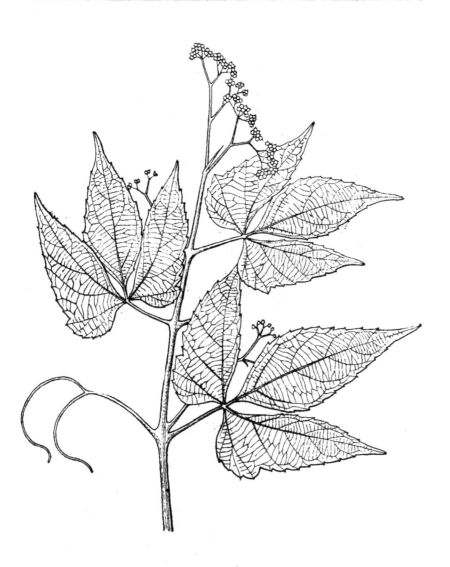

16. 过山龙 （植物名：草葡萄）

Ampelopsis aconitifolia Bunge. （葡萄科）

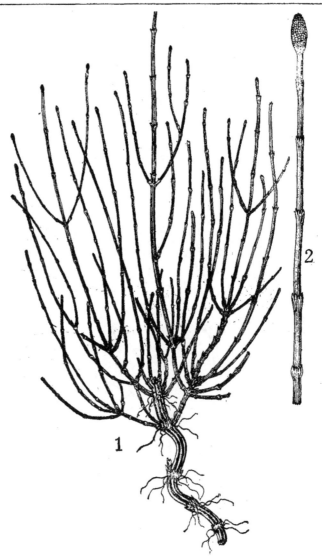

17. 节 节 草 （接骨草）
Equisetum ramosissimum Desf. （木贼科）
1.植物全形；2.茎放大。

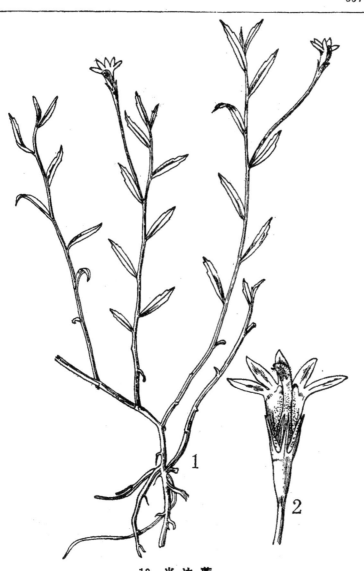

18. 半 边 莲

Lobelia chinensis Lour. （桔梗科）

1．植物全形；2．花。

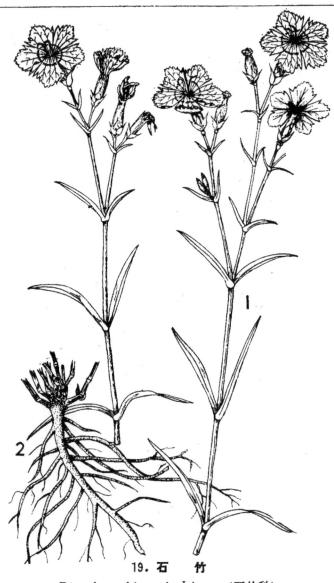

19. 石 竹

Dianthus chinensis Linn. （石竹科）

1.植物上部；2.根。

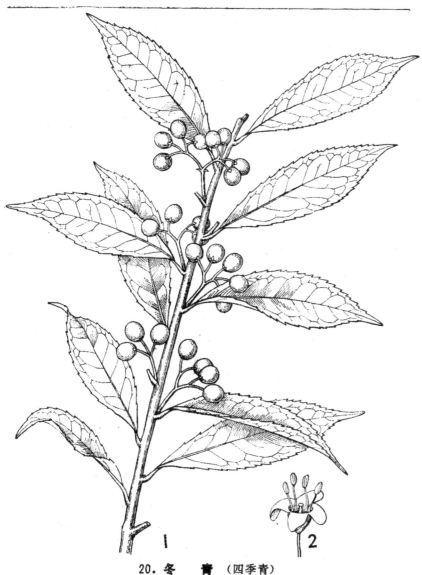

20. 冬　青（四季青）

Ilex chinensis Sim.　（冬青科）

1.果枝；2.花。

1949

新　中　国
地方中草药
文　献　研　究
(1949—1979年)

1979

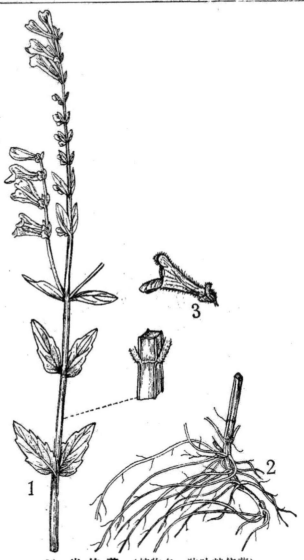

21.**半枝莲**（植物名：狭叶韩信草）
Scutellaria rivularis Wall.（唇形科）
1.植物上部；2.根；3.花。

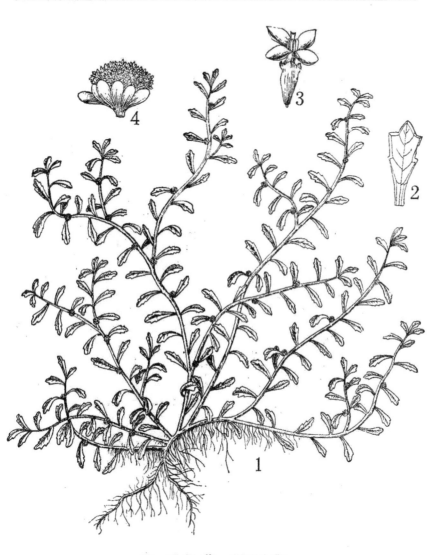

22. 石 胡 荽 （鹅不食草）

Centipeda minima (Linn.) A. Braun. et Aschers. （菊科）

1.植物全形；2.叶；3.花；4.花序。

1949

新 中 国
地方中草药
文 献 研 究
(1949—1979年)

1979

372 部分药物形态图

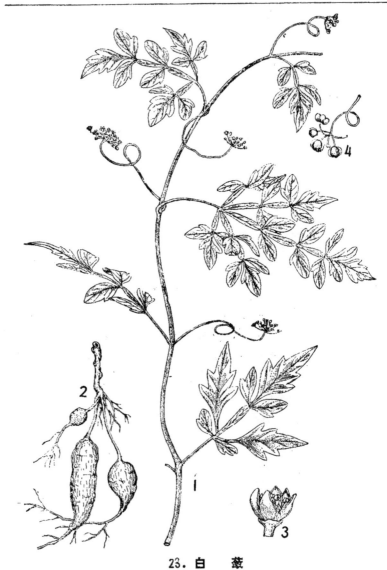

23. 白 蔹

Ampelopsis japonica (Thunb.) Makino （葡萄科）

1.花枝；2.根；3.花；4.果实。

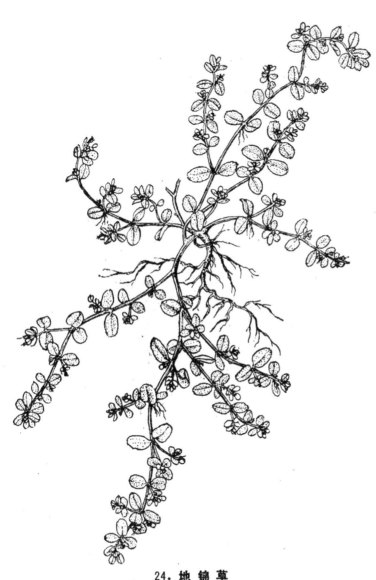

24. 地 锦 草

Euphorbia humifusa Willd. （大戟科）

1949
新 中 国
地 方 中 草 药
文 献 研 究
(1949—1979年)
1979

374 部分药物形态图

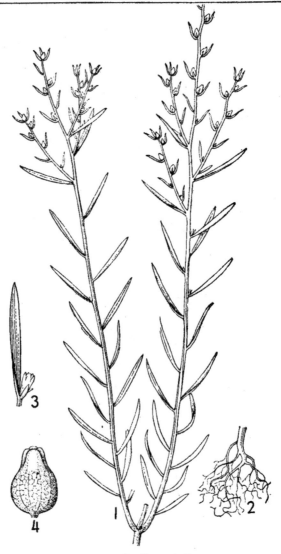

25. **百 蕊 草** （小草）

Thesium chinense Turcz. （檀香科）

1.植物上部；2.根；3.腋生的花；4.果实。

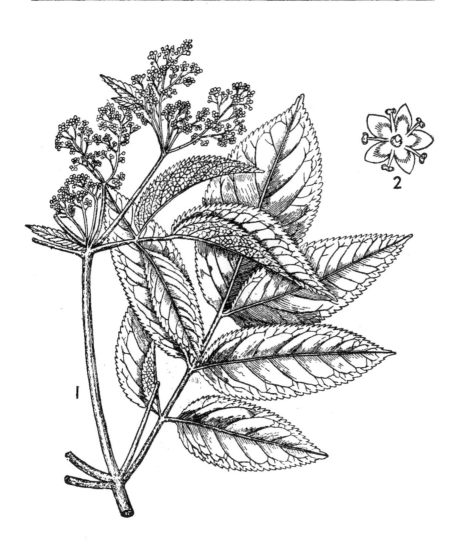

26. 陆 英 （八棱麻）

Sambucus javanica Reinw. （忍冬科）

1.花枝； 2.花。

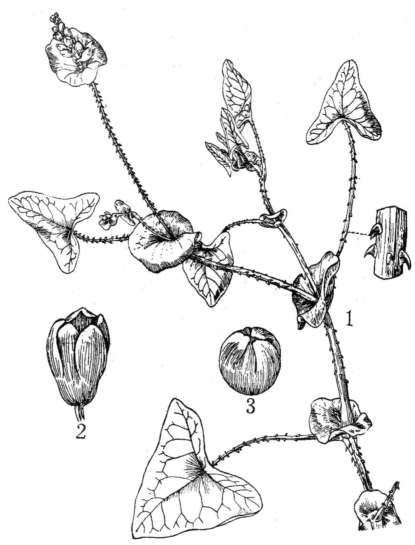

27. 杠 板 归

Polygonum perfoliatum Linn. (蓼科)

1.植物上部；2.花；3.果实。

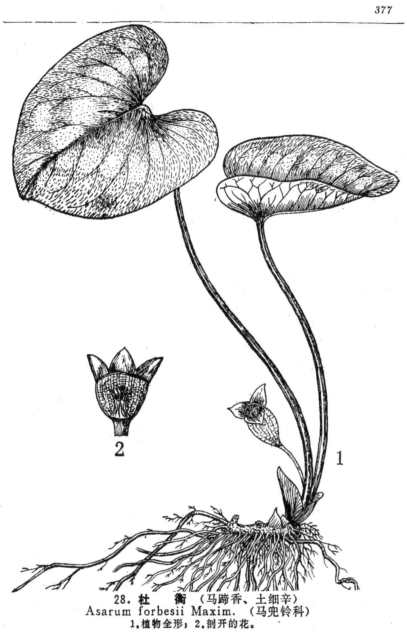

28. 杜　衡 （马蹄香、土细辛）
Asarum forbesii Maxim. （马兜铃科）
1.植物全形； 2.剖开的花。

1949

新 中 国
地 方 中 草 药
文 献 研 究

(1949—1979年)

1979

378 部分药物形态图

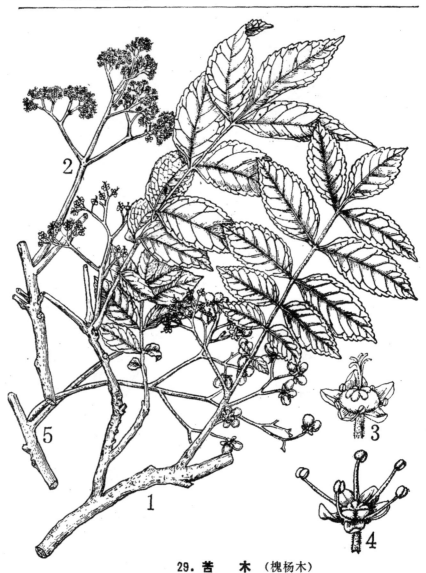

29. 苦 木（槐杨木）

Picrasma guassioides (D.Don) Benn.（苦木科）

1.雌花枝；2.雄花枝；3.雌花；4.雄花；5.果枝。

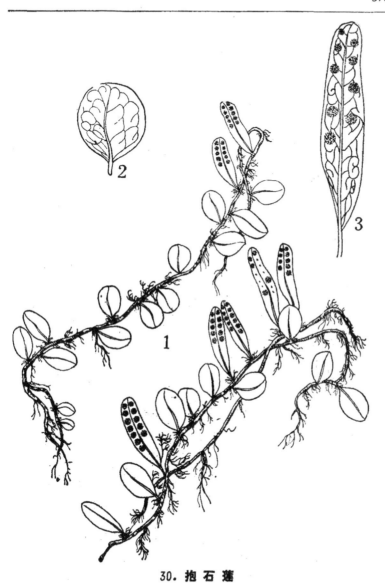

30. 抱 石 莲

Lepidogrammitis drymoglossoides (Bak.) Ching(水龙骨科)

1.植物全形；2.营养叶；3.孢子叶。

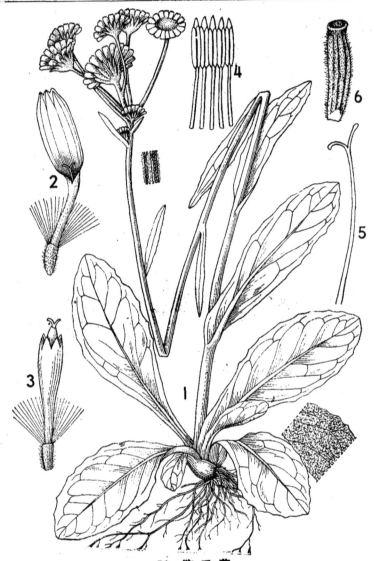

31. 狗 舌 草
Senecio integrifolius (Linn.) Claivrill var. Fauriei
(Level. et Vant.) Kitam. （菊科）
1.植物全形；2.舌状花；3.管状花；4.花药展开；5.花柱和分枝；6.瘦果。

1949
新 中 国
地 方 中 草 药
文 献 研 究
(1949—1979年)
1979

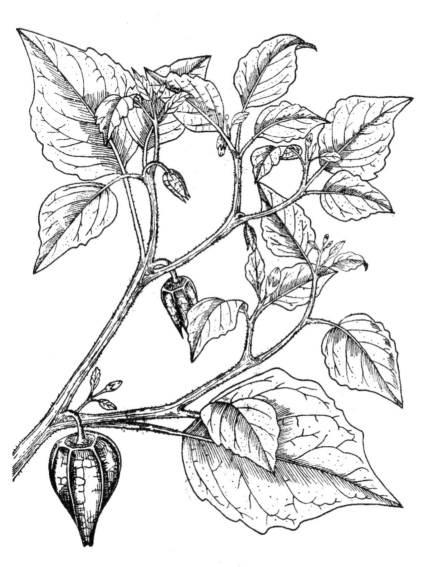

32. 苦 蘵 （灯笼草）

Physalis pubescens Linn. （茄科）

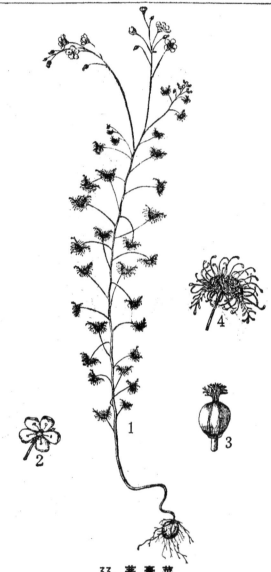

33. 茅膏菜
Drosera peltata Sm. var. lunata (Buch.—Ham.)
C.B.Clarke （茅膏菜科）
1.植物全形；2.花；3.雌蕊；4.叶。

1949

新 中 国
地 方 中 草 药
文 献 研 究
(1949—1979年)

1979

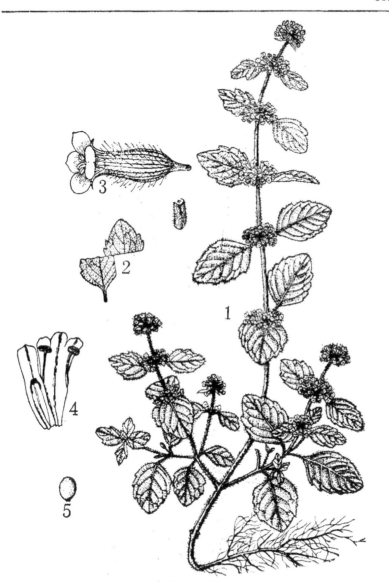

34. 荫风轮 (断血流)
Calamintha chinensis Benth. var. umbrosa(Benth.) Sun(唇形科)

1.植物全形；2.示叶两面纤毛；3.花；4.花冠剖开示雄蕊；5.种子。

1949

新 中 国
地方中草药
文 献 研 究
(1949—1979年)

1979

384 部分药物形态图

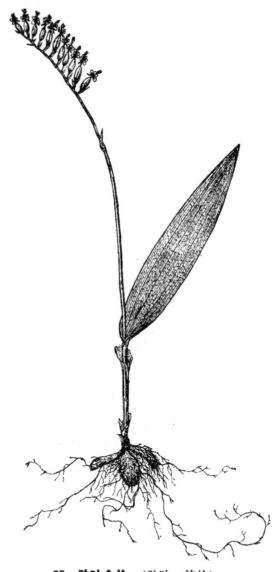

35. 独叶金枪 （独叶一枝枪）
Amitostigma chinense (Rolfe) Schltr. （兰科）

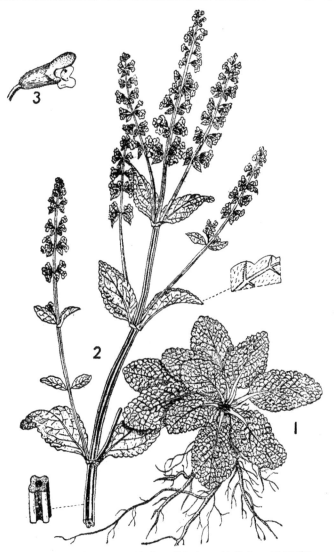

36. 荔枝草 （癞蛤蟆草、蛤蟆棵，植物名：雪见草）
Salvia plebeia R.Br. （唇形科）

1.幼苗及根；2.植物上部；3.花。

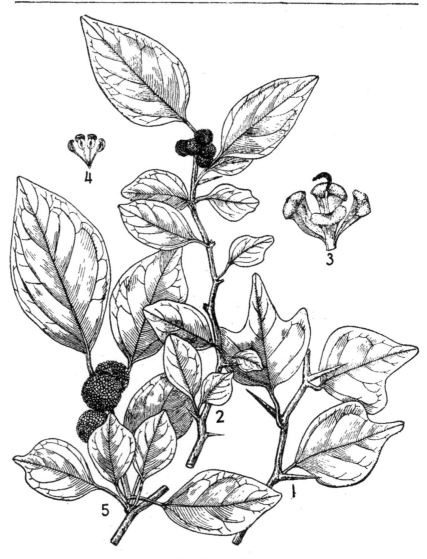

37. 柘　树

Cudrania tricuspidata (Carr.) Bur. （桑科）

1.叶枝；2.雌花枝；3.雌花；4.雄蕊；5.果枝。

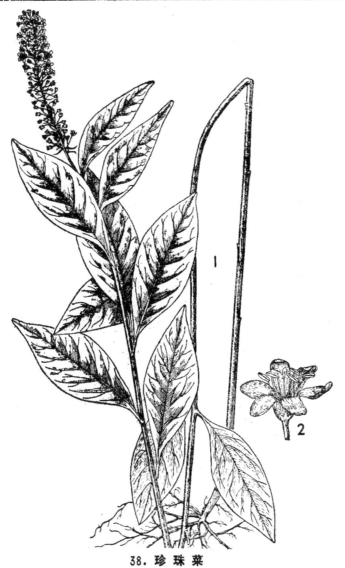

38. 珍 珠 菜

Lysimachia clethroides Duby （报春花科）

1.植物全形；2.花。

1949

新 中 国
地方中草药
文 献 研 究
(1949—1979年)

1979

388 部分药物形态图

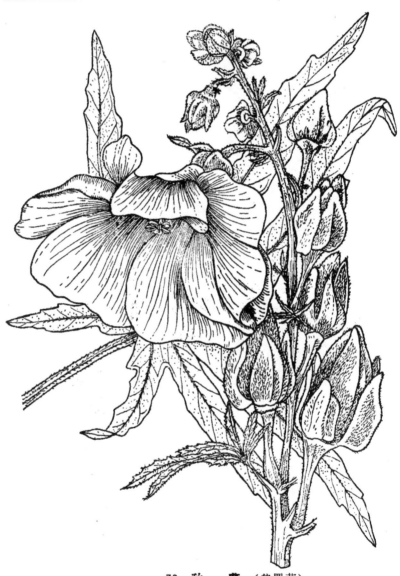

39. 秋　葵（黄蜀葵）
Abelmoschus manihot (Linn.) Medic.　（锦葵科）

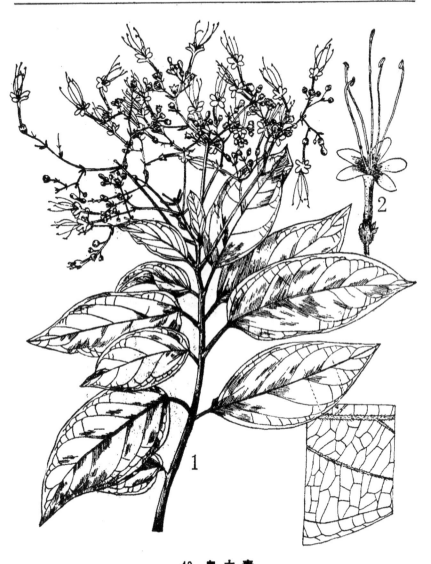

40. 臭大青

Clerodendron cyrtophyllum Turcz. （马鞭草科）

1.花枝；2.花。

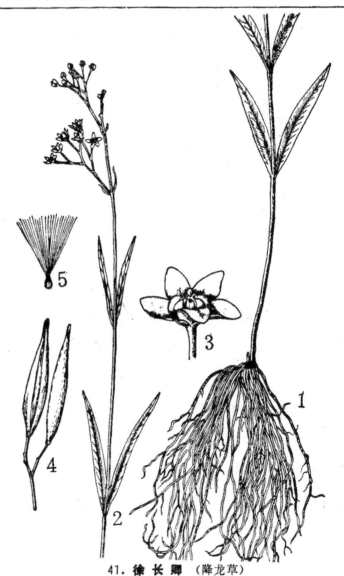

41. 徐长卿（降龙草）

Pycnostelma paniculatum (Bunge) Schum. （萝藦科）

1.根株；2.花枝；3.花；4.果实；5.种子。

1949

新　中　国
地方中草药
文　献　研　究
(1949—1979年)

1979

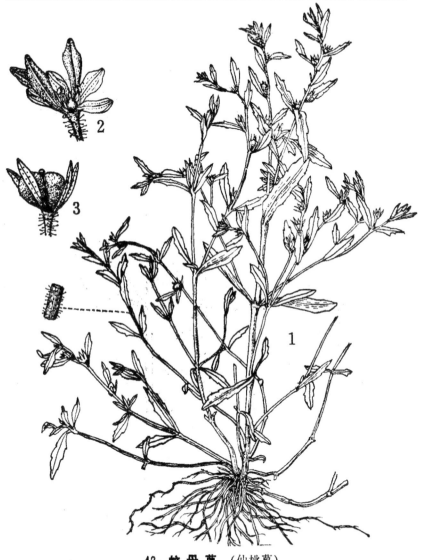

42. 蚊母草 （仙桃草）

Veronica peregrina Linn. （玄参科）

1.植物全形；2.花；3.蒴果。

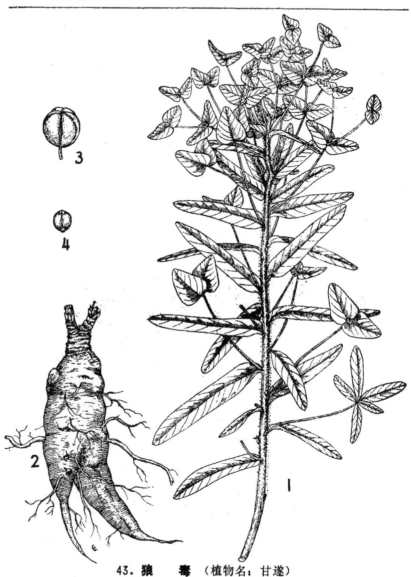

43. 狼　毒 （植物名：甘遂）

Euphorbia sieboldiana Morr. et Decne. （大戟科）

1.植物上部；2.块根；3.蒴果；4.种子。

1949
新　中　国
地方中草药
文　献　研　究
(1949—1979年)
1979

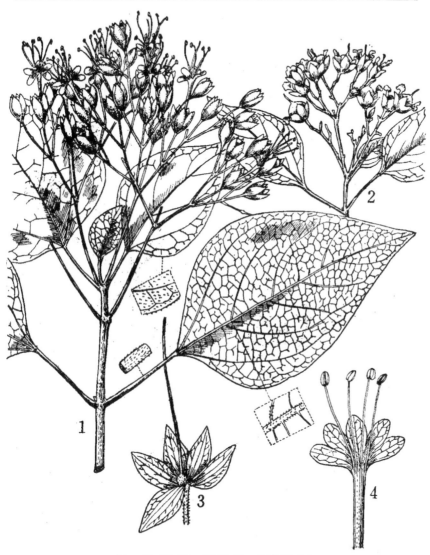

44. 臭梧桐 （植物名：海州常山）

Clerodendron trichotomum Thunb. （马鞭草科）

1.花枝；2.果枝；3.去花冠的花，示萼及雌蕊；4.剖开的花冠，示雄蕊。

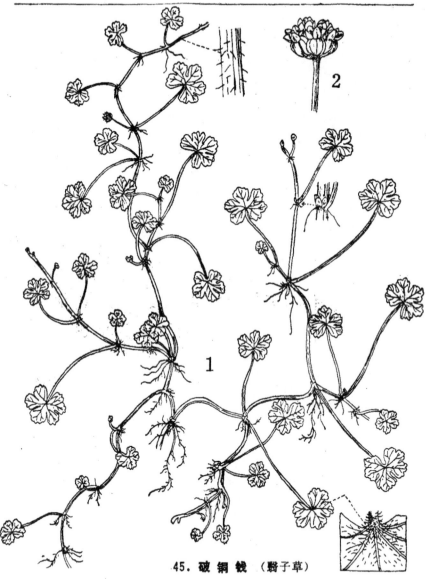

45. 破铜钱 （鹅子草）

Hydrocotyle sibthorpioides Lamark （伞形科）

1.植物全形；2.花序。

395

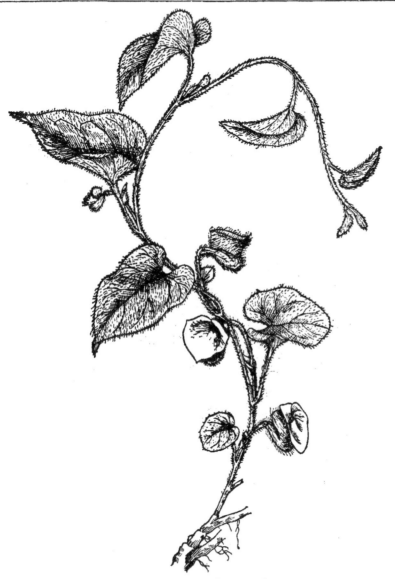

46. 绵毛马兜铃 （寻骨风）

Aristolochia mollissima Hance （马兜铃科）

1949

新 中 国
地方中草药
文 献 研 究

(1949—1979年)

1979

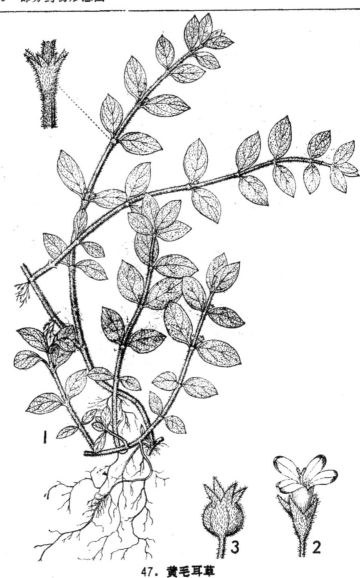

47. 黄毛耳草

Oldenlandia chrysotricha (Palibin) Chun （茜草科）

1.植物全形；2.花；3.果实。

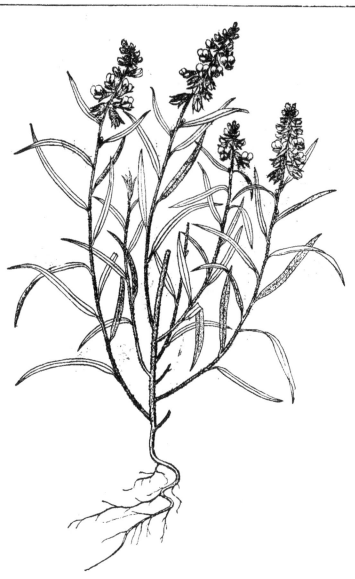

48. 野 百 合 （吼子草）
Crotalaria sessiliflora Linn. （豆科）

1949
新　中　国
地方中草药
文　献　研　究
(1949—1979年)
1979

398 部分药物形态图

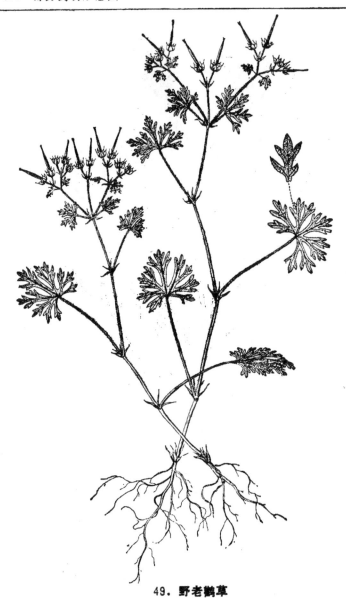

49. 野老鹳草

Geranium carolinianum Linn. （牻牛儿苗科）

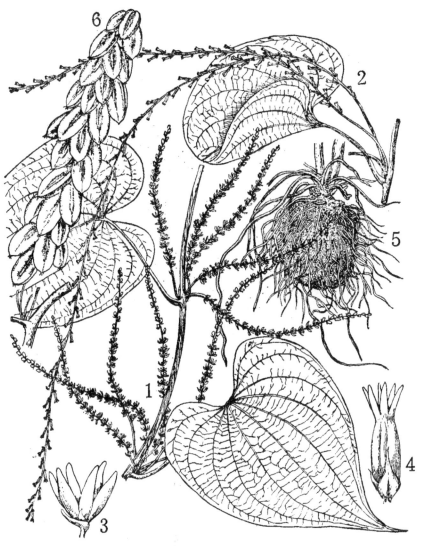

50. 黄　独 （黄药子）

Dioscorea bulbifera Linn. （薯蓣科）

1.雄花枝；2.雌花枝；3.雄花；4.雌花；5.块根(黄药子)；6.果枝。

1949
新 中 国
地 方 中 草 药
文 献 研 究
(1949—1979年)
1979

400 部分药物形态图

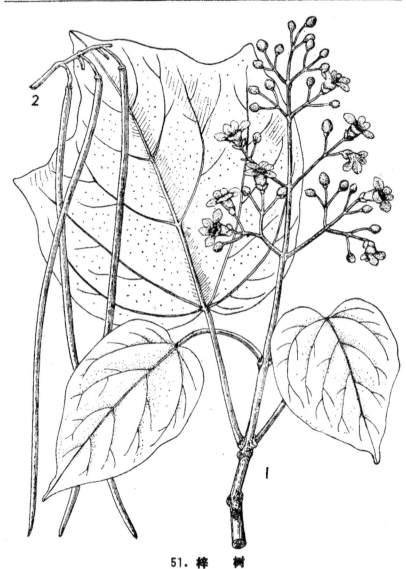

51. 梓 树

Catalpa ovata Don. （紫葳科）

1.花枝；2.果枝。

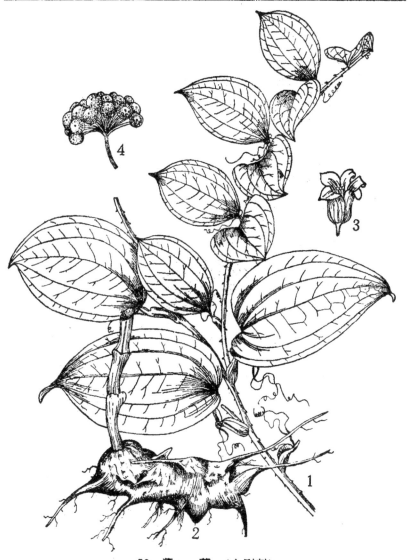

52. 菝 葜 （金刚刺）

Smilax china Linn. （百合科）

1.植物上部；2.块根；3.花；4.果实。

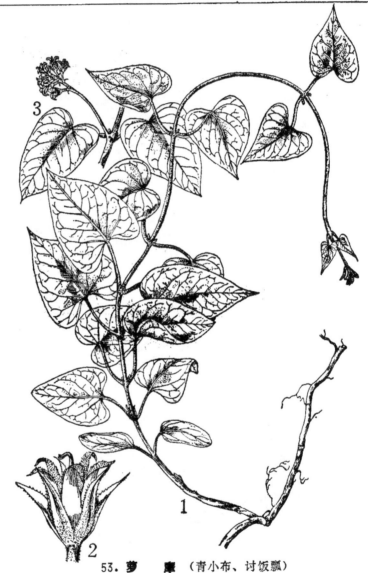

53. 萝 藦 （青小布、讨饭瓢）

Metaplexis japonica (Thunb.) Makino （萝藦科）

1.植物全形；2.花；3.花枝。

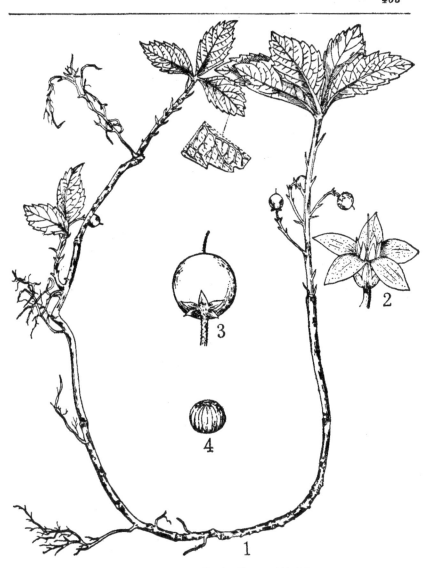

54. 紫金牛 （平地木）

Ardisia japonica (Thunb.) Bl. （紫金牛科）

1.植物全形；2.花；3.果实；4.种子。

1949
新 中 国
地方中草药
文 献 研 究
(1949—1979年)
1979

404 部分药物形态图

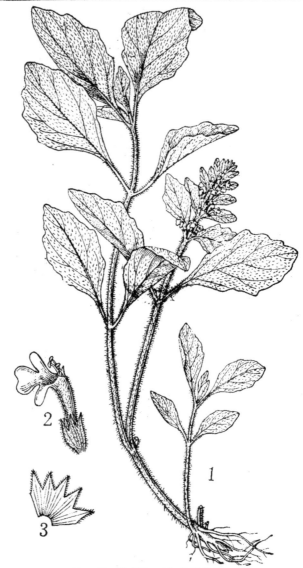

55. 筋 骨 草 （白毛夏枯草）
Ajuga decumbens Thunb. （唇形科）
1.植物全形；2.花；3.花萼剖开。

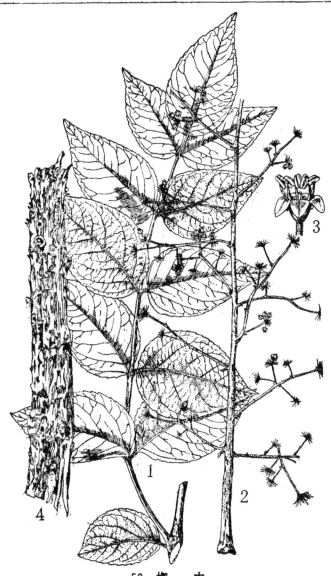

56. 楤 木
Aralia chinensis Linn. （五加科）
1.叶枝；2.花枝；3.花；4.树皮。

1949
新　中　国
地方中草药
文　献　研　究
(1949—1979年)
1979

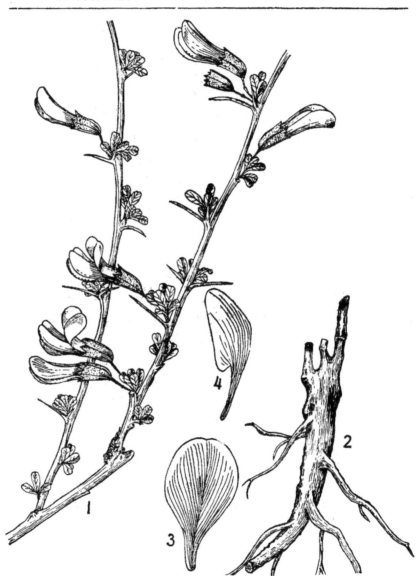

57. 锦鸡儿 (土黄芪、金雀花、黄茶花)
Caragana sinica (Buc'hoz.) Rehd. (豆科)
1.花枝；2.根；3、4.花瓣正、侧面。

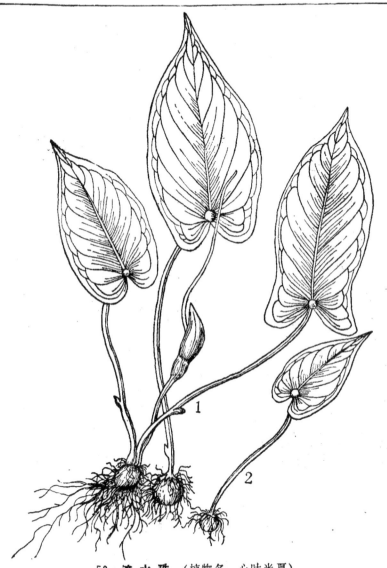

58. 滴水珠 （植物名：心叶半夏）

Pinellia cordata N.B.Br. （天南星科）

1.植物全形；2.幼苗。

1949

新 中 国
地 方 中 草 药
文 献 研 究
(1949—1979年)

1979

408 部分药物形态图

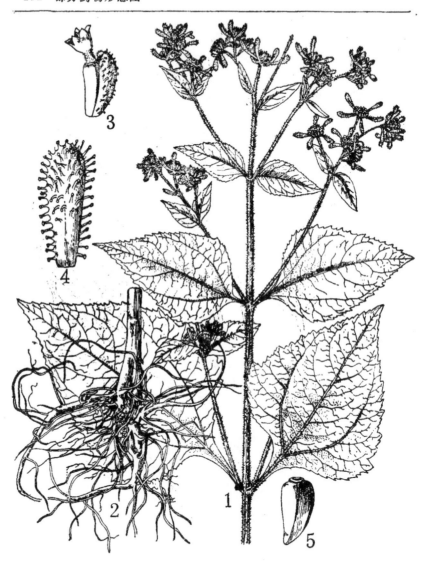

59. 豨 莶 草（植物名：腺梗豨莶）

Siegesbeckia orientalis Linn. var. pubescens Makino （菊科）

1.植物上部；2.根；3.花和小苞片；4.总苞片；5.果实。

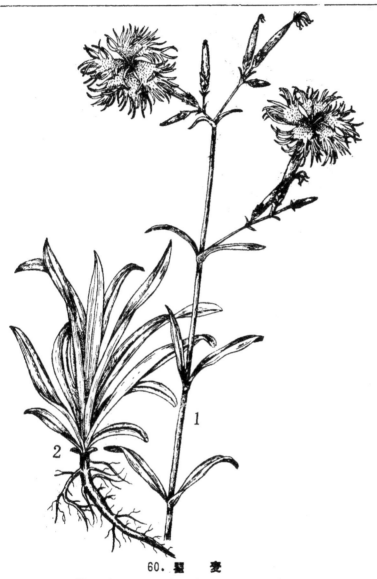

60. 瞿 麦

Dianthus superbus Linn. （石竹科）

1.植物上部；2.根及幼苗。

1949

新 中 国
地 方 中 草 药
文 献 研 究
(1949—1979年)

1979

410 部分药物形态图

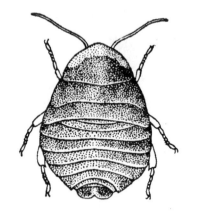

1厘米

61. 地鳖虫(土别子)

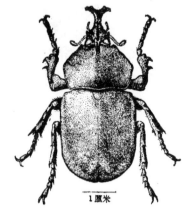

1厘米

62. 独角螳螂

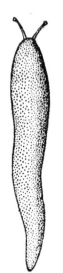

1厘米

63. 蛞蝓(鼻涕虫)

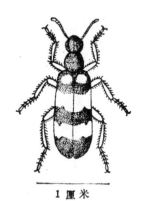

1 厘米

64. 斑 蝥

中西医结合治疗疾病有效药物方剂汇编

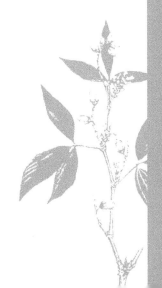

提　要

安徽医学院医教组编。

1972 年 1 月第 1 版第 1 次印刷。64 开本。共 31 页，其中前言、目录共 2 页，正文 28 页，插页 1 页。平装本。

　　全书共收载治疗细菌性痢疾、小儿消化不良、肝炎及腹水、急腹症、烧伤、骨髓炎、乳糜尿、心力衰竭、支气管炎、脑干脑炎、结核病、白细胞减少症、恶性肿瘤、皮肤病等的处方 82 个。每方下均有处方（组成）、制法、用法、主治、来源等内容。

　　据本书前言可知，该院应用中、西医两法治愈了许多常见病、多发病，突破了一些"不治之症"的"老大难"疾病，通过反复实践，不断总结提高，为创建统一的新医药学做出了贡献。

　　本书药物用量，以 16 两为 1 斤、10 钱为 1 两计算，折合 1 钱相当于 3.125 克。

中西医結合治疗疾病有效葯物方剂汇編

（供参攷）

安徽医学院 医教組
一九七二年元月

目 录

1949

新 中 国
地 方 中 草 药
文 献 研 究
(1949—1979年)

1979

· 白 页 ·

一、細菌性痢疾

地马合剂

处方和制法： 取新鲜地锦草、马齿苋各一至二两，洗淨后放入锅內，加水 500 毫升，煎至 300 毫升（药液呈棕红色）

用法： 成人每次口服 150 毫升，每天二次。儿童酌减，可加食糖适量。

主治： 急性菌痢

来源： 传染病科

二、小儿消化不良

方剂一：

乌蔹莓

制法： 取新鲜乌蔹莓适量，切细，锅中炒热，做成饼状，外用干淨纱布包裹，敷于脐部。

用法： 每日 1 — 2 次，每次 30—60 分钟，做饼两块，交替加热敷用。

主治： 小儿消化不良。

来源： 小儿科

方剂二：

止泻合剂处方：

淮山药五錢　鸡內金三錢　泽泻三錢

用法： 焙黄研粉加水蒸成糊状，喂服。每日分三次口服。

主治： 小儿消化不良

1949
新　中　国
地方中草药
文　献　研　究
(1949—1979年)
1979

来源：小儿科

方剂三：

针刺止泻

穴位：足三里、脐下五分（有时加用艾灸）

呕吐时加用合谷

主治：小儿消化不良

来源：小儿科

三、 肝炎及腹水

1.野茅茶根清蒸老母鸡汁

处方及制法：取野茅茶根一两五錢至二两，洗淨后用石块捶扁（勿捶掉根上之皮），塞入三斤以上全黄毛老母鸡肚內（忌用鉄器，可用玻璃宰鸡，并取出鸡的內脏）。然后将老母鸡放入砂锅內（不放水，不放盐），再将砂锅放入鉄锅內（放水），在炉火上隔水清蒸八小时（砂锅去盖，鉄锅须用盖）后，口服含药的老母鸡汁。

用法：每剂分二次服，上下午各一次。每隔一周重服一剂，一般服2—4剂。服药期间忌食红糖。对黄疸深的、精神萎糜或有肝昏迷前驱症状的患者不宜服用。

主治：晚期肝硬化和亚急性肝坏死所致腹水。

来源：传染病科

2.强肝粉

处方：当归五錢　白芍五錢　丹参一两　玉金五錢　黄芪一两　党参五錢　泽泻五錢　黄精五錢　山楂四錢　神曲四錢　山药五錢　生地五錢　板兰根五錢　秦艽四錢　茵陈一两甘草四錢

2

制法：将当归　白芍　玉金　黄芪　泽泻　山楂　神曲　山药　蒺藜　甘草等十味药研成细末，其余丹参　党参　黄芪　生地　板兰根　茵陈等药煎汁浓缩，再与上列十味药的细末混合，晒干或烤干，粉碎即成强肝粉，有条件的可放入有盖的盛器内高压消毒，按六錢包装待用。

用法：每次服三錢，一日二次，早晚饭前服，白开水送下，每服六天停一天，6—8周为一疗程，如需继用，停药一周后再行第二个疗程。

注意事项：胃、十二指肠溃疡或高酸性慢性胃炎患者应减量服用。妇女月经期停服。

主治：慢性肝炎

来源：传染病科

3.板兰根合剂

处方和制法：板兰根一两　金银花五錢　龙胆草五錢　夏枯草五錢　金錢草一两　加水 500 毫升，煎至 300 毫升。

用法：成人每次口服 150 毫升　日服二次

根据病情加减：黄疸深者加茵陈　车前草，体弱者去龙胆草加平地木，小儿去龙胆草加红枣，食慾差者加谷麦芽鸡内金，肝区痛者加延胡索　白芍

主治：急性黄疸型肝炎

来源：传染病科

四、急　腹　症

1.胆蛔合剂

处方：黄柏二錢　茵陈蒿一两　乌梅一两　细辛五分

制法：加水 500 毫升，煎成合剂 300 毫升，加 3‰防腐剂

3

1949

新 中 国
地 方 中 草 药
文 献 研 究
(1949—1979年)

1979

（苯甲酸钠）备用。

用法：每次 100 毫升，一日三次。疼痛时配合针刺 胆囊穴 内关 迎香透四白，痛止时用驱蛔灵，祛虫。

主治：胆道蛔虫症逆阻型。

来源：新医病房。

2.利尿排石汤

处方一：金钱草一两 海金砂一两 细木通四钱 车前子四钱 焙内金二钱 石苇四钱

制法：加水 500 毫升，煎至 300 毫升，去渣。

用法：分二次服，每日一剂。

1.有尿路感染加凤尾草 连翘 双花

2.过去有反复感染史加王不留行 川牛膝 桃仁

主治：泌尿系结石

来源：新医病房

3."排石汤"

处方Ⅰ：金钱草一两 海金砂五钱 车前子五钱 内金三钱 鱼脑石三钱 槟榔一两 土牛膝三钱 瞿麦三钱 扁蓄三钱 芒硝二钱 木通三钱（共11味）

处方Ⅱ：车前子五钱 海金砂五钱 冬葵子四钱 石苇三钱 土牛膝三钱 木通三钱（共6味）

用法：上药可加水 500 毫升，文火煎熬浓缩至 200 毫升。每日一付，早晚分服。服药后多饮开水。仅有腰酸、腰痛、血尿不甚明显则用处方Ⅰ。如有频繁发作性绞痛兼有明显血尿者，则可先致虑用处方Ⅱ。

主治：泌尿系结石

来源：外科二病区

4.清热利胆汤

处方：柴胡四錢　黄芩四錢　大黄五錢　虎杖一两　木香三錢　枳壳三錢　芒硝二錢（冲服）　川楝四錢　茵陈一两。

制法：加水 500 毫升，煎至 300 毫升，去渣。

用法：分两次服，每日一剂，严重者每日二剂。黄疸重加海金砂一两，结石加金钱草一两　海金砂一两　焙內金二錢

主治：急性胆囊炎胆石症。

来源：新医病房

5.溃疡方剂

①**新针疗法**——针刺：上脘　中脘　梁门（双）　天枢（双）足三里（双）　感应点

用法：强刺激，浮法，每六小时一次，留针一小时，每十五分钟捻转一次。

主治：胃十二指肠溃疡急性穿孔。

来源：外科四病区。

②**复方芍药甘草汤**

处方：杭芍四錢　生草二錢　双花七錢　陈皮三錢　大黄三錢　枳壳四錢　柴胡四錢

制法和用法：水煎口服，每日二次。胃酸高加瓦楞子　白芨各三錢，呕吐重加竹茹五錢　半夏一錢五分　丹参三至四錢，腹痛重加元胡三錢　川楝子三錢　食慾不佳者鸡內金三錢焦曲五錢。

主治：胃、十二指肠溃疡急性穿孔

来源：新医病房

3.白芨

处方及制法：白芨粉研极细末，过筛，分包，每包一錢。

用法：每日三次，每次一錢。饭前半小时空腹温开水送下。

主治：消化性溃疡出血。

5

1949

新 中 国
地 方 中 草 药
文 献 研 究
(1949—1979年)

1979

来源：内科十二病区。

溃灵Ⅰ号

处方：贝母一两　乌贼骨四两（去硬壳）　乳没各五錢 黄芪一两　当归一两　白芨四两　甘草五錢

制法：上药研极细粉，过筛分包，每包一錢。

用法：每日服三次，每次服一錢。饭前半小时空腹服下，如半夜里胃痛甚者，可于临睡前加服一次。胃疼较重时加延胡索一两，胃胀甚者加广木香五錢

主治：消化性溃疡及消化性溃疡出血。

来源：内科十二病区。

6.兰尾炎

（1）兰尾炎片

处方：马齿苋二两　莆公英二两　大黄三錢

制法：将马齿苋　蒲公英加水煎成浸膏，烘干，研粉与大黄粉混合，制成颗粒，压片（每片重0.55克）

用法：一日四次，每次8片，首次给16片。

主治：兰尾炎

来源：外科二病区

（2）兰尾炎汤

处方：马齿苋二两　蒲公英二两

用法：浓煎成200毫升，上下午各100毫升。

主治：兰尾炎

来源：外科二病区

（3）处方二

兰尾汤Ⅰ号：

大血藤二两　地丁一两　川栋子五錢

制法：水煎

6

用法：100毫升，口服。每日二次。

主治：瘀滞型兰尾炎

来源：外科四病区

（4）**处方三**

兰尾汤Ⅱ号：

大血藤二两　大黄五錢　丹皮三錢　川棟子五錢　芒硝二錢（冲）　黄芩三錢

制法：水煎。

用法：100毫升，口服。每天二次。

主治：成脓型及轻度破溃型兰尾炎

来源：外科四病区

（5）**处方四**

兰尾汤Ⅲ号：

大血藤二两　丹皮五錢　皂刺三錢　炙山甲二錢五分　双花五錢　桃仁三錢　川棟子五錢

制法：水煎

用法：100毫升，每天二次。

主治：脓肿型兰尾炎

来源：外科四病区

（6）**处方五　蒜硫糊**

处方：大蒜二两　芒硝五錢

用法：捣成糊状，敷局部两小时后，再调换大黄末一两，醋调外敷12小时。

主治：适用于各型兰尾炎

来源：外科四病区。

（7）**处方六：兰尾1号**：

红藤一两　丹皮三錢　大黄五錢　芒硝二錢　川棟子四錢

1949
新 中 国
地 方 中 草 药
文 献 研 究
(1949—1979年)
1979

紫地丁一两

　　制法：加水500毫升煎至300毫升，去渣。

　　用法：分两次服，每日一剂；病重者每日两剂。

　　主治：急性兰尾炎伴局限性腹膜炎。如有脓肿者，上方可加皂刺一两　桃仁三錢。

—　兰尾Ⅱ号：

　　蒲公英二两　生大黄五錢

　　制法：加水500毫升，煎至300毫升去渣。

　　用法：同上

　　主治：急性单纯性兰尾炎

　　来源：新医病房。

　　6．肠梗阻

　　处方一：甘遂通结湯：甘遂末二至三分（冲）　桃仁三錢　赤芍五錢　生牛膝三錢　川朴五錢　大黄五錢（后下）　木香三錢

　　用法：煎服，一日一剂。

　　主治：重型肠梗阻，肠腔积液较多。

　　来源：外科二病区。

　　处方二

　　肠梗阻外敷方

　　Ⅰ号：生大黄一两　芒硝一两　大蒜一两五錢　甘遂五錢

　　制法：共研细末过筛

　　用法：醋（适量）调和外敷腹疼处约三分厚，外盖纱布胶布固定。三小时后再换，去大蒜加冰片一分，或大蒜减至五錢用量亦可。

　　主治：梗阻未解除前，腹痛压痛者用之。

　　Ⅱ号：炒萊菔子三两　炒神曲一两　芒硝一两　葱白七根

8

制法：前三味共研细末，加葱白捣烂和匀。

用法：用米泔水燉热拌匀，外敷腹部。每日1—2次。

主治：梗阻解除后而腹胀仍甚者。

来源：新医病房。

7. 宫外孕

处方一：

当归三錢　赤芍二錢　党参三錢　黄芪三錢　三稜二錢
莪朮二錢　乳香三錢　没药三錢

制法：水煎，口服。

用法：每日二次。

另有活血化瘀药加减　五灵脂三錢　大黄三錢　甘草三錢
生地三錢　延胡三錢　黄精三錢

主治：宫外孕包块期

来源：妇产科

处方二：

当归三錢　赤芍三錢　丹参五錢　桃仁二錢　红花二錢
乳香三錢　没药三錢　川芎三錢　牛膝三錢

制法：水煎，口服。

用法：每日二次。

另有活血去瘀药可以加减　柴胡三錢　积壳三錢　生地三
錢　川芎三錢　桔梗三錢　丹皮三錢　乌药三錢　木香三錢

主治：宫外孕亚急性期（稳定期）

来源：妇产科

处方三：

当归三錢　赤芍三錢　丹参三錢　泽兰三錢　阿胶三錢后
下　延胡三錢　艾炭三錢　地榆三錢　三七粉另包冲服

制法：水煎，口服。

1949
新 中 国
地 方 中 草 药
文 献 研 究
(1949—1979年)
1979

用法：每日二次。另外加减止血药　侧柏叶三錢　仙鹤草三錢　茜草三錢

主治：宫外孕急性期

来源：妇产科

五、烧　伤

1. 4号烧伤膏

处方第一组

黄连一两　当归一两　黄芩一两　赤芍一两　黄柏一两　丹皮一两　大黄一两　红花五錢　生地一两　川芎一两　乳香五錢　独活一两　没药五錢　丁香一两　白芷一两　紫草一两　白蔹一两　木别子一两　延胡索一两　活血藤一两　蛤蟆草五錢　五倍子一两　血竭一两　黄白腊一斤　麻油五斤

第二组

地榆炭一两　血琥珀三錢　煅石膏一两　炉甘石一两　赤石脂一两海螵蛸五錢　寒水石一两　共研细末

制法：先将第一组药物置麻油中浸泡半天以上，然后用文火煎熬至药物熬成枯黄色，下血竭待溶化后过滤去渣，乘热溶入黄白腊，不断捣拌，待冷成膏后即加入第二组粉剂药物调匀即成。应用时先将药膏做成灼伤纱布或灼伤油纸，置容器中进行高压消毒后取用。

用法：同八号药膏

主治：烫伤　烧伤

作用：具有止痛、收敛，活血生肌及抗菌消炎作用

来源：外科烧伤病房

2. 八号烧伤膏

10

处方：赤石脂五两 大黄五两 地榆炭五两 五倍子五两 炉甘石五两 冰片五錢 均研成粉麻油五斤。黄白腊五两—六两。

麻油加热加白腊溶解，将上药粉与麻油搅匀而成之药膏，做成灼伤纱布或灼伤油纸置容器行高压消毒备用。

主治：烧伤、烫伤。

作用：具有止痛、收歛、抗菌消炎作用。

用法：在创面处理后，将上药膏纱布复盖，新鲜创面如无渗出及异味可至1—2周左右更换敷料，感染创面则视创面情况可每天或隔几天换药一次。

来源：外科烧伤病房。

3. 放射烧伤1号

处方：青黛三錢 川贝母五錢 川黄连三錢 熟石膏三錢 梅冰片五分

制法：上药共研极细末，用凡士令或麻油适量调敷

用法：外敷，每日换药一次。

主治：放射性烧伤溃疡

来源：肿瘤病房

4. 放射烧伤2号

处方：赤石脂一两 寒水石一两 大黄一两 冰片三錢

制法：上药共研极细末，用麻油适量调敷。

用法：外敷

主治：放射性烧伤溃疡

来源：肿瘤病房根据全国中草药展览材料而制作。

六、中 麻

（一）煎剂

处方Ⅰ号：洋金花65克 生草乌2克 生南星2克 当归4克 川芎4克

1949

新　中　国
地　方　中　草　药
文　献　研　究
(1949—1979年)

1979

Ⅱ号：洋金花70克　生草乌2克　生南星2克　生半夏4克　当归适量。

制法：将上药碾成粗粉，加水适量，加热煮沸5—10分钟，过滤后加开水适量，使每10毫升相当生药1克即可。每100毫升可加防腐剂（苯甲酸钠）0.2克。

（二）针剂

处方一　流浸膏的制作：洋金花850克　生南星25克　生草乌25克　川芎50克　当归50克　均碾成粉末，按照渗漉法用45%乙醇作溶媒，浸渍24小时后，以每分钟1—3毫升的速度渗漉，最初收集的渗漉液约850毫升，另放瓶中保存。继续渗漉至渗漉液很淡为止，将此渗漉液在水浴上蒸发至软膏状，与最初收集的渗漉液850毫升混合搅匀，加45%乙醇适量至1000毫升即得。每一毫升相当生药一克。

肌肉注射针剂的制作

取中麻流浸膏120毫升，放入无浴乙醇240毫升，即析出不溶性胶状粘稠物，放置12小时后取上层清液。然后放在水浴中蒸发至容量约100毫升。再分别用石油醚及氯仿于分液漏斗抽提两次，每次50毫升，分取药液。在水浴上去除药液中残存的石油醚及氯仿，添加适量的蒸溜水使成100毫升，再经普通漏斗和三号垂溶漏斗过滤，分装入安瓿内，溶封后用流通蒸气煮沸消毒半小时即得，每一毫升相当生药一克。注射剂的效价可用猫作检定，肌肉注射针剂2.4克/每公斤体重，即达麻醉作用。

处方二　洋金花1000克　硫酸延胡索乙素针剂另加。流浸膏与肌肉注射针剂制作方法同处方一。

处方三　洋金花85克，生草乌、当归、川芎各5克（静脉针剂）

用途　麻醉

来源：外科麻醉小组

12

七、骨髓炎

处方：金头蜈蚣10条

用法：研成粉，分七份，装入胶囊内 每天吃一份，二一三个月为一疗程，亦可将蜈蚣粉放入瘘管内

主治：骨髓炎 不适应大块死骨者。

来源：骨科

叶花合剂

处方：大青叶一两 连翘五錢 金银花一两 黄芩五錢 茵陈一两（根据病情变化，亦可增加紫花地丁一两）。

制法：煎服

用法：五味五剂，每天一剂，根据病情变化辨证论治，随症加减

主治：骨与关节化脓性炎症

来源：骨科

八、乳糜尿

石莲汤

处方Ⅰ：石莲子二两 云苓四錢 熟地三錢 路党参四錢 阿胶珠三錢 广陈皮四錢 当归三錢 生草梢三錢 小蓟炭三錢 共九味。

处方Ⅱ：石莲子二两 仙鹤草四錢 小蓟炭三錢 车前子四錢 马齿苋三錢 阿胶珠三錢 共六味。

用法：上药加水500毫升,浓缩至200毫升,早服头剂,晚服二剂，每日一服。

13

1949
新 中 国
地 方 中 草 药
文 献 研 究
(1949—1979年)
1979

主治：乳糜尿
来源：外科二病区

九、 心 力 衰 竭

处方和制法：八角枫根一斤 煎水1600毫升，10毫升等于生药一錢（一錢相当于3.3克）维持2—3周
用法：每天服三次，一般风湿心脏病、心脏病。服后3—5天有效，少数人服后有暂时性的呕心，头昏等症状。
主治：心力衰竭
来源：门诊部"6·26"病房
四逆汤加味治疗虚脱症状
处方：附子二錢 干姜二錢 肉桂五分 甘草二錢 （一日量）
用法：上味研成细末，分二次开水送下。
病症：精神萎靡，四肢厥冷，冷汗淋漓，血压下降，舌苔淡白，脉象沉细等虚寒之症。热证患者忌用。
来源：內科十二病区

十、 支 气 管 炎

处方：白毛夏枯草，又名筋骨草，唇形科多年生草本植物。生长于荒野阴湿地上。鲜草二小两或阴干的一小两，水煎至六十到一百毫升，加适量糖。
用法：上药量分二至三次服用
主治：老年慢性气管炎
来源：白毛夏枯草协作组

14

复方白毛夏枯草胶丸

处方： 白毛夏枯草二两　洋金花 1 — 3 分

制法： 水煎三次,滤液浓缩,加粉收膏,烘干磨粉,装胶囊。

用法： 一日三次，一次二粒。

主治： 慢性气管炎

来源： 附院制药厂

十一　脑干脑炎

处方： 蒲公英四錢　板兰根四錢　地丁四錢　野菊花四錢　鸭跖草四錢　蚤休四錢　紫菀三錢　土牛膝四錢　桔梗三錢　炙枇杷叶三錢　炙远志三錢　甜杏仁二錢　菖蒲二錢　甘草二錢　贯众二錢　大青叶四錢

用法： 水煎100毫升　日服一剂　分两次服

主治： 脑干脑炎

来源： 小儿科

十二　結　核

1.抗痨Ⅰ号：

处方： 百部一两　黄芩五錢　黄精五錢　白芨五錢　研粉装胶囊为一日量，分三次服。大量制药时上药配方共80斤　装四万颗胶囊。

用法： 每日三次，每次三粒

付作用： 有轻度胃部烧灼感，坚持用药或加用酵母片或胃舒平，可得缓解。

主治： 肺结核

15

1949

新 中 国
地 方 中 草 药
文 献 研 究
(1949—1979年)

1979

来源：肺科

2.龟萝合剂

处方：龟板三錢　萝藦二两

制法：上药二味，加水1000毫升，文火熬煎 6 — 8 小时，浓缩至 300 毫升，按同样办法再煎一次。

用法：每天一剂，二一三个月为一疗程

主治：骨与关节结核，尤其适应于合併瘘管的骨与关节结核。

来源：骨科

十三　止　血

1.止血合剂

处方：地榆炭四錢　白芨四錢　白茅根一两　甘草二錢
百合三錢　生地三錢

用法：水煎成 100 毫升　每日分二次服，每天断续咯血在 200 毫升以內者单用止血合剂，每次连续大咯血，每日咯血量在200毫升以上者，酌情加用脑垂体后叶素应急。

主治：肺咯血

来源：肺科

2.土大黄针剂

处方：土大黄

制法：土大黄原液(二倍)12500毫升，吐溫—80(1％)250毫升，苯甲醇（ 1％）500毫升，注射用水加至 5000 毫升，分装安瓿灭菌备用。（系采用天津为民制药厂方法）

用法：每天肌注二次，每次二毫升

主治：肺结核咯血

16

来源：肺科

3. 中药马勃止血

用法：清除拔牙创口内之血凝块，取马勃一小块塞入拔牙创口内，再在其上置纱布块压迫半小时，吐出纱布，即能止血，马勃不必取出，待其自行脱落。

主治：拔牙后伤口流血

来源：门诊口腔科

十四 白血球减少症

升白汤

处方及制法：生熟地各五钱 黄精一两 红枣一两 甘草三钱 加水煎服

用法：上药每天一剂，服五天

主治：白血球减少症

来源：肿瘤病房

十五 恶性肿瘤

1. 肝癌

① 消肝癌散

处方：七叶一枝花四两 金银花二两 野菊花二两 昆布一两五钱 粉丹皮一两一钱 人工牛黄六钱 紫草根一两五钱 广郁金二两 紫金锭三钱

制法：共研极细末

用法：日服三次，每次二钱，或用胶囊装服

② 肝癌基本方

处方：七叶一枝花五钱 半枝连一两 白花蛇舌草二两

17

1949

新 中 国
地 方 中 草 药
文 献 研 究
(1949—1979年)

1979

全当归三錢　紫丹参五錢　抚川芎二錢　刺吉利四錢　川红花二錢　瓦楞子一两　广郁金五錢　平地木一两

制用法：每日一剂煎湯服与消肝癌散同时服用

主治：肝癌

来源：肿瘤病房

2.宫颈癌

卤碱疗法：

处方和用法：

全身用药：5％—10％卤碱注射液或卤碱721注射液5毫升，肌注每天1—2次。

局部注射：宫颈与阴道擦干净分泌物后，用红汞消毒，然后用5％卤碱注射液10毫升分8点（肿瘤周围浸润注射4点，肿瘤內4点，每点注射一毫升左右，深度0.5—1厘米。

局部敷贴：局部注射完毕后，复用大棉球一个，涂上卤碱粉（过100目筛）再用剩余卤碱注射液或生理盐水。将卤碱粉湿透后敷贴在肿瘤表面，每天一次。

主治：宫颈鲮状上皮癌

来源：肿瘤病房根据广州华南肿瘤医院材料进行制作。

3.中草药治疗宫颈癌的处方和用法

内服药：常用主方（一般剂量）

1.公英一两　茵陈一两　蚤休一两　生牡蠣一两

2.夏枯草一两　黄柏三錢　生牡蠣一两　代赭石五錢

3.1号丸药：生马錢子七厘　生附子一分四厘　砒霜一厘四毫　雄黄二分　青代二分　乌梅三分　硼砂二分　赭石四分　轻粉二厘　雅旦子七厘　磠砂二分，以上一丸量，每日一丸，分两次服。

随症选用的药物：

18

1.**肝肾阴虚型**：生山药四钱　山芋肉三钱　丹皮二钱　泽泻三钱　生地三钱　车前子四钱　瓜蒌四钱　续断三钱　寄生四钱　仙鹤草五钱　阿胶三钱

2.**肝郁气滞型**：当归三钱　白芍四钱　柴胡二钱　青皮二钱　乌药三钱　香附三钱　白术三钱　茯苓三钱

3.**瘀毒型**：苡米一两　土茯苓五钱　丹皮二钱　赤芍二钱　双花五钱　白花蛇舌草二两　丹参五钱

脾肾阳虚型：附子二钱　白术三钱　吴芋二钱　党参四钱　茯苓三钱　小茴二钱　海螵蛸三钱

外用药

1号药：鸦旦子一钱半　生马钱子一钱半　生附子一钱半　轻粉一钱半　雄黄三钱　砒石二钱　青黛三钱　磠砂二钱　乌梅炭五钱　冰片五分　麝香一钱

2号药：血竭三钱　炉甘石三钱　白芨三钱　煅石膏三两　象皮三钱　枯矾五钱　青黛三钱

3号药：黄连五钱　黄芩五钱　黄柏五钱　紫草五钱　硼砂一两　枯矾一两　冰片2%

药线配方：芫花根皮五钱，生附子捣碎五钱，外科用粗丝线适量，白砒五分　清水三百毫升。

制法：先煮芫花根皮半小时，再加生附子续煮十五分钟，过滤去渣，再加入丝线及白砒煮五分钟，离火，静放二十四小时，将丝线捞出阴干备用。

来源：肿瘤病房参照山西医学院材料应用。

4.食道癌

食道癌1号

处方：山豆根五钱　急性子五钱　威灵仙根一两　板兰根一两　半枝莲一两　紫丹参五钱　硼砂五分（研冲）泽漆五钱

19

1949
新　中　国
地 方 中 草 药
文 献 研 究
(1949—1979年)
1979

玄明粉一錢（冲服）

　　用法：每日一剂水煎服

　　主治：食道癌

　　来源：肿瘤病房

　　消噎散

　　处方：山慈菇四两　海藻二两　制法夏一两　广田七六錢
川红花一两　土別虫一两　硼砂五錢　礞砂三錢　（如缺山
慈菇可用急性子四两代替）

　　用法：共研极细末，日服三次，每次三錢用密调服

　　主治：食道癌中下段

　　来源：肿瘤病房

　　开导散

　　处方：青礞石一两　沉香三錢　硼砂二两　火硝一两　冰
片三錢　礞砂三錢

　　用法：共研极细末，一日服五包（每包五分）含化

　　主治：食道癌滴水不下

　　来源：肿瘤病房根据省医材料应用。

　　5.淋巴肉瘤

　　处方：全当归三錢　杭白芍四錢　大熟地四錢　抚川芎二
錢　炙黄芪五錢　炒白术三錢　广陈皮三錢　制法夏三錢　龟
鹿胶各二錢（冲服）　鸡血藤四錢　炙甘草二錢

　　用法：每日一剂，煎服。

　　配用西药环磷酰胺

　　主治：淋巴肉瘤

　　来源：肿瘤病房

　　6.白血病

　　处方及制法：

20

喜树注射剂

喜树根或树皮1500—2000克

70％乙醇适量

盐酸普鲁卡因10克

吐温—80　20毫升

活性炭１克　稀盐酸适量　制成1000毫升注射液

2.丹花合剂：

紫丹参五錢——一两　白花蛇舌草一两一二两

用法喜树注射剂，肌肉注射２毫升，２次/日或适当增减。
丹花合剂，每日一剂，分两次服。

加减　气虚＋党参　黄耆

　　　　血虚＋当归　首乌　黄精，

　　　　阴虚＋生地　石斛

　　　　血热＋丹皮　赤芍

　　　　血瘀＋三稜　莪术　红花

主治：对急性白血病有缓介作用；对慢性粒细胞性白血病
有较好的效果。

来源：新医病房

十六　皮　肤　病

1.三黄洗剂

处方：大黄　黄柏　黄芩　苦参各等量

用法：共研细末　取三錢　加冷开水至１００毫升　外用日
擦数次

主治：急性湿疹，夏季皮炎

来源：门诊皮肤科应用

中西医结合治疗疾病有效药物方剂汇编

1949

新 中 国
地方中草药
文 献 研 究
(1949—1979年)

1979

2.二黄散

处方：大黄　硫黄各等分

用法：共研细末　加适量冷开水　外用日二、三次

主治：痤疮　脂溢性皮炎　酒齄

来源：门诊皮肤科

3.青黛散

处方：青黛二两　煅石膏四两　滑石一两　黄柏二两

用法：共研细末，调水或调油成糊状，外用日二、三次

主治：急性湿疹，接触皮炎

来源：门诊皮肤科

4.黄柏油

处方：黄柏　五倍子各等量

用法：共研细末，调油外用，日二、三次

主治：急性湿疹，接触皮炎

来源：门诊皮肤科

5.足癣散

处方：六一散七两　青黛粉三錢五分

用法：共研细末开水调成糊状外涂，日二、三次

主治：糜烂型足癣

来源：门诊皮肤科

6.中药湿敷剂

处方：大黄一两　金银花一两　五倍子五錢　苦参一两

用法：加水煎沸，约1000毫升，待冷作湿敷用

主治：急性湿疹，接触皮炎，有糜烂渗液者

来源：门诊皮肤科

7.止痒汤

处方：苦参一两　金银花五錢　蛇床子一两　甘草五錢

22

用法： 煮水外用

主治： 搔痒性皮肤病，化脓性皮肤病

来源： 门诊皮肤科

8.鹅掌风醋剂

处方： 百部　苦参　当归　黄柏　生军各七钱　槿皮一两
全蝎10只

用法： 上药切成粗末，用黑醋二斤浸泡三天煮沸待温，将
患处浸泡醋剂内早晚各一次，每次半小时，连续一周为一疗
程。

主治： 鳞屑角化型手足癣

来源： 门诊皮肤科

9.生肌膏

处方： 当归一两　紫草五钱　黄柏五钱　甘草五钱　麻油
一斤　黄蜡四两

作用： 敛疮　生肌

用途： 用于溃疡久不收口，水火烫伤，乳头皲裂，褥疮
等

用法： 外敷

来源： 内科制剂室

痱子水

处方和制法：

大黄一两　冰片三钱　制成50％的酒精溶液200毫升

用法： 外擦患处，一日数次

主治： 痱子及合并感染

来源： 新医病房

23

1949

新　中　国
地 方 中 草 药
文 献 研 究
(1949—1979年)

1979

十七　消炎抑菌

1.四黄散

处方及制法：黄连一錢　黄柏三錢　黄芩三錢　大黄三錢　穿心连三錢　冰片五分　共研极细粉末。

用法：外用

主治：疔疮痈肿。

来源：新医病房。

2.养阴生肌散

处方：雄黄二錢　牛黄一錢　青黛一錢　甘草一錢　黄柏一錢　龙胆草一錢　冰片一錢

用法：研成细末，混合。将植物油调粉上于溃疡面，一日二至三次。

主治：临床应用效果显著，病程缩短，促使粘膜溃疡愈合且能止痛。

来源：门诊口腔科

3.抗炎合剂

处方：苇茎一两　薏苡仁五錢　冬瓜子五錢　桃仁二錢　白毛夏枯草一两　鱼腥草一两

用法：水煎成100毫升，每日分两次服

主治：呼吸系感染（包括细菌及病毒）

来源：肺科

4.术后一号

处方：党参三两　当归三两　金银花三两　连翘三两　白花蛇舌草三两　延胡索三两　广木香二两五錢

制法：水煎三次。第一次煎 $1\frac{1}{2}$ 小时，第二、三次各煎 1

24

小时，浓缩650—700毫升。按每１００毫升加防腐 剂苯 甲 酸 钠 0.1—0.2克

用法：每次口服15毫升，每日三次

主治：防止腹部术后腹胀，术后病人恢复快。

5.三白草注射液

处方：三白草用酒精沉淀法制成注射液，每毫升含生药２克。

主治：抗菌（对金黄色葡萄球菌有较强抑菌作 用 稀 释 至 1：128倍尚有抑菌作用）利尿，用于炎症、尿路感染、小便不利、浮肿等。

用法：每次2—4毫升，每日两次或六小时一次肌肉注射。

来源：內科制药室

6.平地木注射液

处方：平地木用酒精沉淀加醋酸铅沉淀法制成注射液，每毫升含生药1.5克。

主治：抗菌（对金黄色葡萄球菌有较强抑菌作 用 稀 释 至 1：256倍尚有抑菌作用）抗病毒，用于炎症及肝炎。

用法：每次2—4毫升，每日两次或六小时一次肌肉注射。

来源：內科制药室

7.黄芩注射液

处方：黄芩用酒精沉淀法制成每毫升含生药2克之注射液。

主治：对金黄色葡萄球菌（稀释至1：512倍尚有抑菌作用，对卡他球菌稀释至１：128倍尚有抑菌作用）及大肠杆菌有较强的抑菌作用。

用法：每次2—4毫升，每日两次或每六小时一次肌肉注射。

来源：內科制药室

8.白花蛇舌草注射液

1949

新　中　国
地方中草药
文　献　研　究
(1949—1979年)

1979

处方：白花蛇舌草用酒精沉淀法制成每毫升含生药2克之注射液。

主治：抗炎（对金黄色葡萄球菌稀释至1：128倍尚有抑菌作用）　抗癌

用法：每次2—4毫升，每日两次或每六小时一次肌肉注射。

来源：内科制药室

9.三花注射液

处方：金银花　紫花地丁　黄花地丁

上三味等分，水煎浓缩后，用酒精沉淀法，制成每毫升含生药2克之注射液。

主治：对金黄色葡萄球菌（稀释至1：20 48倍尚有抑菌作用），卡他球菌（稀释至1：32倍尚有抑菌作用）有较强的抑菌作用。

用法：每次2—4毫升，每日两次或六小时一次，肌肉注射。

来源：内科制药室

10.白毛夏枯草注射液

处方：白毛夏枯草，先用酒精廻流提取法，继用醋酸铅沉定法，再用乙醚提取而成注射液，每毫升含生药3克。

主治：对金黄色葡萄球菌，卡他球菌、大肠杆菌等均有较虽之抑菌作用。

用法：每次2—4毫升，每日两次或每六小时一次，肌肉注射。

来源：内科制药室

11.柴胡注射液

处方：柴胡，用80%酒精廻流提取法，制成每毫升含生药

26

1－2克的注射液。

主治：抗疟，解热。

用法：每次4毫升，每日两次，肌肉注射。

来源：內科制药室

<h1 style="text-align:center">十八 止 痛</h1>

1.镇痛Ⅰ号

处方及制法：玄胡索250克 姜黄250克 "吐温—80"10毫升 制成500毫升的灭菌水溶液

用法：每次2毫升，每日1－3次。

主治：各种钝痛

来源：新医病房

2.川细合剂

处方：川椒三分 细辛二分 防风一錢 白芷一錢

用法：水煎成沸水浸泡，待温漱口，一次漱三、四回，一日二到三次。

主治：对龋齿继发急性浆液性牙髓炎有良好的止痛效果。

来源：门诊口腔科

<h1 style="text-align:center">十九 针刺疗法</h1>

针刺治疗耳源性眩晕

一、迷路积水症（美尼尔氏病）

穴位：医明（安眠） 內关 十次为一疗程

27

1949

新 中 国
地 方 中 草 药
文 献 研 究
(1949—1979年)

1979

二、位置性眩晕

耳穴　肝（双针）　肾　内耳（双针）　肾上腺　十次为一疗程

三、链霉素中毒性前庭神经炎

耳穴　肝（双针）　肾　肾上腺　外耳（双针）

28